U0070604

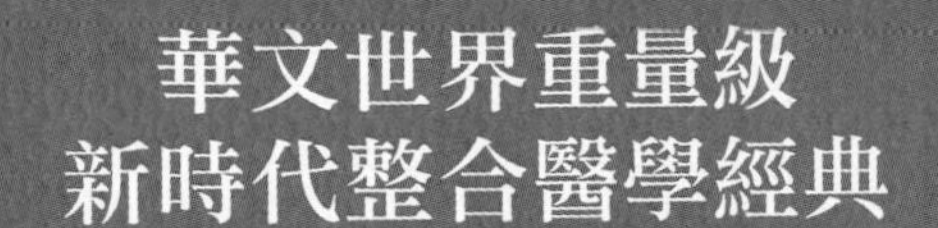

全健康
超完美靈心身合醫

台灣飛碟研究教父、身心靈合醫學教授 呂應鐘 著

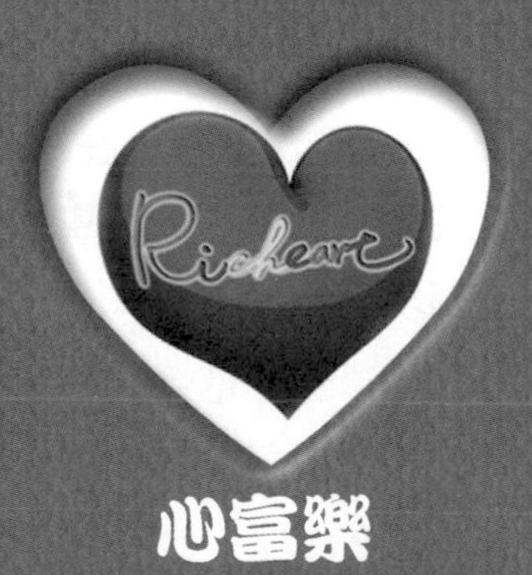

心富樂

SUPREME HEALTH

Trinity Medicine Body, Mind & Spirit

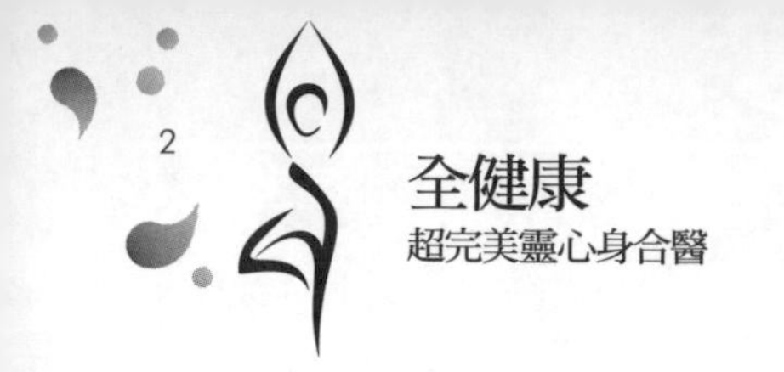

推薦序一
呂應鐘現象

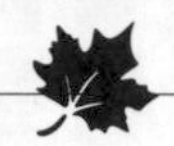

鈕則誠（哲學博士）／輔仁大學哲學系教授

最早聽聞呂應鐘教授之名，是在我的大學時代，那時我喜歡看太空科幻電影，而他的大名常跟「飛碟 UFO」連結在一道。20年後，我到嘉義南華管理學院教書，在校園內巧遇其人，成為樓上樓下的同事和鄰居，這時他是「超心理學」專家。

後來我搬回台北，有一次在誠品書店的新書發表會上碰見他，他正在為腫瘤治療現身說法，同時蔚為「生死學」、「生命教育」名家。

一個人廣泛涉獵、博學多聞並不足為奇，但是能在不同領域間不斷開風氣之先，那就難能可貴了。呂應鐘教授能夠在不同時期，先後成為「飛碟學」、「超心理學」、「生死學」、「自然醫學」的重要代言人，這種情形難得一見，我稱之為「呂應鐘現象」。

1996年至99年間的南華管理學院，是台灣高等教育史上的一個異數。在那三年間，它匯聚了台灣人文與社會科學界一群志同道合的朋友，共同生活在嘉義大林的鄉間野地之中，談玄說理、言古論今，頗有世外桃源之趣。

在我的印象裡，這所學校不少人身懷絕學，有三位教授更是名符其實的「著作等身」，除了龔鵬程校長，呂應鐘教授便是其中的一位。

呂教授至今撰述的書籍已超過百部，寫作範圍除了上述幾類外，還包括管理、宗教、哲理、風水等方面的作品，由此可見他的多元興趣。尤其是其抗癌著作均有其獨特性，可以說是呂教授因癌症「困而學之」的經驗分享。

2000年，當他得知自己身上出現腫瘤，便立即展開自學研究方案，通過博覽群籍，以發掘抗癌養生之道。醫師囑咐要做7次化療，他只做1次，如今健康如常，因此這本書是一名腫瘤患者的心路歷程和因應對策，極具參考價值。

想當年他的第一本《我的腫瘤不見了》甫一在台灣出版就洛陽紙貴，備受重視。尤其對許多「同是天涯腫瘤人」的患者而言，更屬空谷足音、救命寶典。

重要的是，呂應鐘教授至今仍活得生龍活虎，年近70卻沒有老態，又著書不輟，乃有這本新書的問世。他本著好學不倦的工夫，反身而誠，探索自己的身、心、靈三位一體（Trinity），開拓生命的學問，本身就是生命教育的活教材。

我樂於以教育哲學學者的身分，向大家推薦他的著作。祝願讀者朋友閱後福至心靈，日日是好日。

推薦序二
走入內在，看清疾病真相

嚴克映（音樂演奏博士）／美國音樂院亞洲學院院長

眾所週知，呂應鐘博士除了被稱為台灣飛碟教父，更是海內外極為著名的自然醫學專家。他亦是我們擁有百餘年歷史的美國音樂院（American Conservatory of Music）[001]音樂治療研究所的自然醫學以及量子療癒教授。

我認為呂教授承擔著來自上天的大使命……老天讓他經由自身的罹患癌症，不僅深刻認識到何謂疾病，更進一步讓他學會自我解決、自我療癒之道，得以脫離病魔的轄制，由外走向內，為我們的自我療癒做見證！

其實我所認識的「病」只是存在於二元世界的「象」，我們常說病魔病魔，這是有原因的，有人將病劃分為因果病及業力病（佛教稱業，基督教稱罪），無論如何，我認為病的產生是為了讓我們學會反省檢討、讓我們尋求「改變」，更為了讓我們的靈魂覺醒……與其說它是病魔，不如說它是偽裝（化妝）的祝福。

呂教授在導言中寫道：「……後來發現個性固執、思想僵化、不願嘗試新法的人，不久之後都離開了。深切體認到，疾病不光是身體出現生理症狀而已，反而是心理因素占多數。病人心理健不健康，是決定他能否療癒的主因。『相由心生』，果然如此。」

的確，許多人至今可能仍不知曉身體和心靈是三位一體的，身體的問題即所謂的病變，除了和飲食、起居、作息、遺傳基因……有關外，更和一個人的情緒、思想、意念、心靈……有關，而且能量的問題是由內向外顯化

---

001 http://mt.americanconservatory.edu/Faculty.php

的……歸根究柢，心靈才是疾病的源頭。」

所以我們對疾病應當心存「感謝」，因為它讓我們學會反省與檢討、修正自己的身口意，好活出我們本已具足的內在豐盛與神性……。

去年2015年7月7日我們的「身心靈自我療癒世界總會」獲得香港政府批准，正式在香港成立，並且開始提供身心靈自我療癒on-line課程、頒發療癒師證書，期盼社會大眾能認識自我療癒，遠離病痛。

每年我們亦於台北舉辦「身心靈自我療癒國際研討會」，2016年已經是第六屆了。我們在論文集的書頁封面均寫道：「自癒的福音——良醫即是您自己」，封底亦告訴大家「健康是花錢買不到的，良醫不需向外尋求，當心靈層次提升之後，您會知道良醫即是您自己。當一個人學會反省、沉澱、感恩、淨化，並歡喜回饋時，自體的療癒亦隨即開始。」

相信呂應鐘博士的這部新書，必可以為您打開另一扇門，引導您走入內在，看清疾病的真相。

誠盼大家能開啟自我療癒機制，讓我們一起迎接這黃金紀元的「心」世紀！！！

祝福大家！

嚴克映博士

美國音樂院（ACM）音樂演奏博士。現任美國音樂院亞洲學院院長兼音樂治療研究所所長、美國北伊利諾州州立大學兼任音樂演奏教授、身心靈自我療癒世界總會理事長、美中華人學術團體聯合會會長、芝加哥五音音樂療法學會主席、美中音樂學會主席、嚴克映博士芝加哥TV頻道CEO

推薦序三
看啊，他還存在地球上

劉宸汎（整合醫學博士）／台灣全我中心 CEO

2001年12月，去上了呂應鐘教授的《生死學》課程，與他結下因緣，當時是他大病初癒後的次年，至今15個年頭過去了，他依然健在，宛如金蟬脫殼，活得比以前更年輕、更健康自在，又更忙碌充實。

我很肯定，他是第一波來到地球的「Indigo阿公」，是一位有神聖使命的使者，到地球來參與地球的「進（淨）化」工程，很辛苦，也付出不少代價，扮演第一波擔任先鋒者、拓荒者的角色，對後繼者開啟一個新的指引道路。

40年來，呂教授從研究推廣外星文明、超心理學、生死學、宗教科學、宇宙生命學，到近年的分子矯正醫學、營養醫學、自然醫學，以及提出「身心靈合醫學（Trinity Medicine）」的學問，都是在顛覆地球人的思維。40年來，他始終有超前的理論提出，如今竟然都已成為大家熱衷討論的議題。

他過人的勇氣及對宇宙的信任，在在證實了他的信念——Everything is possible，「地球太美好了，地球人很可愛，捨不得離開」，而讓他繼續存在地球「價值完成」。

「健康」與「生命」一樣，都必須來自於生命的覺醒，他自己親身體驗並證實癌症不是病，是「靈性覺醒」的過程中必須經歷的陣痛，是一份上天的禮物。從此對生命的豁達與深刻的體驗，才有如此大的耐心與張力，對許多癌症病人以及是病症的人做無條件的付出與協助，視癌友為「師」。

療癒必然是發生在自我的認識、內在身心靈的和諧。只透過現代醫療的手段，只是短暫解決生理上的病症而已，必須要進入到心靈世界與科學世界合而為一的整體，方能達到真正的療癒，因此自我療癒過程就有如「身、心、靈」的整合過程。

這本書紀錄了呂教授自我療癒的親證與研究、生命的奇蹟、人生的啟示與了悟靈合醫的智慧。

深信他還會繼續存在地球，在新（心）的世紀裡，對地球人做出更多的貢獻。

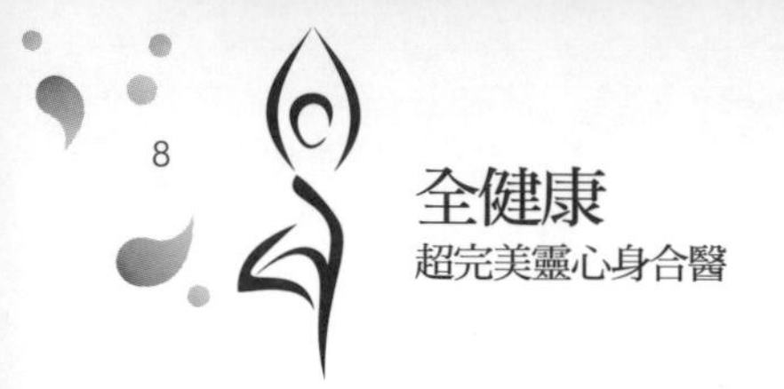

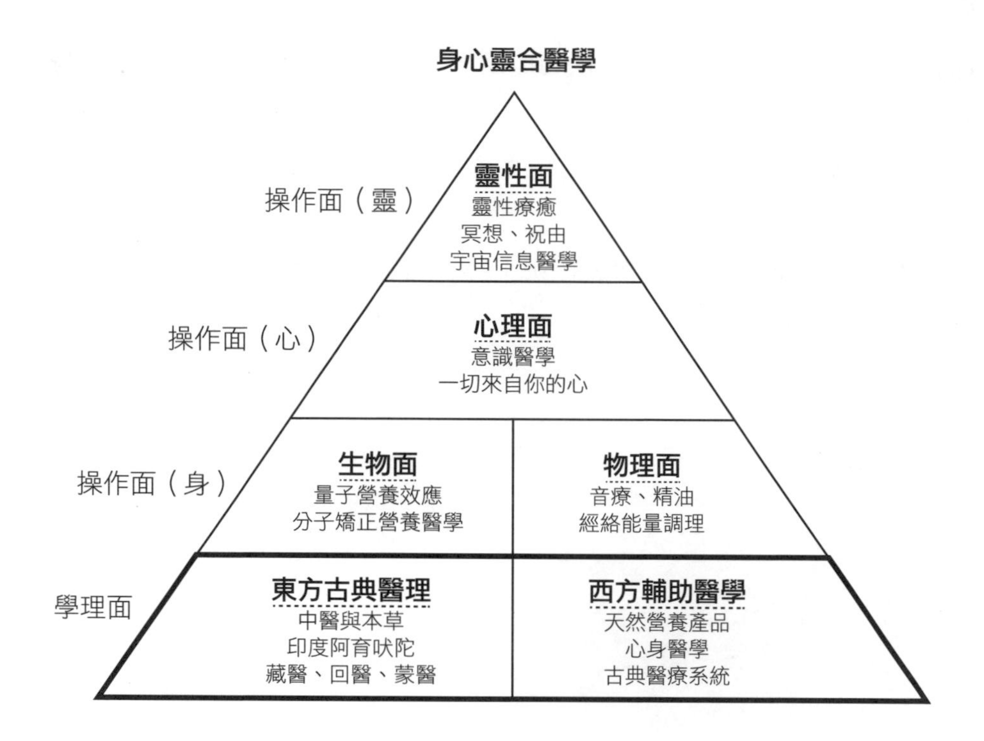

身心靈合醫學原理示意圖

以東方古典醫理＋西方輔助醫學學說做為身心靈合醫學的完整學理基礎

引導出兼顧健康效益的「生物面」「物理面」療癒法

以及「心理面」的身心健康操作法

朝向最高層次的「靈性面」的養生與覺醒境界

導言
星際無邊，一切來自你的心

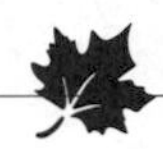

身體上所有的疾病，都可以在「心靈」裡找到病根或源頭。

這是我不靠西醫而能完全克服自己身上的癌症，以及15年來幫助無數人重獲健康的經驗，也是相互印證後所建立的科學性理論，稱之為「身心靈合醫學」，英文定為Trinity Medicine。Trinity一字對國人來說比較陌生，西方人一看就知道是神聖的「三位一體」。

遨遊宇宙四十年

2015年7月24日，美國航太總署宣布在遙遠的星際中有可能適合人類居住的行星，命名為「克卜勒452b」，因為它和地球太相似了，科學家稱它「地球2.0」，並且判斷表面有水、有光、有大氣，植物可生存，應可孕育人這樣的生命。不過，它距離地球有1,400光年[002]，以NASA時速50,000公里的「新地平線號探測器」前往，大約要2,580萬年才能到達。

對大多數人來講，這只是一則天文新發現而已，無關生活緊要的新聞。

但是這一則報導卻在我心中盪漾許久，又讓我漾起久存心中的「星空鄉愁」[003]，似乎有了回歸宇宙的內心漣漪。

從小，我就好奇於天上閃爍的星星，大學專業學的是核工，卻不知怎麼開始，經常翻譯外國天文文章，並在報紙發表，到現在還保存著大四時（1972）發表於《中華日報》的一篇「漫談人造衛星」。

002 1光年是光在真空環境下1年所行進的距離，約9460兆公里。
003 《星空鄉愁》是在1986年出版的第14本UFO書的書名。

NASA發現地球雙胞胎兄弟
克卜勒-452b
位置
距地球1400光年
體積
比地球大60%
地球公轉周期
365 天
公轉周期
385 天
地球年齡
約45.4億歲
年齡
約為 60 億歲
重力
地球的2倍
圖片來源：NASA網站、維基百科 中央社製表

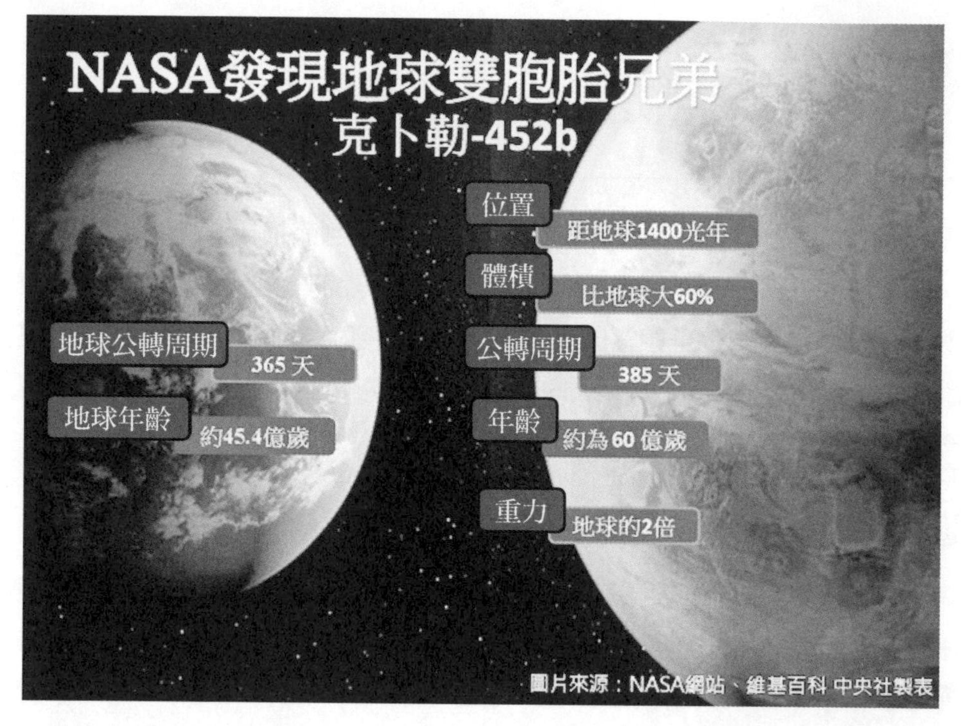

之後有機會到美國進修天文學碩士，每年總要發表多篇天文文章，甚至在70年代熱心天文的程度，使我擔任了台北市天文協會理事以及中國天文學會理事有十二年之久。

或許是當時發表不少天文文章，小有名氣吧，在希代出版社發行人朱寶龍先生主動安排之下，找了我們四位譯者譯書，在兩年內共出版了22本宇宙奧祕系列書籍。

其中我先翻譯出版《不明飛行物》與《上帝駕駛飛碟》二書，分別於1975年出版，當時我還是個27歲的年輕人，沒有想到卻在台灣掀起了飛碟熱潮，創造出極轟動的社會話題，從此開啟了台灣UFO外星人風潮。

很多大專校院及高中天文社團紛紛邀請我前往演講，各縣市社教館、圖書館、文化中心也來邀請，當時的台灣三大報都紛紛爭相報導，由於市場熱絡，當時我將UFO譯成音意兼顧的中文「幽浮」，確實造成一連串轟動。

當時有四、五位理科大學教授在他們的月刊上抨擊我，給我扣上「科學野狐禪」「現代神話」「不科學」「怪力亂神」「偽科學」五個名號，那時年輕的我也不知哪來的勇氣，回了一篇文章並說：「請這些象牙塔內的科學家把頭探出塔外看看，塔外的天空是無限大。」最後一句說：「時間會證明我是對的！」

早期不少人動不動就給他人扣上「怪力亂神」四字來批評他們不懂的事物，我覺得非常好笑，因為他們都沒有把《論語》讀對，《論語》上是寫「子『不語』怪力亂神」，不是寫「子『不信』怪力亂神」，表示孔子只是不說而已，由於孔子說過「敬鬼神而遠之」，可見他相信宇宙間是有鬼神的。

所以我的心一向篤定，相信這個UFO議題是正確的、是前瞻的，甚至於對浩瀚星際似乎有股「了然」的感覺。

當時有一股傻勁，似乎想透過UFO話題引領台灣人抬起頭來，思考人類在宇宙中的地位，於是在1978年自掏腰包創辦《宇宙科學COSMOS》雜誌，邀集一些同好寫文章，確實轟轟烈烈一陣子，不過出版十三期之後因為財力不繼，只好停刊。

當時的台視、中視、華視老三台談話性節目也紛紛邀我上電視大談UFO外星人，都上過名主持人如趙少康、李季準、李艷秋、沈春華等人的節目，一談就是一小時，非常過癮。當時的VHS錄影帶到現在都還保留著。

印象最深刻的是1978年的中視「蓬萊仙島」節目，在兩個月當中連續製作兩集「幽浮」，與當時圓山天文台蔡章獻台長一齊上節目，於12月24日耶誕夜以專輯播出，沒想到獲得21.05的收視率，使另外兩台八點檔黃金節目收視率失色。

到了1982年6月，眾多UFO愛好者共同成立台灣第一個UFO研究社團，叫做「台灣不明飛行物研究會」，推選我為理事長，研究會成立時各種雜誌報紙紛紛報導，轟動一時。同年10月，接受桃園機場中正航空科學館之邀，

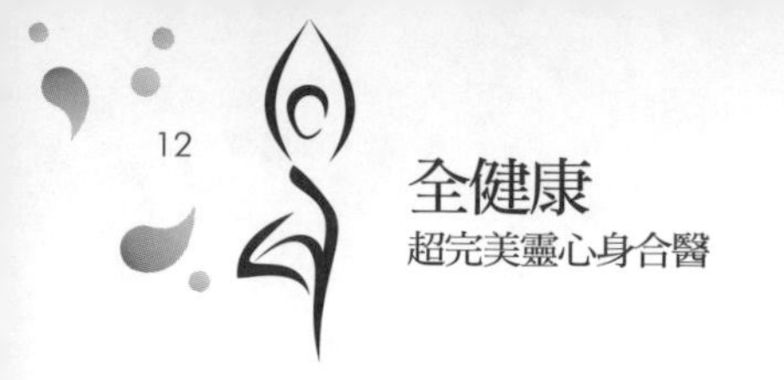

聯合舉辦台灣第一次《UFO特展》，展期六天，展出大型UFO照片百幀，及國內外書籍刊物一百二十多種，當時有十二梯次報紙報導此展覽。結束後，又轉到中壢一家大型百貨公司繼續展覽一個月。

到了1984年，我出版《星空鄉愁》一書之後，在一個學術會議上，曾經批判過我不科學的一位當時台灣大學工學院教授親自向我索取這本新書，終於，在這個宇宙深處主題上，時間證明了我是對的，但我知道，這不是自己的睿智，而是「上天傳給我的信息」！

沒有想到四十年前，無意中開啟了台灣的UFO風潮，後來演變成一股胸襟，似乎在呼應「星際無邊，一切來自你的心」！

2000 年從雲端掉落地面

也絕對沒有想到，在2000年8月中旬，醫師在我的鼻腔內做了小切片，一週後去看報告，醫師便說：「非何杰金氏鼻腔淋巴癌，惡性的，要住院治療。」頓時晴天霹靂，讓我從星際跌落地面。

這一天實在是我人生旅途中一個極大的轉捩點，縱使心裡實在不能接受這個癌症檢查報告，但也只好勇敢面對。所以當天落寞地回到家，整個下午坐在客廳思考一生，不禁唏噓。甚至也思考到遺產的處理，除了可以交待的房子、汽車、存款、書籍之外，似乎沒有任何多餘的物品可以交待了，突然覺得人生怎麼如此輕如鴻毛？任何人死了之後，世界的一切照常運作，立時深深覺得萬物之靈的人類在疾病面前不過如螻蟻一般。

突然星光乍現，直覺認為這是上天要我有「勞其筋骨，苦其心志」的肉體考驗，腦中閃現：「如果上天要我回去，怎麼辦？才52歲，怎會這樣？」驀然，一陣豁達之心油然而生，對自己說：「上天如果要我早點回去，我就回去！」

頓時不害怕了，浩氣十足，整個心情完全開朗起來，我不再恐懼，非常放心，真的是深層體會「一切來自我的心」，從此不怕癌症了。

於是在等醫院通知住院治療的四天裡，我已經讀完17本癌症書，閱覽不知多少篇網路癌症文章，對癌症的治療非常清楚了，整個心篤定下來，所以後來敢於只做一次化療，成為醫院逃兵，換一家熟識的醫院主治醫師去做局部放療。

8月到次年1月的五個月間，我非常用功，大量閱讀現代醫學及藥學相關書籍，似乎冥冥中上天又有安排，讓我有序地接觸自然醫學，包括：Nutraceutical（營養藥學、營養醫學）、Orthomolecular Medicine（分子矯正醫學）、Clinical Nutrition Therapy（臨床營養治療）等各種網站資料文獻。

由於我過去20多年來研究及提倡「超心理學」與「生死學」，早就瞭解人絕對不是一個物質肉體組合而已，生命也絕對不是出生到死亡這一段而已，地球人應該是「身心靈綜合體」，是由「有形肉體（硬體）」與「無形靈體（軟體）」構成的，缺乏軟體的電腦硬體就是廢鐵，所以沒有靈體的肉體就是屍體，肉體是有使用壽命的，靈體卻是永恆的。

所以在面對癌症時，也就很自然地融入「能量醫學」與「靈性療癒」於自己的抗癌過程中。因此半年後，腫瘤完全不見了，但還是遵守醫師交待，每半年回診一次看看指數。

或許又是上天的安排，就在2001年元月一個機會遇到自然風出版社總經理，要我把克服癌症的心得寫下來出版，但是治療癌症期間完全沒有準備，於是經過一個多月的思索才答應，終於在2001年9月出版《我的腫瘤不見了》，沒想到成為當時的暢銷書。

那時每半年回診一次，照CT一次，醫師總是說「clean，一切OK」，經過了一年半的回診，我覺得沒有必要了，就跟醫師說：「每次都clean、OK，很健康了，不要再回診了。」

從此我「心」中澈底delete自己曾是癌症病人的陰影紀錄，快樂地過日子，一切「唯心所現」。

回想1975年開始發揚UFO外星人及遠古文明奧祕論題，1979年以宇宙科學角度首度詮釋佛教經典與聖經，1980年發揚超心理學，1997年在南華大學時發揚生死學，1999年建構宇宙生命學，似乎都是飄渺於宇宙高處的思潮。

到了2000年，老天讓我轉向研究自然醫學，這些完全不同的領域，何以會集合在我身上？我心相信這是「天上的師父」給我的禮物，也是給我的任務！要我落實回到「身體健康」的實境，提出21世紀必然發揚的整合自然醫學，協助醫學界走出現代醫療困境，協助大家回復健康。

心靈健康是最高境界

我是核子工程及天文學的理工系所出身，但自己得了癌症之後，便一直思考及研究現代醫療問題，一直在建構完整的「健康科學」的理論與方法。

現代醫療太偏重於生病後的治標，完全忽略預防、環境衛生、公共衛生與健康教育的重要性，我們從古言「上醫治未病、中醫治欲病、下醫治已病」這句話來衡量，現在注重生病之後再來治療的西式醫學實在有問題。

2003年，我出席北京召開的一次UFO會議，晚間看報紙，看到當時中國心血管病防治科研領導小組副組長洪昭光醫師說：「衛生資源，中國主要用於醫療，尤其是搶救，而發達國家卻重在健康教育和預防。」又提到：「2001年中國衛生資源用去國民生產總值的6.4%，其中有許多便是缺乏健康常識引起疾病消耗的，假如大家早點改變觀念，就可省去。」

洪醫師強調：「人的健康分生理、心理和心靈三層次；最高境界是心靈健康。一切從觀念開始，觀念偏差就出岔，五、六十歲命歸西；觀念對則長壽，活過百歲不稀奇。總之，正確的保健觀念足以改變人生。先有了健康，再來談修身和養心。……許多人提前得病、殘廢或死亡，那是因為無知、保健知識不夠。」

這一段話的理念觀點與我已經出版的三本抗癌叢書完全相同，我在書中也提過「最高境界是心靈健康」，這也是我多年來研究生死學之後一直強調的重點，因此看到此文，讓我極為欣慰，因為中國大陸一位醫界權威的話又「證明我是對的」！

上天讓我得癌症是我生命中一個極大的轉捩點，我相信這是上天給我的考驗，也是給我的大禮物，必須勇敢起來，要找到正確的方法來克服腫瘤。於是我的研究生涯從很高層次的宇宙生命科學落回肉身的健康研究，同時探討整合性身心靈自然健康的方法。我相信這又是「母星高靈」的安排！

一言蔽之，任何疾病都只是顯現在外的現象而已，本身不一定是病。如「發燒」是在警告我們體內發炎了，要找出發燒的原因，而不是用退燒藥來壓制；如「咳嗽」是在告訴我們呼吸系統有雜質進入了，不能用止咳藥來消除咳嗽現象；如高血壓是在警告我們血管硬化阻塞了，不是用降血壓藥來搪塞病因。

要健康絕對不能只消除外顯的病症現象而已，這只是治標，根本沒有解決疾病的本質問題，因此現代醫療只能說是「疾病治療學」，不是「健康科學」。

這本書融合多方面的健康科學和心靈科學理論，也融入與病人互動的實務經驗，同時也在告訴大家：要克服疾病並不難，癌症真的不可怕，只要用對了學理及方法，加上堅定的信心，轉換負面的意識，任何疾病都可以輕鬆克服的。

我體會到，不管是天上地下，不管是過去未來，「星際無邊，一切來自你的心」，才是人類必須徹底認知的最重要課題。

想到這40年來的人生經歷，沒有苦難過，條條研究道路在他人來看好像是不同領域，但在我內心深處是「一以貫之」，在克服鼻腔淋巴癌之後，我將不同階段的寶貴心得寫成十二部抗癌或是養生叢書，強調「身心靈整體思維」的重要，提供有緣的病友們全方位的最高健康原則，我也一直堅信：「時間又會證明我提供的整合自然醫學方法是對。」

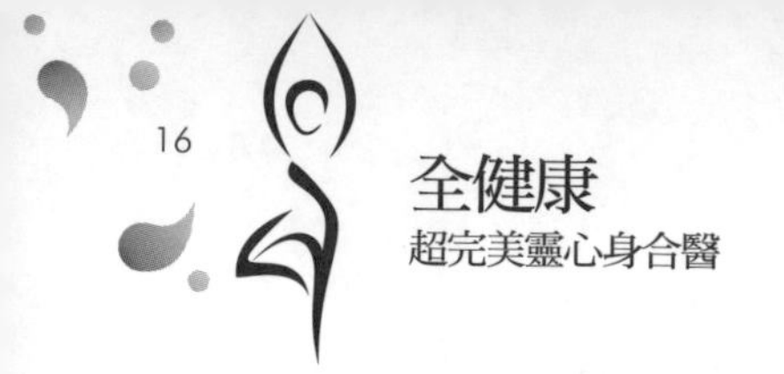

一切來自你的心，健康也是

「一切來自你的心」也是「一切來自你的意、你的念」，每個人都可以轉換成「一切來自我的心、我的意、我的念」。

要深切明白，人生的一切都是自己的心所幻化出來的，疾病也是如此。所以本書文案為「星際無邊，一切來自你的心」，有深層意涵的。

本書《全健康：超完美靈心身合醫》呈現全方位的思維，也可以稱為「超完美健康法」。因為1948年世界衛生組織將「健康」定義為「Health is a state of complete physical, mental and social well-being and not merely the absence of disease or infirmity.（健康是指身體、精神及社會的良好狀態，不只是疾病或羸弱之消除）」。

不過世衛組織所定義的「健康」仍然停留在有形的3D物質思維，想要達到「身心靈健康」還有一段距離，必須將健康的定義再往5D的「靈性spiritual」延伸，方能進入超完美健康的境界。

多年來個人的體會，「身心靈」是俗用順序，真正隱含的深意應為「靈心身」，方能顯化生命的真諦，因為身體之健康不只限於肉體，每個人的負面悲觀情緒與壓抑之「心理」狀態，絕對會導致肉體發生疾病。更高層次的「靈性」，更是主導人體健康的「源頭力量」（nature force，原力）。所以要身體健康，必須設法先求得靈性健康與心理健康，這也就是「一切來自你的心（意、念）」，因此：

「相由心生」是指健康的身體是由健康的心靈所呈現，

「萬法唯心」是指所有各式各樣的健康方法也是來自你的心，

「心誠則靈」是指有了誠心誠意的心靈，身體自然健康，

「精誠所至，金石為開」是指全然相信心的力量，一切健康，

「信則永生」是指相信心靈力量，身體自然健康，自然長壽。

可是，要如何進行心靈健康？似乎大家都不會。幸好《大方廣佛華嚴經卷第十一入不思議解脫境界普賢行願品》已經告訴我們了：

菩薩初學修菩提時，當知病為最大障礙，
若諸眾生，身有疾病、心則不安，豈能修習諸波羅蜜？
是故菩薩修菩提時，應先療治身所有疾。

所以，地球人還是必須先從「療治身所有疾」做起，方能往上修菩提（心靈）。故本書首次提出：**「身心靈」是療癒的操作順序，「靈心身」是生命的思維順序**。

要健康，必須問問「你的心」，不是靠醫師，不是靠家人。希望大家能夠用「心」體會這本書！

本書分為「理論」與「實踐」兩部。

第一部的「理論」篇，我提出了四個心法：（1）解決病因，方能健康；（2）回歸自然，方為正道；（3）以傳統東方醫理為內涵；（4）以西方學說為架構。

現代人生活在複雜的社會環境中，病因來自四面八方，但並非無法追溯到源頭。飲用水、空氣汙染、營養、環境毒物、壓力與情緒等等致病因子都可找到解決之道，而中國道家甚至很早就知道「心」是萬病之因。

西方醫學研究開始重視自然醫學與另類療法，身心靈合醫已逐漸成為正道，人們漸漸開始理解中國歷代名醫所說「醫學是仁術」不是「技術」的真實意涵。

東方的醫學理論有其奧妙之處，中國醫學、印度阿育吠陀醫學、西藏醫學、蒙古醫學、道家醫學、佛家醫學等，皆有所長及獨特見解，西方亦發展出輔助醫學與替代醫學的相關學說，我相信兩者各取所長相互融合，必能促成身心靈合醫學的大進步。

第二部的「實踐」篇，我幫讀者整理了「身健康」（生理面）、「心療癒」（物理面、心理面）與「靈覺醒」（靈性面）等三種面向的健康療癒作法，這些都是我15年來親自實證，也是協助許多人重新獲得健康時給予的具體建議。

與病人互動的心靈體會

任何人在沒有罹患癌症之前，是不會主動閱讀癌症相關書籍。我當然也一樣。

2000、2001年間從我罹癌到治癒期間，也積極嘗試各種自然輔助另類療法，發揮自己擅長的科際整合精神，做親身體驗，朋友說我把自己當白老鼠，卻讓自己成為剋癌專家。

但是在嘗試十多種自然療法之時，體會到各種單一療法只有某些局部效果而已，不能宣稱能治百病，若是光靠一兩種自然療法就想抗癌成功，絕對會失敗。

於是又開始進行比較研究，一一檢視四、五十種自然療法，將操作麻煩、單一療效、推廣期間不長、有後遺症疑慮的項目一一去除，剩下的開始思索如何做有效的整合。

2001年9月出版《我的腫瘤不見了》，次年出版《我的腫瘤依然不見了》，立時很多病人來找我，都提供有效整合後的方法給對方，發現有些人存活了，有些人仍然離開。

我開始思索何以有如此不同？於是將每位病人的紀錄做統計比較，發現能夠全然相信，並依照我的方法持續使用半年以上者，大都存活下來。

反而是那些抱著試試看的心態，以及嘗試一兩個月就放棄的病人，就沒有如此幸運。

甚至有乳癌患者、子宮肌瘤患者的女性，以及不是癌症的癲癇症、糖尿病、異位性皮膚炎等等患者也來找我。

這麼多病人都是我的「指導教授」，他們出了很多不同的題目要我來研究，於是我又以「治本」的思維，探索各種疾病的原因，從解決病因下手，然後提供經過自己整合後又深具學術基礎的「細胞分子矯正營養醫學」的方法，協助病人恢復健康。

後來發現，果然固執、思想僵化、不願嘗試新法、抱著遲疑態度的人，不久之後都離開了。

讓我深切體認到，疾病不光是身體出現生理症狀而已，反而是心理因素占多數。病人心理健不健康，是決定他能否療癒的主因。「相由心生」，果然如此。

又有一些病人，他（她）們經過多次復發，越形嚴重，來找我時已經快要不行了，我發現不是醫師的錯，而是冥冥中的命數，上天要收回他（她）們了，讓我體悟生病還有更重要的「靈性面」的安排，或是業力的干擾，遇到這種病人，是不能幫忙的。

想到自己都快要進入七字頭歲數，但所有見過我的人看我體魄健壯、皮膚光澤、走路有力、聲音洪亮，都以為我是五字頭，又加上早已度過西醫的癌症存活期限，證明了多年來用學術研究為底子所建構的「超完美身心靈健康法」是真正好用又沒有危險的。

回顧15年來，不間斷地深入研究東方傳統醫理以及西方輔助醫學，用「身心靈」三個層面來建構相輔相成的、易學易行的、實際有效的方法，不僅讓自己保持不老，也協助全然相信的病人健康了，迄今他（她）們都成為朋友，經常聽到他（她）們回饋協助他人的經驗，內心相當高興！

2012年之後，我才知道，以上的努力與成果不是我個人的，而是「星際無邊」的靈性智慧生命傳給我的，我也才知道，這是此世在地球上的任務之一。

開卷三故事

在大家還沒有閱讀本書前，我先說三個實際故事，請大家哈哈大笑後思考思考。

〈第一則〉

我喜歡在演講時問大家：「高血壓吃降血壓藥，能治好嗎？」所有人都會回答：「治不好。」

我就笑著問：「為什麼治不好？」有些熱心的朋友會回答：「只是壓抑而已，沒吃又高起來。」

我就會故意問：「要把病治好才叫治療，可是一旦醫師說你有高血壓，就開藥給你吃，但是卻沒有治好，要吃一輩子，這叫治病嗎？」只見大家哈哈大笑，都在搖頭。有熱心的朋友會說：「這樣醫院才能賺錢呀！」於是，大家哄堂大笑。

又有人補充：「藥廠也要賺錢呀！」的確，如果大家都健康了，都不會生病，不用去醫院，不用吃藥，醫療體系就無法生存了。

可是，我們為什麼要生病來養醫院和藥廠？

〈第二則〉

北京醫學院醫療系，老師正在階梯教室裡講解生物化學的三羧循環。他舉例說一個人吃了一塊饅頭，在胃裡被水解為葡萄糖，進入血液裡開始有氧分解與無氧分解的過程；在有氧分解的過程中，有乙醯輔酶A、二硫辛酸脫氫酶、順烏頭酸酶、異檸檬酸脫氫酶、草琥珀酸脫羧酶、琥珀醯輔酶A、二磷酸核苷磷酸激酶、延胡索酸酶、蘋果酸脫氫酶的參與。

聽到這裡，一位學生舉手提問：「老師，這些化學反應是怎麼證明的？」老師回答：「這都是經過科學家做試驗證明的。」

學生問：「老師，科學家怎麼做的試驗？」

老師說：「在試驗室裡。」

學生問：「老師，用人體嗎？」

老師說：「用試管。」

學生問：「為什麼不用人體？」

老師說：「人體的生化反應太複雜，無法進行單一試驗的研究。」

學生說：「也就是說，老師，這個三羧循環不是真的。」

老師說：「哎，你怎麼這麼認為？」

學生說：「老師，這只是一個假設。我們要學點兒真東西。」

老師說：「生化反應很重要，這是基礎課。」

學生說：「老師，基礎課不能胡說八道！」

老師說：「你不願意聽，請出去。」

學生說：「老師，請您出去。」

老師氣壞了，大聲喊：「好，好，好，你等著，你等著，我讓教務處開除你！你擾亂課堂秩序！你是害群之馬！」

階梯教室裡立刻人聲沸騰，有的罵這位學生來搗亂，也有的說老師沒涵養，還有乘機站起來唱歌的，甚至還有胡亂敲桌子的。

「請同學們安靜！」突然在階梯教室的角落裡站起一位老者，他一邊兒說著話，一邊兒慢慢地走到講台上。大家一看，原來是監課的劉思職教授，全場立刻肅靜。

劉思職教授推了推眼鏡，說：「同學們，我剛才聽了那場討論，很有意思。這位同學提出的疑問很好。我們許多試驗確實是在玻璃管子裡做的，許多試驗結論確實只是推斷；許多人是相信的，而從來不去懷疑。」

劉思職教授停頓一下，扭頭看了看那位老師，又說：「但是這位同學懷疑了，難得啊，這個同學是一個大大的天才。」

（註：劉思職教授是美國西南大學化學系博士、生物化學家、免疫化學家、中國科學院學部委員、北京醫學院生物化學教研室主任。1983年8月18日逝世於北京，享年80歲。）

〈第三則〉

我於2003年在台北一次演講結束後，一位女性聽眾不以為然的說：「生病當然要吃藥才會好。」我問這位小姐：「人類文明有多少年？」

她一臉疑惑地問：「這和吃藥有什麼關係？」

我仍然繼續問：「人類文明有多少年？」她吞吐地回答：「少說有5千年以上，1萬年吧。」

我再問：「西藥發明到現在多少年？」她懦懦地回答：「我不知道。」

我笑著說：「從德國科學家Paul Ehrlich發現第一種抗病毒的合成藥劑後，西藥便成為現代醫療的主角，不過，當時約在19世紀末，至今只有約100多年。」

我繼續問：「那麼100年以前，沒有發明西藥以前，數千年來，人類是靠什麼治病的？」

此時她不好意思地回答：「這、這，靠草藥，還有一些什麼的……」

我說：「這就對了吧，100多年以前，數千年來的人類，不是靠西藥治病的。」

以上這三個故事，看似獨立，但都有連貫的邏輯，也和本書觀念息息相關。

不能否認現代醫療的進步，對於體內急性發炎症狀或是車禍受傷等等，確實是有其治療優勢。但是對於慢性病，現代醫療就只能給藥控制，因此要健康就必須要靠正確的身心靈全方位健康法，所以讀者在閱讀本書之前，請先細讀這三個故事，深深思考其道理。

祝福用心閱讀本書且能發心、放心、安心的人，要健康快樂，「一切來自你的心」！

目次

全健康

超完美靈心身合醫

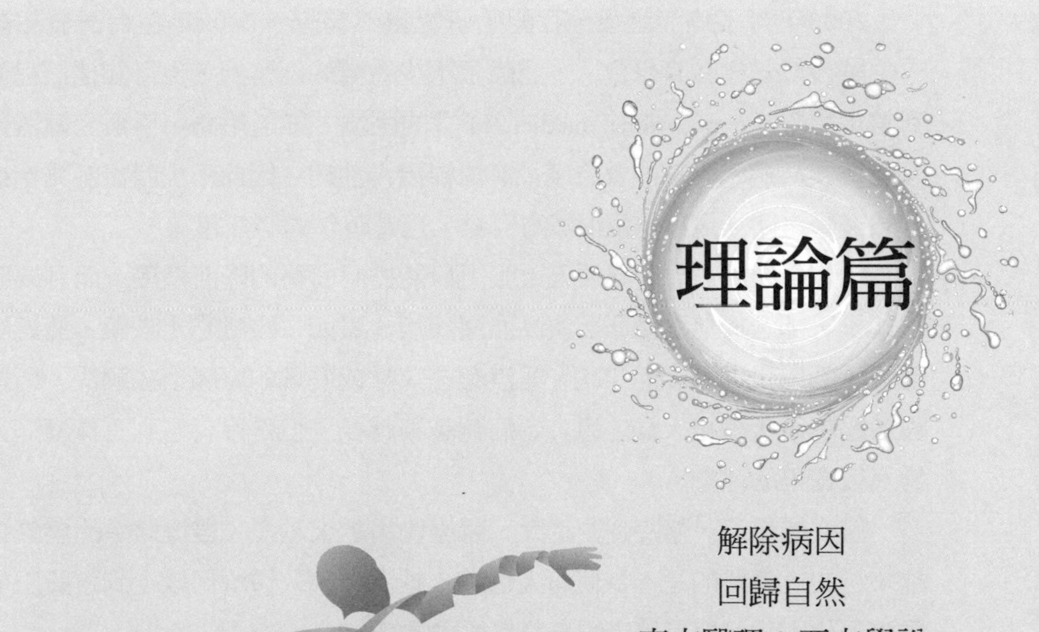

解除病因

回歸自然

東方醫理＋西方學說

用心了解：
解決病因，方能健康

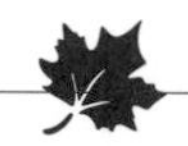

2000年得了癌症之後，我開始研究自然醫學。2004年在台灣發起設立「中華自然醫學教育學會」，認識了不少台灣的西醫師，也得知他們已體認到常規醫學（conventional medicine）[004]的困境，知道用藥、手術、儀器操作等對抗式治病手段只能救急症，無法根治慢性病。因此不少西醫師開始進入自然醫學之路，這是一個很好的現象，也是時代的必然趨勢。

例如高血壓，患者必須天天服用只能控制血壓的降血壓藥，而且要服用一輩子，卻苦於無法澈底解決高血壓疾病。又如，咳嗽吃止咳藥，發燒吃退燒藥，都只是抑制表面症狀，並沒有在咳嗽或發燒的原因上去解決，所以全國各醫院每天總是人滿之患，老病號越積越多，但是沒有看到有什麼病人能夠回復真正的健康。

醫療越發達，醫院越蓋越大，醫療費用越來越多，醫療體系的燒錢速度越來越快，奇怪的是，為何病人也越來越多？現代醫療何以走到這般田地？難道現代人想要擁有健康的身體都很難嗎？

事實上是不難的，用「心」相信本書的立論與作法的人，就能夠獲得健康的人生。

一、講究學理才能得到健康

想要不生病，必須先了解生病的原因，從病因下手改進，方有所成。

---

004 conventional medicine一般譯為「傳統醫學」或「正規醫學」，指的是目前醫院的治療方式，這個中文會與中醫傳統醫學（traditional medicine）混淆，所以本書改用「常規醫學」，因為conventional這個字本來就是常規、習用、慣例的意思，不是傳統。

根據醫學研究，人體每日需要最少46種以上的營養素[005]，才能維持身體正常的運作。所以，「正確攝取營養素」是首要的先決條件。可惜大家都以為每天已經吃了三餐，營養已經夠了，這就是導致身體不健康的基本因素。

事實上每人每天攝取的營養素是不夠身體每日消耗所需，原因在於現代人攝入的是「不均衡的營養」與「不純淨的營養」，前者導致疾病，後者更會加劇疾病。

也有很多人知道每日必須補充營養品才夠，但是由於很多人缺乏基本營養素知識，經常用「買零食」的心態買營養品，又喜歡以親友街坊聽說的方式買營養品，根本不知自己買來的營養品是什麼成分，也不知是否真的買對了，反正認為有吃補總比沒吃補好，有時還導致身體受到傷害。

近年來，強調「自然」的飲食風氣興起，這是很好的保健觀念，加上越來越多人重視環境保育，過去人類使用及食用了太多化學合成的東西，造成環境汙染、疾病叢生，實在有必要用正確方法改進。然而我自從2001年以來接觸無數病人之後，發現大多數人都缺乏基本健康知識，這是由於各級教育根本沒有健康教育，才會導致人人不知所云的疾病叢生。

得過諾貝爾化學獎與和平獎的美國化學教授包林博士（Dr. Linus Pauling）在20世紀60年代曾經說過：[006]

> 你可以追溯任何疾病、任何症狀及任何病痛，都起因於礦物質缺乏。

---

005 和生命有關的四十六種營養素包括：八種人體不能自行合成的胺基酸（色胺酸、蘇胺酸、白胺酸、異白胺酸、結胺酸、賴胺酸、苯丙胺酸、蛋胺酸）、十八種維生素（A、C、D、E、H、K、B1、B2、B3、B5、B6、B12、B15、B17、葉酸、膽鹼、類黃酮、亞油酸）、二十種礦物質（鈣、鉀、鈉、鎂、鐵、銅、鉻、錳、鋅、鉬、鈷、硒、硼、碘、硫、磷、矽、氟、溴、氯）。

006 http://beforeitsnews.com/alternative/2012/08/you-can-trace-every-sickness-every-disease-and-every-ailment-to-a-mineral-deficiency-linus-pauling-ph-d-twice-nobel-laureate-2446840.html

《文明的生存（Survival of Civilization）》一書作者哈馬克博士（John D. Hamaker）與威伯博士（Donald A. Weaver）也指出：[007]

酵素需要的多種元素已從土壤中消失，人體很多功能必然無可避免的衰退，因此營養不良已成為多數人而非少數人的疾病。

可見他們已經道出現代人疾病叢生的原因了，然而現代醫學界卻不從解決病因下手，還是用頭痛醫頭腳痛醫腳的方法給與只能治標的西藥，當然人類無法回復健康。

二、坦然思考現行醫療問題的醫師

不過我們可以看到，近年有一些歐美醫師開始反省並提出很多西方醫學的問題，這是正確的開始。

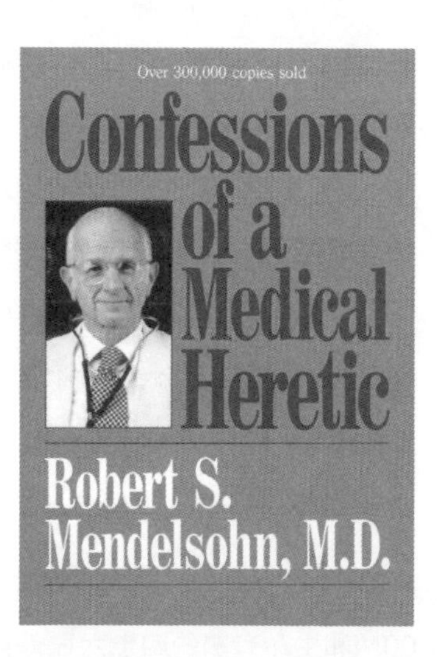

其中最著名的是芝加哥大學醫學博士、擔任過美國醫學會主席的門德松醫師（M.D. Robert S. Mendelsohn）[008]。他的暢銷書《Confessions of a Medical Heretic（一位醫學叛徒的自白）》指出西醫學是百年騙局，引起了非常廣大的迴響。

其後門德松醫師受邀擔任成立於1955年的美國健康聯合會（NHF，National Health

---

007 書中說：As the various elements required by enzymes disappear from the soil, various body functions must inevitably fail, so that diseases of malnutrition become the norm rather than the exception.

008 門德松醫學博士，曾任美國醫學研究所研究員、知名大醫院院長、醫學院教授、伊利諾州醫師執照局局長、美國醫學會主席，是一位意見領袖。只要在網頁搜尋其英文或中文姓名，即有非常多的報導文章。

Federation）[009]會長，此組織是一個推廣替代醫學（alternative medicine）的團體，一向認為常規西醫很不科學，只不過是披著科學外衣的迷信，整個現代醫學體系更是一個充滿科學迷信的大邪教。

他還有另一部精彩的著作《Dissent in Medicine: Nine Doctors Speak Out（對醫學的異議：九位醫師如是說）》，書中接受報導的九位醫生，共同揭露美國醫療保健系統的真相，並指出大家都把頭埋在沙中，不去了解醫療真相，還在無知中覺得很幸福快樂。

中國大陸也有一位早年曾經遊學德國的西醫學博士劉為民，她是一位有30多年臨床醫學的醫師，現為中國中醫科學院主治醫師，多次獲得中國國家科技進步獎項，對西醫臨床的許多理論上的自相矛盾，和理論與臨床間的矛盾，以及西醫學自身的局限性等極為了解，便以相當嚴謹的醫學論據提出「要求取消西醫的幾點倡議」[010]。

劉為民博士在她的文章說：

1.西醫學理論是建立在機械唯物主義和形而上學基礎上。

2.西藥毒副作用太大並常常超過其療效，嚴重與人類日益綠色環保思想相背離。

3.臨床用藥缺乏科學性。

4.西醫的存在已經到了該結束其歷史使命的時候了。

西醫只有設備，根本就不存在什麼西醫學。西醫是摸著石頭過河的經驗醫學。西醫是只見樹不見林的醫學。西醫是頭痛醫頭腳痛醫腳的醫學。西醫是一刀切的醫學。

---

009 http://www.thenhf.com/，他們在保護個人使用膳食補充劑和替代療法的權利，希望沒有政府的限制，他們也說疫苗是危險的。當然常規醫學界對此聯合會大為批判。

010 網路搜尋「要求取消西醫的幾點倡議」，即可找到極多關於劉為民博士的文章。

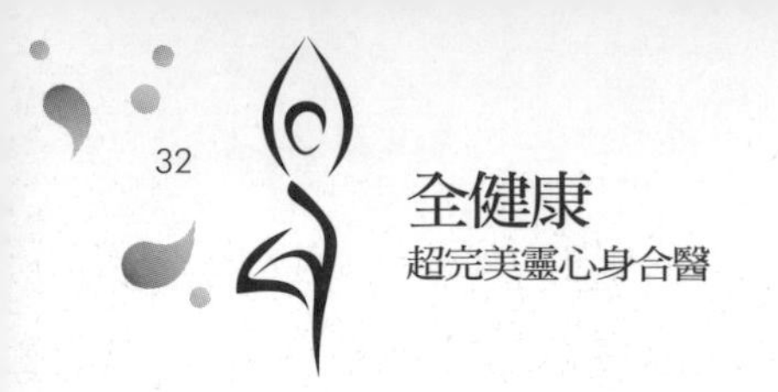

醫學界不要再自欺欺人了，是該醒來的時候了。在西藥橫行的當今世界，在美國，西藥「藥源性」疾病已成為主要疾病之一，是列在心臟病、癌症、肺病、中風之後的第五位。哈佛學人研究表明，每年因治療錯誤而死亡的人數，達到15.7萬，比因車禍、縱火、他殺加起來死亡的總數還多。

如此一針見血又赤裸的文字，大陸的西醫師也無法對她提出反駁，似乎在台灣也適用，我們看到健保問題越來越大，醫病關係變質，令所有關心國家前途的人士也都憂心忡忡。因為劉為民博士說出醫療真話。

我很佩服少數幾位能夠勇敢進入自然醫學領域的台灣西醫師，也看到越來越多的西醫師能夠重新思考西式醫療的困境，能夠反省現行對抗醫療的問題，這不僅是醫療的進步，也是21世紀醫療必將邁向整合自然醫學的「改變Change」契機。

在此深切期望有更多的西醫師能夠走出現行常規醫療的困境，將整合自然醫學納入現行醫療系統之內，才能造福更多的人。

西醫師有心改變現狀，就會成功，「一切來自你們的心」。

三、為何醫療越發達，病人越多？

我於2000年得的是非何杰金氏鼻腔淋巴癌，現就以癌症為例說明。

台灣衛生福利部每年都會公布年度癌症報告，大家都經常看到這樣的句子：「平均每×分鐘就有一個人罹癌，每天新增的癌症病患約有×××人。」而且每年都會公布十大死因的排行，除了「意外」及「自殺」兩項之外，其他都是慢性病。

30多年來癌症連續高居台灣十大死因第一位。不少醫療單位及醫師都在勤於做癌症預防的宣導，經常告訴我們致癌的因素，例如「飲食及不良的生活因素、遺傳、病毒、輻射線及其他的原因」，並有高達70～75%認為都是因為飲食及不良生活習慣導致癌症，遺傳因素只占10%左右。

政府也告訴我們這樣的話：「癌症發生率增加主要與生活型態改變和飲食西化有關，尤其現代人偏好高熱量、高脂肪、低纖維的飲食，使得乳癌、大腸癌等癌症發生率增加。如果人民能夠配合運動加上調整飲食習慣，多吃蔬果等高纖維的食物，就能避免癌症的發生。」很多能夠告誡自己飲食遵守政府說法的人，也得了癌症。

我們也可以在醫院的衛教傳單，或是健康醫療網站的資料上看到如下的文字：「在日常生活中，要多注意飲食習慣，多吃蔬菜水果，對於一些可能會致癌的食物如燒烤、油炸的食品，都要盡量避免。」很多不吃燒烤油炸物的人，仍然得了癌症。

醫療部門都會告訴大家，例如：「乳癌要有計畫的搭配乳房自我檢查、醫師詳細乳房觸診、乳房攝影三個項目，可早期查出九成以上乳癌。」但是這些作法只是提早看看有沒有長腫瘤而已，並非教導女性朋友如何避免罹患乳癌。

又如肺癌，政府宣導說：「四十歲以上者每年接受胸部X光檢查，肺癌的發生與吸菸、空氣汙染密切相關，老菸槍或工作上需要吸入大量灰塵者，必須每年篩檢兩次。吸菸者應定期做咳痰檢測，點蚊香或神香時應讓室內空氣流通，切勿在睡覺時點燃。」但是我們還是看到不少從來不抽菸，工作場所也不會有大量吸入灰塵的工廠員工，仍然罹患肺癌。

所有的防癌文宣都只是提醒大家要及早檢查而已，並沒有教導人民「如何避免罹患癌症，如何免於疾病」。

另外，在我這麼多年和病友的互動中發現，台灣人真的缺乏正確健康知識，所以我提出「要補身體，先補腦袋」，意思就是「要身體健康，先補健康知識」。太多台灣人只會聽廣播亂買營養品或廣告藥品，或是看電視廣告買營養品。因為我們從小學開始，各級教育系統完全沒有教導健康知識，連普通大學也沒有，只有醫護校院的學生才學過一些保健知識而已。

2010年5月第138期《康健雜誌》以〈全民瘋保健食品！如何聰明買，正確吃？——聰明選購保健食品大調查〉為封面主題，調查發現：

不分男女老少全民瘋保健食品，不看標示、產地、認證，聽人家說這不錯，就掏錢，買保健食品像買零食；知道食品與藥品有交互作用的人，不到一成。

當我看到「買保健食品像買零食」幾個字，內心唏噓呀，多年來遇到很多病人正是如此，也可想見台灣人完全沒有正確攝取營養品的知識，所以我強調「要補身體，先補腦袋」，大家要有正確的健康知識，方能健康！

大家應該思考，現代文明病這麼多，一定是某些地方出了問題！

《大方廣佛華嚴經卷第十一・入不思議解脫境界普賢行願品》說：「菩薩若欲治諸病者，先當審觀諸病因起。」

佛經早就告訴人類，要想治癒疾病，必須先「審觀諸病因起」，也就是「了解病因」，可惜的是，現代醫療只會抑制病症，只會治標，從來沒有探討疾病原因，也沒有從病因下手，所以慢性病永遠治不好，實在有其原因。

在此呼籲大家，必須用「心」覺醒，醫學界也必須用「心」檢討，要有健康的身體、健康的社會，必須從疾病發生的原因來解決才行，不然醫療問題會越來越大，當今中國大陸的醫療問題比台灣還要嚴重，西醫界卻無法解決。所以這一章就為大家探討疾病的原因，並提出解決的方法，帶領大家邁向健康。

我歷經大量閱讀學術研究與調查資料，並做了整理，大致發現，人們各類疾病的病因，不外乎來自以下四種方向：水汙染與喝錯水、空氣汙染、營養不足、毒素太多。

但除了這四種身體（生理）面的病因外，更關鍵的主病因其實來自「心」。接下來，讓我們先探討生物面病因，再來細究心理面主因。

四、病因一：水汙染與喝錯水

「水」是生命生存三要素之一，占人體成分70%左右，在人體內是當「結構營養物質」和「調控營養物質」被人體吸收、產生媒介作用，它的使命是將這營養物質運輸到細胞內。一般如果缺水7天，身體失去20%的水，就會活活渴死，可見其重要性。

聯合國世界環境日（UNED）曾於2003年6月5日以《Water:Two Billion People are Dying for It！（水：20億人口為水而死）》發出聲明說：「全球開發中國家發生的所有疾病與死亡，有百分之八十與水質有關，平均每八秒鐘有一名兒童死於與水源有關的疾病。」[011]又說：「現在全球許多地區面臨水源匱乏，又是因為氣候變化、環境汙染、水資源浪費所致。」橫觀全球環境惡化、氣候變遷越來越嚴重，全球飲用水狀況也是越來越嚴峻。

一般而言，水分為：

1.純水：不含對人體有害的汙染物質，也不含對人體有益的礦物質。有其特定的工業或醫療用途。如RO逆滲透水。

2.死水：水中不含礦物質及氧氣。如蒸餾水。

3.活水：含有氧氣及生物所需的礦物質，能為細胞所吸收，但缺點是容易受化學、農藥、重金屬等汙染。如自來水。

4.良質水：不含雜質、細菌、化學、農藥、重金屬等汙染物，並含有豐富礦物質，且呈弱鹼性的活水。

5.能量水：必須經過特殊磁化，成為小分子團，密度高，含氧量高，滲透力強。

大家都知道要喝好水，也不放心加氯的自來水，因此很多家庭都會裝淨水機，然而卻沒有選購正確淨水機的常識，裝錯的情形相當普遍，嚴重影響

---

011 http://www.unep.org/newscentre/multimedia/default.asp?ct=photos&gal=wed03_water

人民的健康。

現在很多人飲用逆滲透水（RO水）[012]，此種水和蒸餾水一樣很純淨，可稱為純水，它的研發本來是科技應用，如海水淡化、洗腎血液透析用水、實驗室高純水，利用高科技滲透原理，有效去除99%水中總固體溶解質，但並不是用來做為人體日常飲用水。

RO水又因為完全不含任何礦物質，人體需要的鈣、鉀和鎂統統不見了，長期飲用會對人體造成血管疾病、心臟病、骨質疏鬆症。所以，本書認為「喝錯水」也是疾病發生原因之一（在實踐篇中再詳細解說解決之道）。

五、病因二：空氣汙染

世界衛生組織早在2006年10月5日就發出警告，並敦促各國政府嚴格管制汙染，改善空氣品質，以保障人民的健康。因為調查顯示，世界各國城市的空氣汙染每年造成兩百多萬人過早死亡。[013]

研究調查發現，如果空氣中的二氧化硫、二氧化氮和臭氧等汙染物增多，會導致人體血管收縮，提高心臟病發作率，患哮喘病而被送到醫院治療的兒童人數也會上升。

近年，中國大陸北方的霧霾問題非常嚴重，已經造成大範圍嚴重性的空氣汙染。中國呼吸道疾病專家、工程院院士鍾南山於2015年3月10日在北京受訪時說：「霧霾肯定與肺癌有關係。」[014]

他又指出，「很多國家和地區對PM2.5做了研究。美國在2006年對兩百零四個城鎮做了觀察與調查，發現PM2.5每立方米增加10微克，心力衰竭患者的住院率就要增加1.28%，香港於2000年至2005年的資料也顯示，PM2.5每

012 大陸稱「反滲透水」。
013 http://www.who.int/mediacentre/news/releases/2006/pr52/en/
014 鍾南山：霧霾與肺癌有關，http://www.bjnews.com.cn/news/2015/03/11/355989.html

立方米增加10微克，急性呼吸病患者住院率就增加1.94%，慢性阻塞性肺病患者的住院率增加3.1%，肺癌風險增加25%到30%。美國的研究還發現，霧霾對乳腺癌的發病率也有影響：PM2.5濃度每增加5微克／立方公尺，乳腺癌風險增加50%。」[015]

由此可知，外在環境的「水汙染」與「空氣汙染」也是造成疾病叢生的原因，更是人類無法避免的環境危害。所以人類必須愛惜地球，珍惜蓋婭大地給予我們的任何物質，必須懷著愛護的「心」來與大自然互動與共享，把地球照顧好，人類才會有健康的大環境，自己也才會健康。

六、病因三：營養不足

大家都以為現在飲食豐富，想吃什麼就有什麼，應該是營養過剩。事實上，不少專家學者都把「熱量過剩」講成「營養過剩」，產生誤導，以致人民不健康。

研究《黃帝內經》的大陸知名學者曲黎敏教授，在她的《從頭到腳說健康》書中說：「現在的很多疑難雜症都和營養過剩和不注意鍛煉身體有關。我們吃的高營養食物過多。……假如吃飽了不運動，天天坐著胡思亂想、生悶氣，就算營養到了肌肉也沒有用，而且無形中還增加了脾的工作量。……所以這就告訴我們：不運動也會耗散元氣，營養過剩是導致現在大多疑難雜症的一大原因。」[016]

我認為曲教授的文字有值得商榷的誤觀，例如「我們吃的高營養食物過多」，事實上現代的食物是化學添加物太多，以及農藥沒有除乾淨的加工食品，每天攝取過多的是「熱量（大陸用「能量」）」，並非人體最需要的營養素。

---

015 http://news.sina.com.tw/books/know/barticle/3734.html
016 http://health.udn.com/health/story/6034/345931

台灣前疾病管制局長、成大醫院副院長蘇益仁醫師也說：「上個世紀，人類面對的是營養不良與感染問題；到了這個世紀，人類最大的健康問題已經是因營養過剩引發的代謝症候群。」

我認為蘇教授的觀點也有誤，「因營養過剩引發的代謝症候群」只是指會造成肥胖的脂肪與糖類過剩，引起代謝症候失靈，而維生素與礦物質的缺乏才是引發代謝症候群的元兇，例如礦物質鉻缺乏會導致胰島素分泌減少而引發糖尿病。

以上二位學者都把「營養」簡化成「熱量」，將「熱量過剩」講成「營養過剩」，也導致目前的營養師在談及營養時只著重在計算攝取熱量多少大卡，不會提到其他更重要的維他命與礦物質的缺乏。

《台灣糧倉》網站上說：「衛生局不久前公布了〈老年人健康狀況及評價指標體系〉，其中高血脂、高血壓、血糖異常、心電圖異常和骨質疏鬆等五大類疾病困擾老年人健康。對於高血脂、高血壓、骨質疏鬆等疾病，醫生認為喜歡高油脂類食物、營養過剩引起的肥胖、食物低鈣化是主因，吃得太好太精反而不利於健康。」[017]

這一段文字指出五大類疾病是「喜歡高油脂類食物、營養過剩引起的肥胖、食物低鈣化是主因」。其中「喜歡高油脂類食物」當然是肥胖主因。而「營養過剩引起的肥胖」也同樣犯了把造成肥胖的「脂肪」當作唯一營養素的錯誤，因為「維生素」與「礦物質」的攝取並不會造成肥胖，只有脂肪會造成肥胖。「食物低鈣化」是指礦物質鈣的缺乏，目前的食品不只是低鈣，而是鐵、鎂、硒、鍺等各種礦物質含量都很低，導致各種疾病。

依據百度百科的「營養過剩」詞條所言：「如果機體攝入能量（熱量）遠超過機體消耗的能量，必定會造成能量的儲備。這種能量的儲備現象就是

---

017 http://www.granary.tw/shop/article-342-專家%3A警惕老年人營養過剩+兒女回家多送五穀雜糧.html

營養過剩的表現。過多的能量往往是以脂肪的形式儲存在我們的皮下組織、內臟器官的週圍以及腹部網膜上。」[018]

詞條說「過多的能量往往是以脂肪的形式儲存」，所以熱量（能量）只與脂肪有關，又說「能量的儲備現象就是營養過剩的表現」，這句話又犯了與學者一樣的錯誤，把「熱量（能量）過剩」當作「營養過剩」。

由上面多項引述可以看出，一般醫學界、營養學界所謂的「營養過剩」，指的只是「熱量（能量）過剩」而已，然而營養學所稱「六大營養素」中的「維生素、礦物質」卻是嚴重攝取不足，「水、蛋白質、醣類、脂肪」的攝取錯誤，才是導致非肥胖症慢性疾病叢生的真正原因。

由上也可以看出很多醫界人士把「營養」二字簡化成「熱量」，導致只會計算攝入多少大卡熱量，完全忽略「蛋白質、維生素、礦物質」的必需攝取，才是導致現代人疾病叢生的原因。

在此誠懇呼籲醫學界、營養學界，必須全盤深入檢討，提出正確的營養攝取論點，方能解決人類健康惡化的現象。因為：

1.家庭中打理伙食的人，都是遵循上一代或是地方上的飲食習慣，來打理一家人的生活，根本不懂營養知識。而我們從小到大的各級教育也沒有教營養知識。

2.很多人都有飲食上的偏差習慣，有人不吃早餐，有人偏食，有人有特殊飲食習慣，有人天天喜歡喝調製飲料，有人不喜歡喝白開水，有人不喜歡吃蔬菜等等，都是造成營養不良的主因。

3.國外早有研究，存放在冰箱超過一週的食物中維生素的含量損失三成以上；水果存放一個月後，其維生素至少損失一半。肉類存放時間過長，其中所含的蛋白質會被氧化，維生素會流失，最為重要的是，裡面的過氧化物對人體有極大的害處。

---

018 http://baike.baidu.com/view/5011688.htm

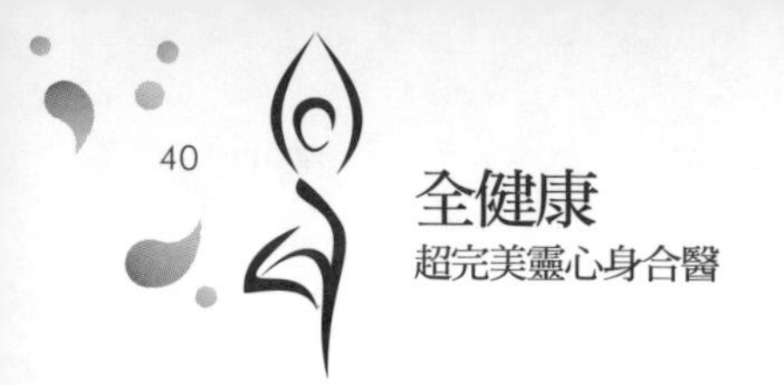

4.不當的洗滌方式，很多人習慣把菜切碎後再洗，蔬菜的營養素全都溶到水裡流失了。米淘洗太多次，表皮豐富的維生素B群也流失了。

5.不當的烹調方式也會使多種營養素損失。油炸食品更是含有大量自由基，使人增加罹癌的機會。目前市面上販售的很多加工食品已經處於低營養狀態了。

6.大量食用垃圾食品，指的是那些僅僅用來填飽肚子，但裡面已經沒有營養素的食品。長期大量的食用垃圾食品對身體絕對有害無益，這已經是共識了。

2007年一家出版社找我為中國生物醫學博士曾志峰的《醫生向左、病人向右》繁體版寫序，在閱稿時發現書中所談的「基因營養學」與我的論點完全一致，曾博士說：「經由病理報告的研究得出了疾病久治不癒的根源之一是『營養不足』。所謂的營養不足是指提供基因正確運作的養分不足。」[019]

曾博士又說：「你的身體為什麼會營養不足？在物質極為豐富的今天，身體居然還會得不到恢復健康的足夠營養，聽起來好像是個笑話。……因為我們並沒有真正明白我們的身體到底需要什麼。一般人並沒有足夠的知識，對該吃什麼、如何吃，以及應該避免去吃些什麼都茫然不知所措。所以，營養不足也是疾病叢生的原因之一。」

被譽為20世紀傑出科學巨匠的美國羅傑威廉博士（Dr. Roger Williams）[020]在他的一個報告中指出：

一般來講，身體的細胞會由於兩種原因死亡：

其一、因為得不到細胞所需要的東西；

---

019 《醫生向左、病人向右》，http://www.books.com.tw/products/0010387723，樂天文化出版。

020 羅傑威廉博士是命名葉酸、發現泛酸的科學家，美國國家科學院院士和美國化學學會主席。

其二、它們被細胞所不需要的東西給毒害了。

這句話道出了疾病久治不癒的真諦，就是「營養不足、毒素太多」。

我在2001年9月出版《我的腫瘤不見了》一書時，早就用很大的篇幅提出「營養不足導致疾病」的觀念，如今大陸及美國學者的書籍提出與我觀點一致的說法。

七、美國已證明營養不足導致疾病

我從2001年起就訂閱國外健康醫療網站的資訊[021]，經常收到國外最新的研究報告，在此就將10多年來在自己的健康系列書籍中提過的一些國外官方文件資料重新列出，證明了「疾病原因之一是營養不足」，尤其是「維生素與礦物質」的不足更是疾病主因。

2003年世衛組織、美國農業部、中國農業部的調查報告

（1）由於世界人口劇增，糧食供應日益短缺，工業化生產所造成的汙染與土地過度開發，使土壤嚴重貧瘠，且缺乏所需的26種礦物質與微量元素。

（2）全美90%以上的人缺乏礦物質與微量元素，嚴重影響身體健康，其他地區也有同樣情況。

根據統計，美國只有4%的醫學院把營養課程當作必修課目，再加上醫學界自二戰後被現行的西方治療的思考模式支配，只認為疾病是細菌病毒引起的，因而產生對抗醫學觀念，訓練出「沒有營養知識的醫生」。

而且有高達25%至50%的醫院，供應給住院病人的飲食在營養治療學上是錯的，因此慢性疾病沒有治好或延遲治療的例子非常多，因為現代慢性病其實就是細胞代謝異常的疾病，與細菌入侵等問題無關。

---

021 如www.naturalnews.com，www.wddty.com，www.biomedcentral.com

2003年美國FDA、WHO綜合研究報告[022]

（1）無論食用多少穀類、牛奶、雞蛋、蔬菜、水果等，都無法供給人體所需的全部營養，及8種必需胺基酸。人體本身無法自行製造維生素、礦物質和必需胺基酸，需要補充。

（2）全球99%的人口攝取礦物質都不足。人體所需的礦物質約有78種，一般人無法攝取這麼多。

（3）無人能夠100%攝取10種每日營養攝取量所建議的營養成分。

（4）美國農業部指出有40%的人攝取水果不足，20%的人攝取蔬菜不足，體內嚴重缺乏纖維質、維生素、礦物質。

（5）食用的白米、白麵製品已有65～85%的鎂、鉻、錳、鋅等礦物質及維生素A、B、E等遭到破壞流失。

（6）冰凍肉類會使50～90%的維生素B群遭到破壞流失。

（7）有70%的慢性疾病和重大死因都是由於營養不足所致。

以上七點已經道盡疾病原因，這些文字很明白地告訴我們：「每天無論吃多少食物都沒有辦法獲得需要的營養素」，這是一個非常重要的警訊，因為所有食物的營養素都已經不足了，每天再怎麼吃，也不夠身體所需。而最重要的是第（7）條：「有70%的慢性疾病和重大死因都是由於營養不足所致」。

因此，把脂肪攝取過多產生的「熱量過剩」當作「營養過剩」，此種說法是錯誤的。所以，想要回復健康就很簡單了，只要加強補充「正確的營養素（礦物質、維生素、蛋白質）」就好了，這是世界衛生組織等單位的研究報告，相不相信，「一切來自你的心」！

---

022 https://www.facebook.com/note.php?note_id=241761842531515

1989年第六屆國際微量元素研討會[023]

該次國際性研討會發表論文指出，在生化、營養及醫學相互配合下，歐美學術界開始瞭解，如果人體長期缺乏微量礦物元素，就會導致各種疾病如貧血、生育及發育遲緩、免疫機能不足、抵抗力差、身體老化、體弱多病、基因突變、皮膚病變、平衡干擾或失調、免疫功能失調、致癌機率提高、心臟血管疾病、精神系統異常、先天性異常（包括畸形胎）、孟凱氏症肌肉無力、葡萄糖代謝異常、生殖系統之病變。

這些疾病全都是現行常規西醫學無法克服的。

1988年美國參議員Jim Cooper在美國國會的《軍醫報告》[024]

（1）美國前十大死因與退化性疾病有關。

（2）美國有94%的人死亡可以直接與因「營養缺乏所引發的退化性疾病」有關。

1977年2月美國參議院營養問題特別委員會《麥高文報告》[025]

（1）美國一百年間，飲食內容發生巨大變化。患癌症、血管疾病、心臟病等慢性病人增加的原因，就是因為人們的飲食出現了錯誤。如果不儘快糾正錯誤的飲食問題，一個發達的國家會因為慢性病的劇增而導致衰敗。

（2）成人病與慢性病，無法靠醫藥或手術來治療。犯罪、家庭暴力、校內暴力的部分原因在於食物。

---

023 http://www.worldcat.org/title/6th-international-trace-element-symposium/oclc/35494847

024 https://cooper.house.gov/

025 http://en.wikipedia.org/wiki/George_McGovern

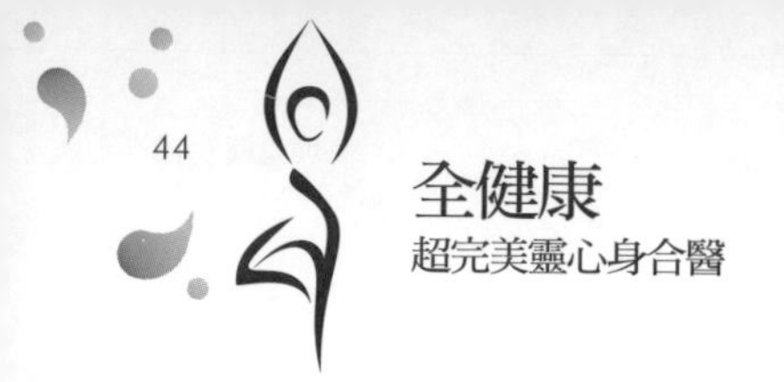

1936年美國參議院264號檔案74次代表大會國會諮文《礦物元素的重要》[026]

這是非常重要的文獻，卻是1936年的舊檔案，這項80多年前的正確健康理論，卻被美國政府和醫藥利益團體刻意掩蓋[027]，我們來看部分諮文就知道真相了：（前兩段加上英文以佐證，但避免占掉太多版面，後兩段不附英文）

生病的土壤意味著生病的植物、生病的動物及人類。人類生理、心理與道德的健康取決於食物是否能提供足夠且適當比例的礦物質。（Sick soils mean sick plants, sick animals and people. Physical, mental and moral fitness depends largely upon an ample supply and, proper proportion of the minerals in our foods.）

然而大眾缺乏廣泛認知，維他命掌控人體內礦物質的使用，若是缺少礦物質，維他命又將無法發揮功能。缺少維他命，生物系統尚能運用礦物質，但是缺少礦物質，維他命就沒有作用。（It is not commonly realized, however, that vitamins control the body's appropriation of minerals, and in the absence of minerals they have no function to perform. Lacking vitamins, the system can make some use of minerals, but lacking minerals, vitamins are useless.）

一個生理機能正常的身體，除了需攝取維生素、澱粉、蛋白質、醣類外，也極需要礦物質的供給才行。

依據實驗室的檢驗結果顯示，若依目前我們所自行購買的水果、蔬菜、穀物、蛋品、牛奶等食品，食物中的天然礦物質因土地大量生產、濫用農藥

---

026 http://www.healthymoneyvine.com/support-files/Senate_Document_264_74th_Congress.pdf
027 醫藥團體不想讓大家健康，因為大家若是食用「足夠又正確的天然維生素及礦物質」，不會生病了，醫療機構及製藥廠商如何獲取暴利？

導致地力消失，使得植物無法攝取完整的礦物質；動物因餵食人工飼料使得肉品攝取的礦物質更少。

裡頭最重要的觀念是：我們購買的水果、蔬菜、穀物、蛋品、牛奶等食品都缺乏了完整的礦物質。因此必須知道我們每天吃三餐，「過剩」的是：不良油脂、醣類、鹽、碳水化合物等，而「不足」的是維生素與礦物質，這兩類才是人體健康所需的最重要營養素。

因此請大家不要再說「營養過剩」這句邏輯錯誤的話了。

現代人多病是攝取過多農藥、重金屬、化學汙染物、人工添加劑、不佳油脂、醣類等物質，而人體最需要的「維生素、礦物質」卻是嚴重不足，所以身體無法抵禦疾病。

因此請大家用「心」認知，要免除疾病的威脅，只有做到下面二項：

1.去邪（排除體內毒素）

設法飲用優質能量水，及可以排毒的天然營養素，來排除累積體內過多的各種化學毒素、農藥、肥料、抗生素、塑化劑、生長激素等等。

2.扶正（補足正確營養）

沒病的人至少要攝取官方訂定的每日營養攝取標準量。生病的人當然要攝取更多的「個人化」配方的天然營養素。

《周禮天官》記載西周時期的醫師分為：「食醫、疾醫、瘍醫、獸醫」四類。食醫即「飲食醫師」，可見古人早就知道要避免「病從口入」就必須從飲食營養攝取做起。

由以上文獻可知，「營養充足」的重要性已經不用再爭論。可惜的是現代醫學界不知正確營養素的重要，反而認為疾病是由細菌與病毒所引起，所以發明殺死細菌與病毒的藥物，希望能夠消滅疾病。然而一百多年以來，西式醫療不僅沒有消除疾病，反而產生更多前所未見的疾病，細菌病毒也產生抗藥性，更讓現代醫療苦於奔命。

因此必須認知，各種慢性病是由於營養（維生素、礦物質）缺乏所導致的，那麼要矯正疾病是否可以用補足營養來治療？事實上，這才是正確的治病方法。美國康乃爾大學自然醫學中心早就提倡「營養治療（Nutritional Therapy）」[028]，卡凡諾博士（D.W. Cavanaugh）說：

礦物質和微量元素的主題是最常被忽略的研究領域，令人非常感到好奇的是，礦物質與微量元素是建構所有生命的主要部分。經過沖蝕及拙劣的耕種技術，土壤幾乎耗盡了這些活性元素。

紐約時報2013年2月6日國際生活版曾經報導：「10年來首次得出了有關惡性營養不良的病因及治療方法的新科學發現。世界各地有超過兩千萬兒童遭受營養不良的折磨，每年導致的兒童死亡人數超過一百萬。……這兩項研究由聖路易斯華盛頓大學的科學家牽頭，在馬拉威開展。結果顯示，『惡性營養不良』不只是缺乏食物造成的，僅靠補充食物無法將之治癒。」[029]

近年「營養治療」已經開始受到重視，英國已有「British Association for Applied Nutrition and Nutritional Therapy（應用營養學與營養治療學會）」[030]，美國也有「Nutritional Therapy Association（營養治療學會）」[031]，以及「Nutrition Therapy Institute（營養治療研究院）」[032]，因此，由營養不足導致70%的重大死因絕對可以運用營養治療來回復健康。

---

028 http://www.tcfnm.com/nutrition.html
029 http://m.cn.nytstyle.com/health/20130206/c06malnutrition/zh-hant/
030 http://bant.org.uk/
031 http://nutritionaltherapy.com/
032 https://ntischool.com/programs/nutrition-therapy-program/

八、福州第八屆微量元素營養學會會議

2003年11月4日中國營養學會在福州召開「第八屆微量元素營養學會會議」[033]，學會副理事長柳啟沛教授談到一個很重要的觀念，和我一直強調的觀念不謀而合。他說：

人們的健康觀念要從「有病被動治療」進化到「無病主動預防」。

以前人們對營養素的補充觀念停留在患有營養素缺乏病的特殊情況下，現在隨著營養水準的提高，典型的維生素或礦物質缺乏綜合症的患病率越來越少，但『攝入不足』和攝入不平衡的現象很常見。

柳教授也提到多種維生素礦物質補充劑的全面補充，要比單一的維生素礦物質的補充更為有效和科學。因為不同的維生素和礦物質之間有「協同」和「拮抗」作用，例如維生素C能促進鐵的吸收，維生素D能促進鈣、磷的吸收，礦物質硒和維生素E能協同保護細胞抗氧化等。他說：

都市白領階級是一個需要服用「多種維生素與礦物質補充劑」的人群，因為工作強度過大、長期的睡眠不足、飲食結構不合理以及缺乏必要的運動，往往造成一定的健康問題，像高血壓、高脂血症、肥胖症、慢性疲勞綜合症等。

最好的方法是進行適當的鍛煉，提高身體免疫力，此外還可以「適當補充抗氧化的微量元素，像維生素C、E、β-胡蘿蔔素以及鋅、硒等」，都有利於減少脂蛋白氧化的數量，緩解症狀。

---

033 http://cnki.scstl.org/KCMS/detail/detail.aspx?filename=EGYN200311001000&dbcode=CPFD&dbname=CPFD2003

本次會議說：「據調查，全球約有超過四分之一的人群缺乏維生素、礦物質（如鐵、鋅、硒、碘、銅、錳、鉻、氟、鉬、鈷、鎳、錫、矽、釩）等微量營養素，導致學習能力受損、工作能力低下乃至發生慢性疾病等後果。在中國，隨著生活節奏加快、工作壓力加大、飲食不規律等，人們日常營養素攝入不均衡的現象有所加劇，進而導致慢性疾病患病率的提高。」[034]

這些論點與我從2001年就開始提倡的學說完全相同，其實這也是全世界營養治療醫學的新驗證，只是一般人不知道，又加上過去的營養學教材停留在日常飲食營養缺乏症的基礎上，缺乏營養治療的概念。如今，中國營養學會的專家們也都有提高補充營養素的建議，也證明了本書論點的正確。

九、過時的營養攝取標準使人人營養失衡

2009年3月《中國時報》報導營養學界對於營養攝取標準提出質疑，表示上世紀八十年代訂定的老掉牙營養觀念早該丟棄，根本不適合現代社會飲食標準：[035]

國人飲食指南要大翻修。目前衛生署訂定的每日飲食指南竟然近二十年未更新！營養學界認為，老掉牙營養觀念早該丟棄……

衛生署營養健康狀況調查發現，台灣民眾從小學生到老年人，普遍欠缺多種保護性維生素與礦物質，例如B1、B2、B6、葉酸、B12、鉀、鈣、鎂。中老年人的飲食品質優於青少年，許多人蔬菜、水果、乳品、全穀類攝取量偏低，普遍有鈣攝取不足、肥胖，熱量過剩及營養不均現象。

目前台灣使用的飲食指南建議，成人每天五穀根莖類3～6碗、奶類1～2

034 http://www.fj.xinhuanet.com/news/2003-11/07/content_1164020.htm
035 http://www.tcoc.org.tw/articles/20090331-2a0389b5

杯、蛋豆肉魚類4份、蔬菜類3碟、水果類2個、油脂類2～3湯匙。台北市立聯合醫院營養部主任金惠民認為，這樣的飲食規畫太簡單，容易誤導民眾。

接受衛生署委託修訂飲食指南的台灣營養學會理事長、台大生物技術系主任黃青真博士表示，舊的飲食指南是民國80（1991）年訂定，至今人民經濟與營養條件、健康狀況已有很大變化，營養需求應配合時代大翻修。

由於衛生署自己做的營養健康狀況調查也發現，台灣民眾從小學生到老年人，普遍欠缺多種保護性維生素與礦物質，因此邀集學者、專家歷經兩年的討論，並參考美國、日本、中國大陸的資料及相關研究報告，也依據第三次國民營養調查的數據，修訂調整「國人每日營養素建議攝取量」，於2002年10月15日頒布新的營養攝取量公告，文中提到：

以鈣質為例，成人原來建議量為600毫克，此次修訂時以足夠攝取量來表示，成人每天為1000毫克，而上限攝取量為2500毫克。

事實上在公告的兩年前，衛生署已經放寬「脂溶性維生素」與「水溶性維生素」的攝取上限量，如維生素E由110IU提高到400IU、維生素D由600IU提高到1000IU、維生素B1由30mg提高到250mg、維生素B2由10mg提高到100mg、維生素B6由50mg提高到200mg、維生素B12由60mcg提高到1000mcg、維生素C由500mg提高到1000mg等等。

在此次公告的《國人膳食營養素參考攝取量定版》中，有很重要的句子必須特別提出，讓大家深入思考：

以往訂定營養素建議量時，係以避免因缺乏營養素而產生疾病之方向考量，此次則將預防慢性疾病發生之因素亦列入考量。[036]

---

036 衛生福利部網站http://www.fda.gov.tw/content.aspx?site_content_sn=285

這話很清楚告訴我們，以往的標準只是「避免日常飲食營養缺乏」而已，此次提高膳食營養攝取量的標準是在「**預防慢性疾病發生之因素**」，也就是說，要吃更多的營養量，方能預防慢性疾病的發生。

例如，維生素C從舊的每日60毫克提高為100毫克，意指每天吃60毫克只是避免維生素C缺乏，新標準意指每天吃100毫克才能預防缺乏維生素C產生的疾病。

那麼就要問：「如果已經因缺乏維生素而生病了，是不是要吃更多？」沒有錯，因為100毫克的標準只是「預防慢性疾病發生」的每日最低需求量而已，若是已經生病了，表示這個量也不夠了，當然要攝取更多的營養方能克服疾病。

但是很奇怪，不知怎麼回事，幾乎所有人連營養師也都把「每日最低需求量」當做是每日最高量，導致一般人經常會問：「會不會吃過量？」

再談礦物質鈣，新標準是成人每天為1000毫克，上限量為2500毫克，但是根據國民營養調查發現，19～64歲平均男女鈣的攝取量分別為611毫克與563毫克，僅達到每天鈣質建議量的50～60%而已。[037]也就是說台灣人每天不足約40%的鈣，在長期缺鈣的情況下，當然造成身體機能下降，衍生多種疾病。

因此，有營養學家提出「缺鈣是人體各種病源的主因」。可見「維生素與礦物質的不足、蛋白質胺基酸與脂肪攝取錯誤」才是造成現代人疾病叢生的原因，並非營養過剩。

10多年來，我經常苦口婆心地叮嚀這些論據，希望大家從「心」檢討反省，改掉錯誤的營養過剩觀念，方能健康！

---

037 常春月刊350期，http://www.ttv.com.tw/lohas/green16157.htm

十、現代人又多了耗盡症候群

很多人似乎常常覺得身體疲倦、內心疲倦、對生活感到無力、整天精神不濟，或是容易生氣。從一般營養學的角度來看，這就是壓力大加上營養攝取不足所造成的現代人「耗盡症候群」現象，如果不加正視，盡速從飲食及生活習慣來改善，就很容易成為罹患憂鬱症的高危險群。

醫學上的「耗盡症候群」（Burnout syndrome）是一種心理的壓抑狀態，與憂鬱症相似，由於生活緊張、營養攝取嚴重不均衡，導致身心能量消耗殆盡，不但常感覺疲倦、容易感冒，精神上也會產生易怒、憂鬱、失去自信、工作乏味甚至空虛感。

台北醫學大學保健營養系副教授楊素卿表示，只要身體沒生病，大多數人對於營養素攝取不足都不以為意，事實上，營養的不足也會導致類似憂鬱症的情緒反應，而產生耗盡症候群的現象，如維生素B群的缺乏，不但容易疲倦、情緒不穩、低潮，也會產生口舌炎、脂漏性皮膚炎的症狀。

根據近年的研究顯示，不飽和脂肪酸的不足也會導致憂鬱症的罹患，而人體必需的礦物質，鈣、鎂、鋅、鐵一旦缺乏，不但情緒與行為會變得異常，還會發生手抖、腳抖等協調障礙，這些都可以從營養品做適當的補充。

但因為營養素在各種食物中分布得很不規律，因此我們就需要食用多種食物來互補所短，才能獲得接近完備的營養供應。

《歐洲癌症預防雜誌》在1992年提到「胃癌前期徵候的人血漿的維生素C遠低於正常人。129位中有38%在實驗中血漿的維生素C低於檢出值。」[038] 這也就是說要避免胃癌，平時就要多吃維生素C。

---

038 http://journals.lww.com/eurjcancerprev/Abstract/1992/02000/Vitamin_supplement_use_in_a_hospital_based.6.aspx

1996年第66期《國際維生素與營養研究期刊》[039]指出，「年長者必須補充維生素」，調查756位年齡在66～103歲的志願者，曾接受了一項血液中維生素及微量元素的測試。報告指出，「幾乎所有維生素及微量元素的血中含量都與年齡成反比，年紀越大含量愈少，而且大部分的受測者都缺乏維生素C、硒及鋅。」

這些都是學術案例，已經不容懷疑了，所以我們可以得到一個很簡單又重要的結論：要健康長壽，絕對要攝取「足夠、正確的維生素與礦物質」，但我們無法從三餐獲得足夠的營養量，所以必須額外攝取天然來源的營養補充品，才是正確的健康之道。

十一、病人長期吃藥也會造成營養不良

除了以上文獻外，藥物也會造成營養不良，這一點大家比較不知道了。

台北馬偕醫院營養醫學中心的資料也顯示，「長期服用藥物是有可能造成營養不良的現象，它的原因包括：會抑制食欲，或改變味覺與嗅覺，而減少食物的攝取；影響胃腸的蠕動，或與食物競爭吸收，而導致小腸的吸收不良；影響維生素的合成與消耗。」[040]

此外，馬偕醫院研究也指出，「住院患者的營養狀況與合併症發生率、死亡率是息息相關的。患者中血清蛋白偏低者的死亡率是88.8%。他們建議如果能對住院患者加強注重其營養狀況，將促使患者得到良好的癒後。」

台大醫院的臨床醫師、護理師、營養師共同編著的《胃癌術後營養照護全書：快速復原三元素——營養促進．微創手術．身心平衡》一書指出，根據1983年台大醫院陳維昭教授發表的台灣住院患者的營養研究報告指出，

---

039 http://www.hogrefe.ch/index.php/international-journal-for-vitamin-and-nutrition-research.html/

040 http://www.mmh.org.tw/nutrition/index.html

在總數373名住院病人中（包括209位患者接受外科治療，105位接受內科治療，59位患者來自耳鼻喉科），如果單從檢驗數值判定為營養不良者有30%的病例，從體位測量判定的有35%至68%患者。也就是說，在「平均兩個住院患者中就有一個罹患營養不良症。」[041]

由這些研究可以看出，任何疾病的病人超過半數以上都有營養不良的狀況，而營養不良導致治療效果降低，癒後情況較差，甚至因營養不良產生併發症而死亡的機率極高。

台北康寧醫院家庭醫學科林煥博主任指出，根據他們的經驗，「醫療加食療」雙管齊下，病患住院天數平均縮短一到兩天，特別是高血壓、糖尿病等慢性病患經過適當的飲食控制後，住院天數更是大幅降低。

根據美國營養學會[042]的期刊《Nutrition（營養）》指出，有「四成以上的癌症病人是死於營養不良，而非癌症本身」。癌症病患容易因腫瘤而造成營養不良，也就是所謂的惡病體質，癌症病患身體的腫瘤會分泌細胞激素，以利於腫瘤生長，病患會有吃不下、食欲不振、虛弱、疲倦、瘦骨如柴等症狀。

部分癌症病患症狀會更明顯，例如食道癌病患有吞咽上的困難，腸胃道癌病患容易因腸道處阻塞而無法進食，胰臟癌也會因為胰臟功能變差，影響營養方面的吸收。而在病患接受治療的過程中，也可能因為化療造成噁心、嘔吐、食量減少，或因為放療導致口腔破皮而無法進食，進而產生營養不良的問題。

營養不良對一般人的健康會造成危害，對癌症病患更不用說，台北長庚醫院張文震醫師指出，「惡病體質會使癌患抵抗力下降，身體功能變差，容

---

041 http://www.books.com.tw/products/0010559414

042 https://www.nutrition.org/search/?query=More+than+40+percent+of+cancer+patients+die+of+malnutrition&sa.x=17&sa.y=6

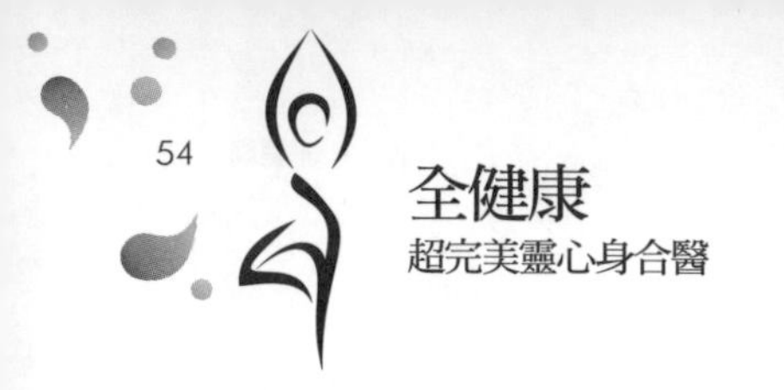

易感染，進而降低對治療的承受力，不僅影響治療的進行，也降低整體治療成效，而且惡病體質造成的是不可逆的問題，一旦身體機能遭破壞，將難以恢復。」

所以應該清楚明白，癌症治療必須要攝取更多的營養素，然而不知從什麼時候開始，很多人都認為罹患癌症就要不能吃肉類，要改吃清淡，或改吃素食，或改吃生機飲食。這樣的飲食誤區很容易使病人面有菜色、更加營養不良、免疫力下降，而使治療失敗。

以上用了很大篇幅引用很多研究文獻來說明「營養不足」是疾病的因之，相信這個論點，方有機會回復健康，「一切來自你的心」！

十二、病因四：毒素太多

近年台灣多起食品安全事件，讓大家知道原來我們每天的飲食及食用油潛藏著相當多的地雷，根本不知道自己早已攝入太多劣質油品、化學調合的飲料、不當的食品添加劑、過多的農藥等等。

難怪早在2003年，美國食品藥物管理局、世界衛生組織的綜合研究報告就指出[043]：「每人每年平均吃進10磅的農藥、殺蟲劑、化學劑等。」10磅約為4.6公斤，這是相當嚇人的數量。大家想想，每年體內累積如此多的各種毒素，細胞天天浸在充滿毒素的微環境中，如何健康？

還不止這些，現代食品科技運用大量化工原料來製作各種美味的加工食品，裡面添加政府核准的人工製劑，例如：防腐劑、著色劑、調味劑、黏稠劑、乳化劑、香料等等，所以大家都在不知不覺中攝入太多化學添加劑。

美國俄亥俄州立大學病理學家夏瑪博士（Dr. Hari Sharma）於1993年演講時說：「疾病有80～90%是由於體內自由基過量所致。自由基會破壞細胞、擾亂蛋白質、脂肪、核酸的結構，造成DNA突變，引起慢性病、老化、

---

043 http://www.fda.gov/food/foodborneillnesscontaminants/pesticides/

癌症的發生，這已是不爭的事實。」[044]

因此，數不清的來自石油化學副產品的添加劑加入食品之中，又加上自由基充斥，如此多的毒素天天汙染我們的全身細胞，當然導致疾病叢生。

十三、生病主因：心靈與情緒

前面數節是以「身體（生理面）」的角度來解析病因，然而依據我們多年來協助病人的經驗，認為更為重要的是病人的「心」。

我的結論是：要不要健康，「一切來自你的心」！

很多外國新的研究已經證明，由於現代人生活繁忙、工作壓力大、情緒起伏大、各種外界因素，造成疾病的「心理主因」，事實上早在疾病發出症狀之前，像是加班、熬夜、發脾氣、工作壓力等等由自我內心出發的心理因素，才是對身體的第一步傷害。

2009年諾貝爾醫學獎得主布雷克本博士（Dr. Elizabeth H. Blackburn）[045]等人總結出長壽之道是：「人要活百歲，合理膳食占25%，其他占25%，而心理平衡的作用占到了50%！」這又證明「一切來自你的心」的重要。

大家可曾想過，你生病的內在原因，是身體透過病徵在提醒你：「主人，壓力太大了！要休息。」

這裡講的「壓力」是指任何對身心有害的事物，例如氣候不正常、工作過度、吃錯東西、睡眠不佳、過度熬夜、過度肥胖、空氣汙染、水汙染、菸酒、毒品等。

---

044 http://www.mapi.com/ayurvedic-knowledge/books-and-music/interview-with-dr-hari-sharma.html

045 http://profiles.ucsf.edu/elizabeth.blackburn，分子生物學家，現任加州大學舊金山分校生物化學與生物物理學系教授。是端粒和端粒酶研究領域的先驅，因在該領域的貢獻而與其他二人一起獲得2009年諾貝爾醫學獎。

根據台灣中央健保局統計，「情緒性疾病」已列入台灣二十大疾病。而最糟糕的是：壓力過大時，會導致生活作息不正常，飲食習慣不正確，容易導致吃錯東西，進而導致消化不良、毒素累積、免疫功能降低，細菌病毒容易入侵，人自然就會生病了。[046]

美國衛生部統計，就業人口上醫院的原因，有70～90%跟壓力有關。美國壓力學會統計，全國每天有100萬上班族因為壓力而請假，每年損失約60億美元。歐盟則統計出一半以上的員工請假，都是因為壓力症候群[047]。因此，大家必須瞭解，生病不只是身體出了毛病而已，真正的「病因」是「心靈及情緒」先出了問題。

德國癌症醫生哈默（Ryke Geerd Hamer）於2001年創建一個網站，稱為「Germanic/German New Medicine（德國新醫學）」[048]，曾提出一份報告：「我在研究上萬名病人後發現，大多數得到癌症的人，在發病前三到六個月都曾經歷過一些重大的人生變故，無論是親人過世，與摯愛的子女、伴侶交惡，或者其他令人不愉快的天災人禍等。」於是，他推斷當人處於衝突、憤怒、哀傷等負面情緒中，得不到適當的抒發時，將會演變成癌細胞。

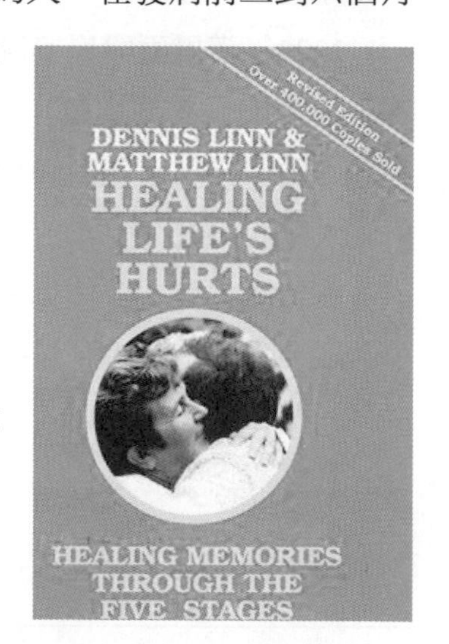

馬修林（Matthew Linn）與丹尼斯林（Dennis Linn）合著的《Healing Life's Hurts: Healing Memories through the Five Stages of Forgiveness（治癒生命的創傷：圓滿走過寬恕，心靈不再痛苦）》這本書說：「壓力環境引發的憤怒與罪惡

---

046 http://i-nature.uho.com.tw/articles2/2/321.html#.VWM-6k-qqkq
047 http://www.marieclaire.com.tw/yourlife/sex/view/14857
048 https://www.newmedicine.ca/

感，不僅會啟動『戰或逃』的機制，也會造成許多生理反應。如果我們一直將憤怒與罪惡感置之不理，遲早會導致高血壓及其他疾病。」[049]

長庚大學楊定一博士說：「生命原本就是和諧、快樂和健康，當諧振狀態被破壞時，我們的身心就會被帶往退化與不快樂的道路上，於是引發許多所謂的文明病，包括高血壓、心臟病、糖尿病、憂鬱、癌症以及其他許多慢性疾病。」其中最重要的話是[050]：

現今多數醫界人士也都認同，除非身心靈能達到和諧，否則任何治療皆很難觸及疾病的根源。

因此，只有從內心澈底轉變，才能讓我們活在和諧安寧的狀態，也才能達到身心靈統一的狀態。

何逸僊醫師在《負面情緒侵蝕健康》書中指出，病人心靈情緒與身體疾病的因果關係，是現代大多數醫生不敢碰觸的問題。然而，近數10年來，許多科學家的研究報告卻不斷的證實，「心靈和情緒」其實才是人類疾病的根源。何醫師認為：「一切的疾病唯有從心靈和情緒找出內在癥結，才能有效且真正治癒身體的病痛。」[051]正證明了本書書名「一切來自你的心」。

現代醫學也發現，如癌症、動脈硬化、高血壓、消化性潰瘍、月經不調等，65%～90%的疾病與心理的壓抑有關。因為，「下丘腦－垂體－腎上腺」這三點一線形成了人體的壓力中心，碰到危機時，它們分泌去甲腎上腺素、腎上腺素等壓力激素，在激素的作用下，身體中的各種資源被重新調配，減少消化、免疫方面的供給，將重心放到心臟的供血和肌肉的運動中

049 http://i-nature.uho.com.tw/articles1/0/322.html#.VWNAz0-qqkq
050 http://mag.nownews.com/article.php?mag=6-64-9007
051 http://blog.xuite.net/oecqvoiew/blog/82082687-小心負面情緒+侵蝕你的健康

去，以讓我們迅速應對危機。[052]

心理學發現：一個人在大發雷霆時，身體產生的壓力激素，足以讓小鼠致死。因此「壓力激素」（又稱「毒性激素」），如果人整天焦躁不安、發怒、緊張、貪婪、做壞事等，令壓力激素長時間居高不下，人體的免疫系統就受到抑制和摧毀，心血管系統也會由於長期過勞而變得格外脆弱。

如果人是快樂的，大腦就會分泌多巴胺等「益性激素」，益性激素讓人心緒放鬆，產生快感，這種身心都很舒服的良好狀態，可使人體各機能互相協調、平衡，促進健康。

新研究表明，「目標感很強」對健康有益，因為生活中是否有追求，這決定了一個人的心態，進而決定其生理狀況。[053]

由於近年心理學界才知曉「意念」會影響事物或別人的意志。證明了「心想事成」、「精誠所至，金石為開」、「心誠則靈」等等都是意念發揮的作用，一點都不神祕。

我自己也常運用念力來做一些事，譬如感覺到有感冒跡象的時候，趕快靜坐下來，在腦子裡集中思維想著「消除感冒」四個字，一直默唸，唸到睡著了也沒關係，當你一覺醒過來時，會覺得感冒跡象消除了，這樣的情況我自己也使用多次。

記得最清楚的一次是1993年間去成都，抵達當天是週四下午，四川日報社《證券與投資報》總編輯等人來接我，安排在市內一家飯店，他們帶來一些時日的當地證券報紙給我做功課，因為此行是為了週六和週日兩個整天的

---

052 http://mp.weixin.qq.com/s?__biz=MzA3MDQ3MDU3Mg==&mid=208042833&idx=8&sn=c2990f8fd00d9e7b4e72ab078820f869&scene=5#rd

053 http://mp.weixin.qq.com/s?__biz=MzA3MDQ3MDU3Mg==&mid=208042833&idx=8&sn=c2990f8fd00d9e7b4e72ab078820f869&scene=5#rd

證券技術分析課程，他們主辦，我主講。[054]

進入飯店沒有多久，我就感覺頭熱熱的，有點暈，心想一定是感冒了，因為在密閉的飛機上，沒有多遠的一位旅客一直在咳嗽，我當時就感覺很不好。果然，現在被細菌感染了，於是朋友們留我在房間休息調養。

我就靜心地坐在沙發上，放鬆全身，心裡一直默唸「消除感冒、身體健康」，有時昏昏地睡著，有時又猛然醒過來，繼續默唸。不知過了多久，突然在昏睡中感到有一條長形手臂粗的蛇狀物從腹部向右前方飛出去，我身體頓了一下，醒過來，發現頭不暈了，感冒跡象沒有了，趕快倒杯熱水喝下，身體舒服起來，沒事了。

這證明意念與我們的健康有關，意念是從大腦發出的，大家知道大腦裡面有「腦下垂體」與「松果腺」，這兩個小東西是大腦中樞裡的中樞，是我們生命的掌控者。

松果腺是一個重量約0.2克的小東西，它是分泌腦內荷爾蒙的器官，近年研究發現松果腺與養生之道有極大的關連，而且用「靜心冥想」法來刺激松果腺，就可以活用右腦的潛在意識。

松果腺又有「調節器官之王」的稱號，它是與靈感力、透視力、心電感應等習習相關的器官。如果我們身體能量虛弱時就會生病，此時若是打開右腦，接收到宇宙能量，疾病就會治癒。

意念就是打開松果腺接收宇宙能量的方法。由體驗得知，人在身體虛弱時，氣很虛，就容易生病，因為氣是流通於全身的能量。此能量又可分為「生理能量」和「宇宙能量」兩種。生理能量弱，宇宙能量可以補充之，使身體健康起來。許多人都知道靜心冥想的好處，可以去除疾病，保持健康，

---

054 1991-93年間，我在台灣一家證券報紙擔任總編輯，也創立「中華證券理論研究會」，當時以「呂理中」為名每天寫一篇股市分析專欄。後來四川日報轄下的《證券投資報》邀請我開專欄，每週一篇，用傳真傳過去，一寫就超過半年，成為熱門專欄，於是他們邀請我去授課兩天。

增進智慧，這就是心靈治療。

所以，心理與情緒因素會影響身體的健康，負面情緒會造成疾病，因為情緒不佳會影響內分泌，可見「要快樂，或是要生病，都來自你的心」，希望所有人必須有此認知，改變自己的心態，朝向正面、積極、快樂的「心」，方能健康。

俗說「心病要用心藥醫」，自己內心產生疾病，西醫也是沒有辦法的。癌症只靠西醫的手術、化療、放療三種方法是不夠的，必然復發。要完全的克服各種疾病，最好的方法是加上「病人自己堅強的正面意念」。

一般人得知自己不幸得了癌症，通常的反應是開始失意、悲觀、絕望、懊惱，失去生活的樂趣，人生也失去奮鬥的目標，於是很快就離開人世。這種面對癌症的態度是不對的，一定要用功的去瞭解癌症，用心的提升心靈意志力，不服輸的克服它。

台北醫學大學教授賴允亮醫師是我中學同學，他也說：

癌症的治療一定要是「全人治療」而不只是「疾病治療」，必須是包括身、心、靈三方面的，家人的支持力量大、患者本人又能面對，因此癌症更能治好，癒後也更好。

失去食欲等症狀是治療過程中正常的反應，治療結束後可以恢復。患者雖然再復發，但仍可用醫學方法讓患者活得更久、更好、與病共存，至少安寧緩和醫療就可以做到，讓患者更有勇氣、更樂觀。

這個觀念值得大家思考，我們將「身」交給醫生去治療，但是「心」的治療就不是靠別人，而是要靠自己。

所以，「一切來自你的心」！要不要回復健康，也是由你的心決定的。

十四、《黃帝內經》早說疾病源自心識

有關心靈與情緒影響身體健康的理論並不是當代的新研究，數千年來的傳統中華醫學早已將「喜怒憂思悲恐驚」的情志變化稱為「七情」，其中「怒喜思憂恐」為五志，五志與五臟有著密切的關係。

《黃帝內經》早就說明了人的情緒與心理狀況會導致身體疾病[055]：

百病生於氣也。怒則氣上，喜則氣緩，悲則氣結，驚則氣亂，勞則氣耗。

怒傷肝，悲勝怒。思傷脾，怒勝思。恐傷腎，思勝恐。喜傷心，恐勝喜。憂傷肺，喜勝憂。

「怒」是較為常見的一種情緒，怒則氣上，傷及肝而出現悶悶不樂、煩躁易怒、頭昏目眩等，也是誘發高血壓、冠心病、胃潰瘍的重要原因。

「喜」會使氣血流通、肌肉放鬆、益於消除機體疲勞。但歡喜太過，則損傷心氣，心氣動會使精神散而邪氣極大化，會出現心悸、失眠、健忘、老年痴呆等。

「思」過度則傷脾胃，由於思慮過度，使神經系統功能失調，消化液分泌減少，出現食欲不振、形容憔悴、氣短、神疲力乏、鬱悶不舒等疾病。

「憂」和「悲」是與肺有密切牽連的情志，人在強烈悲哀時會傷及肺，出現乾咳、氣短、咳血、音啞及呼吸頻率改變、消化功能嚴重干擾之症。

「驚恐」會干擾神經系統，出現耳鳴、耳聾、頭眩、陽痿，可致人於死亡。在生活中，通過驚恐的語言暗示，也會把人真的嚇死。

---

055 http://big5.huaxia.com/sh/zyzy/zywh/00222098.html

春秋戰國時期的政治家管仲說：「善氣迎人，親如兄弟；惡氣迎人，害於戈兵」，也早就說明人與人之間的相處關係，得到的反應如同人在山谷間呼喊發出的回聲：「你善」，回聲則「善善善善……」，「你惡」，回聲則「惡惡惡惡……」。

有些人的人際關係很差，完全是因為他們處處與人不善，這樣的人想要在社會中成功，完全不可能。

所以「與人為善，常做好事」，哪怕是一個微笑、一個幽默表情、一聲讚美、一個尊重、一個禮讓、待人隨和、寬心包容、體諒他人、幫助弱者等等，唾液中的免疫球蛋白濃度就會增加，這種抗體能增強人的免疫系統，身體自然健康。

所以「養成助人為樂的習慣」，是預防和治療憂鬱症的良方，而「喜怒憂思悲恐驚」的七情變化就是各種疾病的主因。所以必須記住：只有愉悅的心情，才是人生終極的追求！「一切來自你的心」！

十五、古書中最精彩的病因解析

《道藏精華》第四集中有明朝葆真子、元同子二人同撰的《貫通三教養真集》[056]，第六節談「病」，當我看到這一篇時，嘆為觀止，認為這是古今中外論疾病發生原因的最精彩、最正確的說法：（括弧內是我的白話譯文）

病何由而生也？皆因妄想而生煩惱，煩惱既生，則內傷其心，心傷則不能養脾，故不嗜食。

（病是何原因而生的？都是因為妄想而產生煩惱，既有了煩惱，便會內傷到心，心受傷就不能養脾，所以食欲不佳。）

---

056 http://taoismdata.org/sadk/intro19001.htm

脾虛則肺氣必虧，故至發咳，咳作則水氣竭絕，故木氣不充，髮焦筋痿，五臟傳遍而死矣。

（脾虛弱了則肺氣便會不足，導致咳嗽，咳嗽發作就導致水氣枯竭，所以木氣不充足，頭髮會乾燥，筋肉會萎縮，若是傳遍五臟就會死亡。）

人當妄想萌動之時，即疾病發生之時也。今人不察，必待疼痛著身，才為有病，而不知非一朝一夕之故，其所由來者漸矣。

（人在妄想初發的時候，就是疾病發生的時候，現在人們不了解，一定要等到身體感到疼痛，才認為生病了，不知疾病不是一朝一夕發生的，是漸漸造成的。）

人之一身，外有六淫，風、寒、暑、濕、燥、火是也。內有七情，喜、怒、哀、樂、憂、恐、驚是也。

（人的身體，外有大自然六氣異常變化：風、寒、暑、濕、燥、火。內有自身七種情緒：喜、怒、哀、樂、憂、恐、驚。）

因七情而病者，為內傷而成不足之症。因六淫而病者，為外感而成有餘之病。不足宜補，有餘宜瀉。

（由七情發生的病，是由於臟腑虛弱產生的不足之病。由六淫發生的病，是因外氣感應產生的多餘之病。所以虛弱的病要用補的方法，多餘的病要用瀉的方法。）

後天有形之血氣受傷而病者，藥石針灸可以治之。先天無形之精神內傷而病者，非反觀靜養不能愈也。

（後天有形的血氣受傷而產生的疾病，可以用藥物針灸治療。先天無形的精神內傷產生的疾病，沒有反省靜養是不能治癒的。）

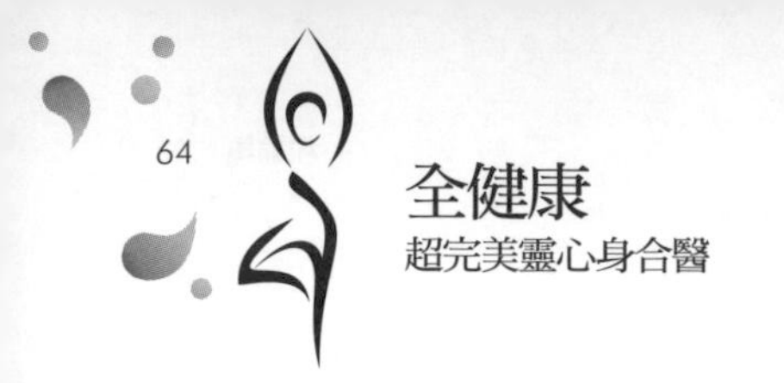

這一篇文字已經將病因及治療方法說得極為透澈，也顯示古代道家早就知道人的「心」會導致身體疾病。

過去的西醫認為「健康或疾病都是你吃出來的」，從物質的角度來看也沒有錯。不過我們從身心靈的整體觀來看可以改為：「健康或疾病都是你的心想出來的」，這就是「相由心生」的道理。所以想要有健康的身體，必須先排除自己的「心毒」。

有些人經常充滿負面的情緒與行為，就會因為這種精神狀況而產生莫名的恐懼、焦慮、擔憂、受苦等，導致生病。因此想要健康，首先必須洗淨頭腦裡負面的一切思維，讓頭腦重新受到良質思維的洗禮。

《新約聖經》說：「神賜予我們的心靈沒有恐懼，而是力量、愛和健全的心智。」這是極為正確的告示，任何想健康的人必須深思，所以我們說所有的負面情緒與心理壓力是健康最大的威脅，正是佛學所言：「病從身生，身由業起，業唯心造」。

因此，必須徹底認知，除了急性感染造成的疾病之外，所有慢性病都是由「心」所造，「一切來自你的心」，病人唯有改變心意、改變心思、改變心靈，方能健康。

十六、邁向身心靈超完美健康的境界

被標誌為現代醫學開端的英國醫生威廉哈維（William Harvey，1578～1657），是實驗生理學的創始人之一，發現血液循環理論[057]，從這時算起，現代西式對抗治療方法也不過只有三百多年而已。

現代醫療是以屍體解剖為理論基礎發展出來的，以物質觀點認為人體是由皮膚、肌肉、神經、血管、臟器、骨骼等器官所組成，認為人體之種種有機活動都是「生物化學」運作的結果，認為細菌與病毒是造成疾病的原因，

---

057 https://zh.wikipedia.org/wiki/醫學

所以研發化學藥物來治病，並以機械方法來矯正身體疾病，或施以手術改變身體運作功能。

有一句剖析中西醫學全然不同依據的哲理話，大家可以深思：

中醫治的是生病的人
西醫治的是人生的病

數千年來的傳統中華醫學認為人體是一個複雜的小宇宙，不只具有物質結構的肉體，還有無形的經絡與穴道，以及可供觀察的氣色，中醫習慣用「氣血」兩字來表達健康程度，換用現代語言，「氣」即無形「能量」，「血」即有形「物質」，西式醫療無法量測的「經絡」事實上是能量的線性活動與強弱的表現。

因此數千年傳統中華醫學已包括當今科學所言的「物質性肉體」和「能量性靈體」的觀念與理論，也就是從「生物化學」提升到「生物物理」的領域，這是西式醫學才剛剛起步的領域。

近代諸多先進科學家已研究並承認人體存在著看不見的生物能場（Bio-energy field），也認為無邊星際充滿各種波動與信息場。

上個世紀偉大的分析心理學家榮格（Carl Jung）提出「集體無意識（collective unconsciousness）」理論，可惜幾乎所有現代心理學家或哲學家都無法理解這個理念，也無法精確詮釋此名詞的真意[058]。我在2001年開始研究榮格的學說，在兩年的感受當中認為「集體無意識」的正確中譯應改為「集體未知意識」，並在著作《超心理生死學》中闡述[059]，榮格指的是「人類集體未知的靈性層面」的存在，也就是現代科學所知的「宇宙信息場」的

---

058 http://www.carl-jung.net/collective_unconscious.html
059 《超心理生死學》，高雄：上宜出版社，2003.2

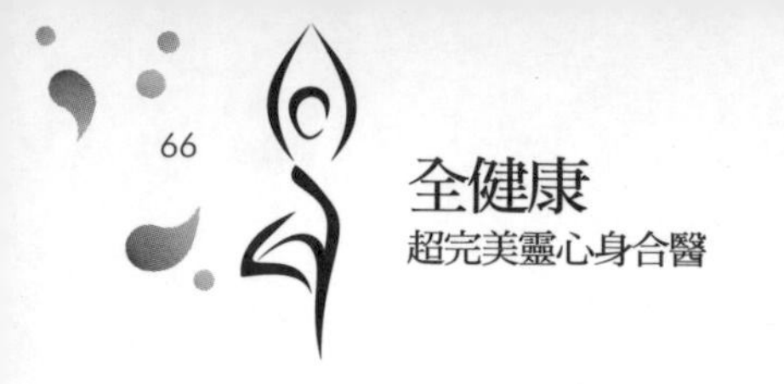

理論，若換用醫學觀念視之，即為數千年來世界各古老民族傳統巫醫的「靈療」實證，換用現代語稱呼即為「靈性醫學（Spiritual Medicine）」。

所以人類必須從物質觀的現代治病醫學邁向能夠真正促進人類健康的完整醫學，這就是本書「身心靈合醫學（Trinity Medicine）」的內涵[060]。我們認為唯有「自然醫學、能量醫學、靈性醫學」三者合一，方能為人類謀取健康幸福的未來。唯有「出自內心、全然相信」就可以邁向「唯心所造」的健康境界。所以要健康，「一切來自你的心」「一切來自你的意」「一切來自你的信不信」，大道至簡。

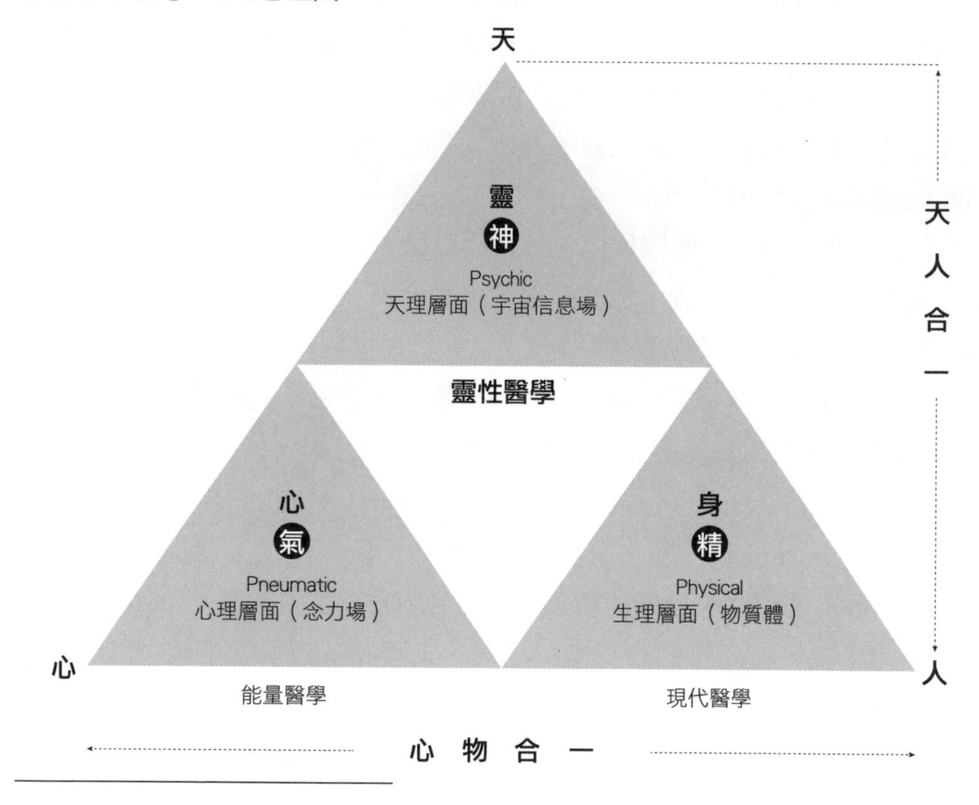

060 作者論文《論建構東方特色之身心靈合一醫學》發表於2012年7月21日北京世界脊柱健康醫學學術大會。首度提出Trinity Medicine這個新創名詞，Trinity在西方社會指的是「天父、聖子、聖靈」三位一體，因此Trinity Medicine就是身心靈三位一體的醫學。

用心了解：
回歸自然，方為正道

現在地球上發生的各種困擾人類的事件如氣候極端化、糧食短缺、食品安全疑慮、淡水日益短缺、健康惡化等諸多問題，都已經讓有識之士重新思考過去近百年來，以破壞地球資源求取經濟發展的道路是否正確？

很多人都在呼籲維護自然，維護海洋，維護地球。我們嚴正認為人類必須回歸自然、尊重自然，方能繼續存活於地球上。人類生存如此，醫療也是如此，唯有回歸自然，方為健康正道。

一、醫學研究結論：癌症是一種身心靈的疾病

2007年10月20日美國約翰霍普金斯大學醫學院發表一篇對癌細胞的研究文獻，提出很多全新的理念，值得大家以此來深入思考。（以下明體字是研究報告譯文，楷體字是作者的批註）

1.每個人體內都有癌細胞，這些癌細胞在繁殖倍增至數十億個之前，一般檢查並無法察覺。當醫生告訴癌症病人，經過治療，在他們體內已經找不出癌細胞時，只意味一般檢驗無法發現癌細胞，因為癌細胞尚未達到能夠檢測出來的大小。

（醫師會在治療後告訴病人沒有腫瘤了，然後叮嚀定期回診，結果我們看到日後復發轉移的病人相當多，而且狀況更加嚴重。因為西醫的癌症治療都只是治標，沒有讓腫瘤不再復發或轉移的治本方法。所以，必須要有能夠長期抑制腫瘤再增長的營養品，如複方有機硒酵母、複方抗氧化劑等，針對個人做食用建議，方能免於使癌細胞有再度長大的機會。這是細胞分子基因營養醫學的新理念。）

2.癌細胞在人的一生中大約成長6至10倍。

（所以不用擔心腫瘤，反而要擔心因化療及放療導致身體大量好細胞被破壞，產生各種副作用，使免疫力極度下降，抵抗力下降，產生各種併發症而死亡。）

3.當人的免疫系統夠強就可以摧毀癌細胞，防止其複製長大形成腫瘤。

（所以一定要額外攝取有效的、正確的營養素來維持足夠的免疫力，腫瘤才不會作怪。光是只吃三餐，營養絕對不夠抵抗疾病。）

4.當一個人發生癌症，它代表著這人發生多樣的營養不足，這可能是由於遺傳、環境、飲食和生活方式所造成。

（這正是本書強調的「營養不足」造成疾病，所以要加強個人配方式的營養素攝取，光只照三餐吃，絕對攝取不到每天全身該有的營養素，反而攝入太多各種化學毒素。）

5.要克服多重營養不足，可以由改變飲食和吃些營養劑，來加強免疫系統。

（這一條明白指出要吃些營養劑才能加強免疫系統，在此建議絕對不要食用一般市售營養品，因為都是化學原料合成的，應該選擇以天然植物萃取、具活性的天然營養品。可惜市面上符合這個條件的營養品極少，幾乎所有市售營養品都是化學的，一些號稱天然的也摻有添加物、色素等等。）

6.化療能摧毀快速生長的癌細胞，但也摧毀了骨髓、胃腸道等等的健康細胞，並會引起肝臟、腎臟、心臟、肺臟等器官的損傷。

（所以被化療摧殘過的人身體會比較虛弱，比較容易在其他器官又長出腫瘤。台灣的乳癌治療，醫師一律先切除乳房，說是一勞永逸，然後施以化療或放療。結果很多乳癌病人在一、兩年後又在其他器官長出腫瘤，醫生說是轉移，其實不是這樣。美國早有研究指出，真正原因是當初化療時也損害到其他器官，日後受損的細胞逐漸長大，又慢慢變成腫瘤，不是轉移，而是化療摧殘其他器官細胞的後遺症。）

7.放射治療能摧毀癌細胞，同時也灼傷、烙疤及損害健康的細胞、組織和器官。

（所以被放療摧殘過的人身體也比較虛弱，狀況和上一則一樣。因此，治療之後，一定要用有效正確的營養素來修復器官健康度，避免日後又變異成腫瘤。）

8.初期經由化療與放療處理往往會縮小腫瘤的大小，但長期使用化療與放療就不會產生更佳的消滅腫瘤的效果。

（所以經過多次化療或放療的病人，後來的治療效果會降低，醫生只好換更強的藥，最後會導致無藥可醫，無法控制腫瘤。反而使身體遭受更強藥物的摧殘，免疫力更低，死亡率提高。可以看到，醫死的人數比治好的人數多很多。）

9.當身體有太多化療與放療產生的毒素負擔，免疫系統不是產生妥協，就是被摧毀，因此癌症病人會發生各種的感染和併發症。

（化療藥極毒，會在體內殘留並損害好細胞，如果沒有正確排毒，會摧毀免疫系統。很多癌症病人不是死於腫瘤，而是死於併發症。）

10.化療和放療會引起癌細胞變異，產生抗性，演變為難以摧毀，外科手術更會造成癌細胞擴散到其他部位。

（化療是用極毒的藥來殺腫瘤，結果是把病人折磨得更慘。放療後劑量已經達到人體一生最大容許量，無法持續再做放療。而手術時，帶有腫瘤細胞的血水會流到附近的組織內，導致感染，變成日後腫瘤擴散，產生另外的癌症。）

11.一個有效戰勝癌症的方法是餓死癌細胞，不給它成長所需的養分。

（餓死癌細胞不是指曾經流行過的飢餓療法，而是減少攝取會讓癌細胞成長的食物。飢餓療法已經證明是錯誤的，但是還有很多人在實施。）

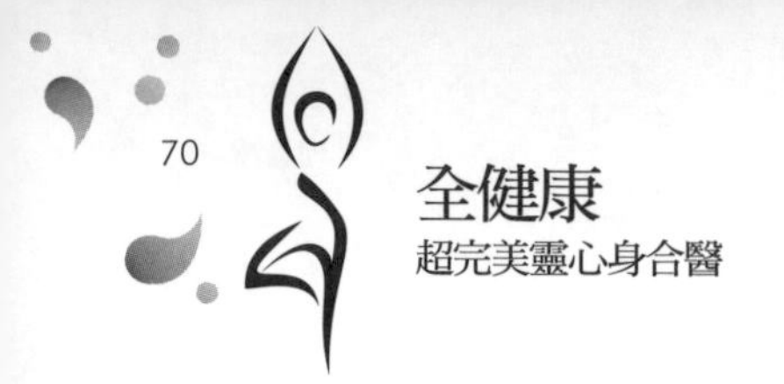

會養大癌細胞的食物：

（1）糖是癌細胞的飼料，不吃糖就切斷了癌細胞最重要的食物，糖的替代品都是阿斯巴甜（糖精）製造的，都有害。比較好的是天然物質如蜂蜜或糖蜜，但只能非常少量。精製鹽會使蜂蜜或糖蜜變成白色，更好的選擇是吃胺基酸或海鹽。

（絕對不要食用精製糖和代糖，都是有害的。食用蜂蜜或黑糖會比較好。至於胺基酸，最好是食用含有8種必需胺基酸的最佳，能提供完整的優質蛋白質來源。）

（2）牛奶會導致肌體產生痰液，特別是在胃腸道內。痰液是癌症的飼料，不喝牛奶改喝無糖豆漿，癌細胞就會餓死。

（越來越多的研究指出，牛奶並不是人類最佳的營養補充品，也許現代人從小就喝牛奶，產生大量痰液給癌細胞養分，導致長大後癌症叢生。最好還是喝豆漿，不過不要食用基因改造的豆漿。）

（3）癌細胞喜愛處在酸性體質中，肉食是酸性的，最好是吃魚，或吃少量的雞肉比吃牛肉或豬肉好；肉類含有抗生素、生長激素和寄生蟲，都是有害的，特別是對有癌症的病人。

（雖然肉類是酸性，但是吃進體內，我們的身體會自然調整酸鹼度。若要嚴格說來，雞肉也含有很多生長激素及抗生素，魚類也會有重金屬汙染，蔬菜有農藥，幾乎所有食物都不能食用，這也不是辦法。所以，我們認為還是視個人體質適度食用肉類。）

（4）飲食要有80%來自新鮮蔬菜及果汁、全穀類、種子、堅果和少量水果，這些食物能幫助身體成為鹼性環境。剩下的20%的食物可從煮熟的食品獲得，例如豆類。新鮮蔬菜汁能提供活酶，它們很容易被吸收，並能在15分鐘內進入細胞，增進健康細胞的生長。要得到活性酶來建構健康的細胞，就要飲用蔬菜汁（大部分的蔬菜，包括豆芽），並且一天要吃2～3次生蔬菜。酶會在攝氏40度烹調時被毀掉。

（美國人習慣吃生冷的蔬菜沙拉，但以我們的經驗，很多癌症病人不能食用生冷食物，這一點中醫也忌諱，尤其是肺癌和消化系統癌症，食用生冷的蔬果汁，會讓身體更加虛弱，所以還是要熟食比較好。）

（5）避免喝咖啡、茶、巧克力，因為有高咖啡因。綠茶是較好的選擇，它可以與癌細胞作戰。飲水最好喝純淨的水，或是過濾的，可避免喝下毒素和重金屬，蒸餾水是酸性，不要喝。

（綠茶是很好的飲料，可以在飯後多喝。因台灣很多地區水質不佳，建議裝置淨水器，但是不要裝逆滲透水機，因為出來的水完全沒有礦物質又呈酸性，容易滋生細菌。也不要裝電解水機，此機種只適合胃酸過多或是腸胃道不佳的人使用，不是適合大眾的日常飲用水。當然也不要喝蒸餾水）

12.肉類蛋白質是難以消化的，需要耗費大量的消化酶來消化。未消化的肉類留在腸內，會產生毒素。

（所以不要攝取太多肉類，適量即可，大約每日肉食占三餐的20%就好了，但也不需要成為全素食者，也不用改吃生機飲食，有很多病人就是被提倡生機飲食的人誤導，結果導致營養攝取不足，身體虛弱而離開人世。）

13.癌細胞壁有一個強硬的蛋白質膜，避免或少吃肉類，身體就能釋放更多的酶來攻擊癌細胞蛋白質壁，並會讓殺手細胞去摧毀癌細胞。

（有一些出家人及素食者也得腫瘤，或是有心臟病、糖尿病、關節炎等慢性疾病，他們也會來找我，可見吃肉並非是癌症及疾病的唯一原因，只是不要天天吃太多肉類即可。）

14.有些營養補充劑可以建立免疫系統（IP6、抗氧化劑、維生素、礦物質、EFAs等），變為人體自身的殺手細胞去破壞癌細胞。另外的補充劑如維生素E，能產生細胞自動凋零死亡（或稱為程式細胞死亡）。身體用健康的處理方法修補損壞的細胞，不至產生不想要的或不需要的細胞。

（所以本書一直強調額外攝取天然營養品的重要性，在此又得到證明。大家應該攝取能夠讓腫瘤細胞自然凋零死亡的含有有機硒酵母、維生素E及強化細胞的有效營養素，這些就是細胞分子營養矯正醫學的利器，也是我多年採用來協助病人的學理與實踐方法。）

15.癌細胞在含氧量大的身體中難以存活。每天運動與深呼吸能幫助細胞獲得更多的氧氣，氧氣療法是破壞癌細胞的另一種方式。

（腫瘤細胞怕氧氣，體內氧氣越多，腫瘤就越萎縮。所以病人也要做些大吐納，像是氣功、甩手功、有氧運動等，可以增加體內含氧量。還有最直接的方法就是吞服純度達99.6%的輔酵素Q10，能促進血液氧氣利用率。不過一般市售的Q10純度大都不到99.6%，也都沒有標示，很難得到效果。有些市售Q10有效劑量只有30%左右。）

16.癌症是一種身、心、靈的疾病，積極和正面的心靈有助於得癌症的人戰勝它。生氣、不寬恕和痛苦會把身體推入一個處於壓力和酸性的環境。我們要學習保有一顆充滿愛和寬恕的心，學習放鬆和享受人生！

（「癌症是一種身、心、靈的疾病」正與本書論點一致。其實不只是癌症，所有疾病都和身心靈息息相關，都是由心靈失衡引起的。因此罹患疾病正是個人心靈轉換的重要時期，才有康復的機會。）

能夠細讀這個美國約翰霍普金斯大學醫學院研究結論的人，必定會有很大的心理震撼，一般人都認為癌症必須經過西醫的治療才能健康，但事實上我們看到的是經過化療及放療的病人卻是更加虛弱，而且帶來很多副作用。

因此從以上的研究結論[061]，可以知曉疾病發生的原因就是「營養不足」與「身心靈問題」，完全與我15年來推廣的立論一致。

所以我每次演講都會提一個大家從來沒有深思的觀念：**醫療≠健康**。

可惜的是，大家一有病就想到去醫院治療，治療只是暫時消除疾病現象，治療不等於健康呀！

二、自然醫學必將再度成為主流

現行西方的「自然醫學（Nature Medicine）」並非新的醫學，反而是比學院派常規醫學更具有歷史的傳統醫學，在19世紀曾經蓬勃發展過。因此自然醫學可以做為探討與現今學院醫學相衝突的範例。

19世紀自然醫學的思想來源，受法國哲學家盧梭（Jean-Jacques Rousseau）所影響，推崇自然、嚮往自然，並尊敬原始自然的完整性與創造性，主張遵循自然的生活方式，將常保健康。[062]所以當時的「自然醫學」反對我們所熟悉的學院派醫療的立場與方法。

以德國為例，19世紀中期，出現許多自然醫學協會，目的不在於倡導回到文明前的生活狀態，而是希望協助在城市生活的文明人類，再次接觸不被文明汙染的自然。譬如，如何在自然的陽光空氣下作息、穿著、飲食與運動，又如何善用水的療癒力量等等。

---

061 在此必須說明：2007年10月網路出現這篇研究報告後，引起美國國內很大的爭議。據說2009年4月約翰霍普金斯醫學中心否定有此文。2011年3月6日在美國佛州開業的漢唐中醫倪海廈醫師讚賞此文，並說這篇報告在2009年被否定，是因為該中心無法抵抗牛奶商、甜食商、飲料商等利益團體的壓力。這一篇從臨床治療各種不同癌症的經驗可以看出是正確的。事實上在美國，經常發生醫療利益財團施壓研究單位的情事，《救命飲食》一書用了近三分之一的篇幅，講到被財團壓迫的情事，在此提出讓大家思考。

062 中央研究院歷史語言研究所陳恒安的《第一部：醫學史縱觀--單元九：替代醫學》http://www.ihp.sinica.edu.tw/~medicine/medical/2015/program_1-9.html

當時經典的自然醫學嚴厲拒絕學院派的實驗醫學，他們不用藥物，僅有生活必需品或自然醫療手法。自然醫學團體認為若是根據此方式生活，疾病將十分罕見，也有助減少社會貧困與窮苦。

我們現在來反觀當時自然醫學界的提倡，不是正和現在很多提倡有機農法、回歸鄉村自然生活、保護土地、無毒農業等等作法相同嗎？這是人類對環境的反省，希望進一步有更多人對醫療的反省。

大英簡明百科對輔助替代醫學的定義

《大英簡明百科》對「輔助與替代醫學（Complementary & Alternative Medicine）」的定義是：輔助與替代醫學指任何未使用於常規西方醫學的眾多醫療方法。其中許多是整體醫學（holistic medicine），並且強調預防和教育。

輔助與替代療法包括針灸、芳香療法、印度草藥療法、中華傳統醫學、手法操作、草藥醫學、順勢療法、按摩、冥想、自然療法、治療觸診、瑜伽等。這種醫學雖然在西方被視為另類，卻是未開發國家高達80%人民健康照顧的主要來源。

有些另類醫學在實務上是無用甚至有害的，有些則是有效的，許多在常規方法無法見效的時候（例如慢性病）提供治療方法。

輔助與替代醫學教科書的分類

依據美國輔助與替代醫學委員會出版的《Essentials of Complementary and Alternative Medicine（輔助與替代醫學精要）》一書的章節，以及美國紐約線上健康通路（New York Online Access to Health）[063]的另類醫療項目，為大家整理出另類療法約有34種，本書加以分成兩大類如下：

---

063 見http://www.noah-health.org/alternative-news/alternative-medicine/

（1）東方傳統醫學類

傳統中華醫學、西藏醫學、印度阿育吠陀醫學、氣功、針灸、草藥、按摩、整脊、足療、蜂療（利用蜂液、蜂膠、蜂王乳來做為醫療用途）、長壽飲食、冥想與正念、靈氣、瑜珈。

（2）西方自然醫學類

美洲原住民醫學、催眠、自然療法、整骨、靈性療癒、芳香療法、同類療法（順勢療法）、磁療、分子矯正醫學、大劑量維他命療法、維生素礦物質補充品、生物反饋、營養生物療法、益生菌、觸療。

在西方自然醫學的分類之中還有：亞歷山大技巧（一種運動式療法）、Feldenkrais方法（一種肌肉關節運動）、行為醫學、Prolotherapy（一種發揮人體自癒能力的新療法）等，很多項目是近代某些人發展出來的一種個人經驗療法，無法經過長時間的考驗，有些療法不能普遍適用於多樣疾病，也不再被推廣，因此本書認為這些療法可以不列入。

美國國立輔助暨整合健康中心（National Center for Complementary and Integrative Health，NCCIH）對「自然療法（Naturopathy）」的定義[064]如下：

自然療法（Naturopathy），也叫自然醫學（naturopathic medicine），是19世紀在歐洲流行的傳統民俗療法和衛生保健結合演變成的醫療系統。

人們去拜訪自然療法師是為了不同的健康相關目的，包括基礎照護、整體健康，以及疾病治療。

在美國，自然療法是由自然療法醫生、傳統自然療法師，和其他衛生保健提供者來施作，他們也提供自然療法的服務。

064 https://nccih.nih.gov/health/naturopathy

三、自然醫學六大特色[065]

1.首先不能造成傷害（First Do No Harm）

採用天然藥物及方法來治病或診斷，如選用歐美草藥、同類療法製劑、高劑量天然營養素、肌肉骨骼調整、針灸、飲食與生活型態調整、身心運動協助身體痊癒，以避免產生副作用。

除非不得已，盡量不使用人工抗生素、類固醇、合成藥物、放化療以及大手術。

在診斷與治療過程當中，尊重以及刺激身體原有的自癒力，因為如果自癒力被漠視，痊癒就會有障礙。

2.運用人體自癒力來治療（Healing Power of Nature）

善用人體與生俱來且有高度智慧的自癒能力，移除會干擾自癒力的事物，使用天然方法促進自癒力發揮，使身體運作正常，並且恢復健康。

3.在疾病先兆期即診斷出來並治療（Prevention）

重視平日的預防，藉由正確飲食、生活型態以及適當的運動，使身體保持在最佳狀態。

4.醫師就是老師（Doctor As Teacher）

醫師Doctor的拉丁文Docere原意是「老師」。所以，醫師必須要循序善誘、教導病人生病的原因、痊癒的方法，並且要讓病人知道，身體要恢復健康，病人自己要擔負責任，自我改變，而非完全靠醫師開藥。

5.找出並處理病因（Identify and Treat the Cause）

自然醫學不在於壓抑身體不適的症狀，更重要的是在找出病因，以求澈底解決問題，使身體恢復健康。

---

065 http://drjameschen.com/naturopathicmedicine.html

例如一個人傷風感冒，一般西醫認為是病毒感染，治法是殺病毒，但是又沒有什麼西藥可以殺病毒，於是開抗生素殺細菌。但自然醫學認為是免疫力低下所致，治法是調節免疫力。

6.治療全人（Treat the Whole Person）

自然醫學認為人的身心靈是不可分割的一個整體。人的健康受到生理、情緒、精神、基因、環境與社會文化等多重因素的交互影響。醫師在診斷與治療時，必須面面俱到，考慮到每個層面，以及其相互關係，而非把人做武斷性的器官分割思維。

四、自然醫學在歐美重新獲得重視

美國於1895年左右，在路斯特醫師（Benedict Lust）[066]的倡導之下，自然療法從原本的西醫系統分歧出來，分歧的原因在於看待疾病的角度不同。自然療法主張運用天然無害的方法來治療病人，西醫系統主張以激進的人工藥物與手術來治療病人。

自然療法從1895年分家之後，曾經一度蓬勃發展，1900年起，北美洲紛紛成立自然療法學會、學院及醫院；在1920年左右，在全美有26家自然醫學院，而且有好幾家醫院，巔峰時期曾經有一萬多名醫師。然而，就是由於抗生素與類固醇的發明，使美國民眾迅速放棄療效緩慢的自然療法，轉而投靠立竿見影的現代西醫。自然療法因此迅速衰退，醫院與醫學院曾經一度全部關閉。

幸好1956年在奧勒岡州的波特蘭又重新開了一家自然醫學院。隨後，隨著慢性病逐漸氾濫，許多病症已無法用西方主流醫學來解決，且發現藥物的副作用有時比疾病本身還可怕，民眾對主流西醫漸漸失去信心，轉而又對自然療法產生興趣，北美的自然醫學院於是陸續開張，目前已達10多家。

---

066 Benedict Lust醫師是自然醫學的先驅人物，常被人稱為美國自然醫學之父。

1979年，世界衛生組織也公開呼籲提倡這種無副作用而又有效的自然療法[067]。1998年，美國柯林頓總統簽署成立設置「國家輔助與替代醫學中心」（National Center for Complementary and Alternative Medicine，NCCAM）[068]，正式將自然醫學納入政府體系。

現就將近年歐美有關自然醫學的政策做簡要說明：[069]

美國總統正式任命「自然醫學與另類醫學政策委員會」

2000年10月美國布希總統任命醫界5人小組為新成立的「自然醫學與另類醫學政策委員會」委員，由具有疼痛醫學、整脊治療、針灸、牙醫、社會工作等背景的5位醫界人士組成，以其在另類醫學及自然醫學上的經驗，做為總統制定相關政策的諮詢參考。

美國政府認為，強化自然醫學及另類醫學的研究，將有助於提升醫療品質、降低醫療費用支出。美國國家衛生研究院也重新整合其體系，加強這一方面的研究。美國衛生部也提出相關政策，以做為立法行政之參考。

為了因應民眾對自然醫學及另類醫學的需求，美國各大醫學院除了開始加強相關課程的教授之外，也於常規醫學養成教育中加入這一類課程的實習。醫學教科書也開始將另類醫學及自然醫學的觀念，與常規醫學融合，成為重要的學習資訊。

美國公告自然醫學政策白皮書

美國衛生部公告「白宮自然醫學及另類醫學政策委員會」的研究報告，針對科學研究、醫療保險、民眾教育等議題進行探討，希望向醫界、民眾、政府、保險公司提供一些應用自然醫學及另類醫學的參考。

委員會指出，在引進自然醫學或另類醫學之前，必須先讓醫療體系及保

---

067 http://organicmama.com.hk/c-medicine.htm

068 《科學發展》2006年5月，401期，10~15頁

069 以下1-6節資料來自曾任衛生署食品衛生處處長的美國加州大學藥學博士鄭慧文先生在報紙雜誌發表過的文章，因當時沒有留下出處，無法在此一一列出，僅向鄭博士致謝。

險制度了解應用自然醫學或另類醫學的重要性及必要性，如此才能讓給付費用的保險公司及應用治療手法的臨床醫界，能夠對此一制度認同。

歐盟議會重視自然醫學與另類醫學

繼美國國會在1998年通過「國家衛生研究院另類醫學研究中心」的法案之後，歐盟議會也做出正面回應，出版《另類醫學的展望》一書，並且在歐洲展開為期5年的大規模研究計畫。

歐盟議會特別在《另類醫學的展望》一書中指出，「安全性」及「有效性」是規範另類醫學的要旨。因此將以下列作法來導正另類醫學的發展：

（1）另類醫學的功效值得重視，因此必須與常規醫學一樣，在臨床及研究的領域，獲得同等對待。

（2）另類醫學必須遵守科學研究原理，進行符合科學標準的相關研究。

（3）另類醫學的臨床及研究人員必須具有歐洲醫界要求的基本醫學知識，如此才能與醫界人士及一般民眾溝通。

（4）從事另類醫學相關人員，必須遵守與常規醫學標準一致的倫理守則、執業規範，並切實遵行有關的醫學倫理及科技倫理政策。

（5）歐盟議會成立專屬機關來監督及管理另類醫學的臨床醫療從業人員。

英國成立另類醫學研究理事會

繼歐洲之後，英國於2000年也成立另類醫學研究理事會，表示另類醫學與正統醫學應該相輔相成，也就是說，人體的疾病應該由常規醫學診治，但是介於健康與生病之間的「亞健康狀態」則應該由另類醫學來關照。

在保障病患權益、維護民眾知的權利等前提之下，另類醫學的研發可說是人類發展正統醫學的新里程碑。

美國醫學會大力支持自然醫學成為醫學院課程

美國醫學會（AMA）指出，「在醫學院推行自然醫學，將是未來培育醫學人才的潮流，有遠見的醫藥界人士應該加強自己對自然醫學的認知，而非一味地排斥。」

2005年9月出版的《美國醫學會期刊》指出，另類醫學已經成為西方醫學的一個重點研究目標。

哈佛醫學院自1997年開始對全美國125個醫學院進行訪談，調查結果顯示，64%學校已經開設自然醫學課程供學生選修，而其中三成多的學校把自然醫學課程列為必修，上課方式包括老師主講、示範、實習等方法。在123個課程中，68%開放選修、31%必修、1%常規醫學選修課程中的一個單元。31%課程由家庭醫學科提供、11%由醫學系或內科醫學學科開設。這些自然醫學的課程主題包括：針灸、按摩、推拿、草藥學、營養學、打坐、冥想、禪修等。

美國醫學會自1997年開始就針對另類醫學的議題，起草一份教育草案「鼓勵醫學教育重視全人醫學在臨床醫療的應用」，研究發現，每三位民眾當中，就有一人利用另類療法來解決病痛。

為了使病患權益受到最佳保障，因此美國醫學會敦促醫師們加強另類醫學的知識，以避免醫師自身的專業不足，無法對病患提供最好的醫療照護服務。

另類療法越來越被重視

德國學者早在1945年就提出先見：「在病患和醫師之間，只有治療的效果是共通的語言。不論用的是從前的方子，或是未來的新學問，只要有效，就是好的救人方法。」

美國醫學會研究發現，民眾自覺意識的興起、醫療費用的年年上漲是促成自然醫學發展的主要原因。統計結果顯示在1990～1997年之間，美國民眾在自然醫學、另類療法、健康食品上所花費的費用約為270億美金。

根據2007年美國國民健康訪問調查（National Health Interview Survey, NHIS），結果顯示，大約有38%的美國成年人使用輔助或替代醫學。而美國國家衛生研究院也認為「許多美國人用輔助替代醫學在追求健康和福祉」。到了2010年，已經有超過50%的美國人使用自然醫學，顯示輔助替代醫學已經不容忽視了。

美國醫學會曾經就醫療糾紛的問題做研究，研究人員分析了1990～1996年之間的另類療法醫療糾紛事件，結果發現，對照常規醫學治療時，另類療法的醫療糾紛「明顯少了許多，其所造成的醫療傷害也比較低」。

另類醫學也漸受醫學界重視

哈佛醫學院助理教授艾生柏博士（David M. Eisenberg）在1993年於《新英格蘭醫誌》發表〈非正統醫療在美國〉的研究報告之後，本篇論文就成了醫學界人士的重要參考文獻。[070]

他指出在1990年，有34%的美國人至少接受過一種另類的治療。當時醫學界對這個數字大感震驚，但這只是剛開始而已，1990～1997年期間，輔助醫學普及的程度增加了25%，1998年～1999年更大幅增加50%。

艾生柏博士對「非正統醫學」的定義是：醫學院和醫院沒有教導的醫療技術及知識，如整骨、針灸、草藥、健康食品、按摩、靜坐等。

他是針對1539位成人進行電話訪談，結果顯示，大部分人認為慢性病比較適合用非傳統醫療治療，同時也可補足一般醫療的不足。

34%受訪者表示過曾經使用非正統醫療來處理個人疾病。而造訪非傳統醫療單位的次數遠比一般醫療院所的次數來得多多了，總計美國人每年花在非正統醫療的金額高達137億美金，而全年的醫療院所住院金額也不過128億美金。

艾生柏博士在接受專訪時，被問及：「你是怎麼開始對另類醫學的研究

---

070 2003年3月《遠見雜誌》，http://store.gvm.com.tw/article_content_18.html

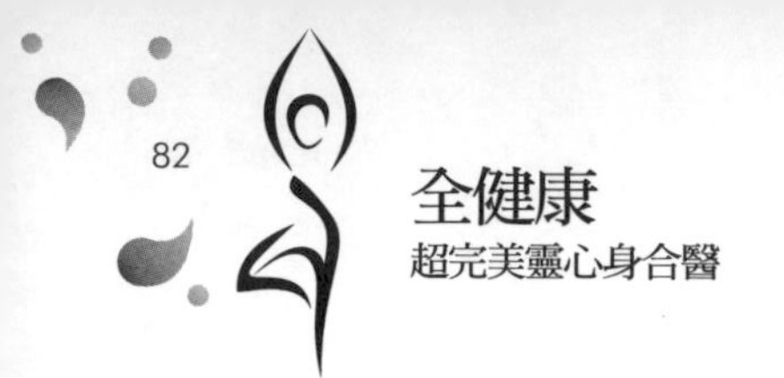

感到興趣？」他表示：「長久以來，醫療界總是高高在上，認為非常規醫療一無是處，認為病患傻到要求助這些人；或是輕視非常規醫療，從未去了解相關知識。不論醫師們是怎麼想，都不算是真正地尊重病人、救助病人，實在有違醫學真諦。」[071]

五、身心靈合醫，才能找回真健康

中國歷代名醫家都認為醫學是「仁術」，不是「技術」。

宋代名醫孫思邈主張不分貧富貴賤，一視同仁，他說：「凡大醫治病，必當安神定志，無欲無求，先發大慈惻隱之心，誓願普救含靈之苦。」

也就是說醫生治病應當先安自己的心神，要摒棄一切雜念，也要先發慈悲惻隱之心，發願要救大眾的病苦，才能精誠診治。

所以歷代名醫家在擇徒授藝之前，必須要挑選「心誠意專」的人，縱使是名醫的子孫，也不一定都能克紹其裘，繼承家學。

清代名醫葉天士在臨死之前，諄諄告誡他的兒子：「醫可為而不可為，必天資敏悟，讀書萬卷，而後可以濟世。不然，鮮有不殺人者，是以藥餌為刀刃也。吾死，子孫慎勿輕言醫。」

就是說，為醫的人，必須是天資敏悟，讀過萬卷書，然後才可以濟世救人，不然就會發生「以藥餌為刀刃」的殺人事件，清代名醫葉天士告誡子孫「勿輕言醫」。

我們從這些古代名醫的訓誨中，可以體會要當醫生絕對不是只學得一些醫學理論及治病方法就可以了，然而我們看到的是現代醫學分科愈來愈細，每位醫生只學習個別器官的疾病治療技術，視人體只是器官的組合，在此種唯物思維醫療教育之下，如何期望現代醫師做到古代名醫那種境界？

---

071 Eisenberg博士專訪，「How did you become interested in studying alternative medicine?」http://www.pbs.org/wgbh/pages/frontline/shows/altmed/interviews/eisenberg.html

2003年11月10日出版的《Newsweek（新聞週刊）》有「God and Health（上帝與健康）」專刊，報導中說，「醫學研究人員現在承認，精神和身體健康可以透過社區參與、透過志願工作，以及祈禱和冥想等的精神活動得到改善。越來越多的人開始認識到人的心靈上的改變，與體內細胞的變化對身體健康的影響是同樣的大。」

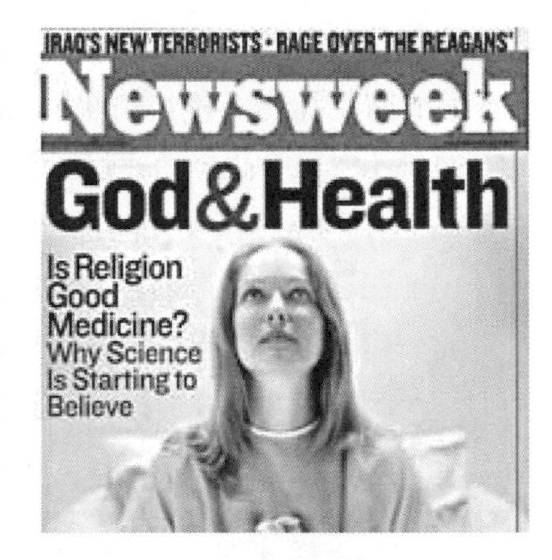

現在美國半數以上的醫學院有「精神與藥物」課程，使得醫生開始認真對待並重新認識人的精神領域的重要性。而這方面的研究也越來越多，美國國家衛生研究院曾經提供350萬美元用於「身體與心靈」的研究，認為心靈和信仰在健康和疾病中具有很大的作用。

許多研究文獻也證明心理壓力與各種健康問題有關，如心臟病、損害免疫系統功能、細胞退化和認知老化。[072]

哈佛醫學院也曾召開一場「精神與健康研討會」，美國賓州大學神經學家鈕柏博士（Andrew Newberg）是研究大腦功能和各種精神狀態之間關係的醫師，他說：「醫學界人士對此領域的認可程度有了很大的提高。」[073]

杜克大學醫學中心的柯靈博士（Harold Koenig）[074]認為：「如果人們在醫療中忽視精神領域的因素，那將是不負責任的。」

古老的印度阿育吠陀（Ayurveda）醫學是一種生命科學，傳授能讓人生更健康的各種準則。認為個人身體是prakruti，意思是「自然」，而疾病狀況

---

072 http://report.nih.gov/nihfactsheets/viewfactsheet.aspx?csid=102

073 Dr. Andrew Newberg是知名宗教和精神體驗的神經系統研究先驅，他的研究包括人在祈禱、冥想、儀式和恍惚狀態時的腦部掃描。http://www.andrewnewberg.com/

074 http://www.spiritualityandhealth.duke.edu/index.php/harold-g-koenig-m-d

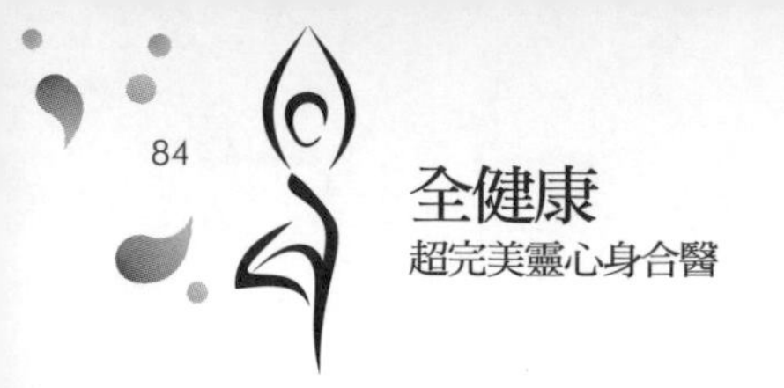

則稱為vikuti，意思是「脫離自然」。

阿育吠陀認為所有生命的目的都是想獲得喜樂，也就是說，疾病、疼痛和苦難都不應該發生，除非我們不遵循自然法則，或並未和構成身心及整體存在的基本因素維持友好關係。所以「健康的祕訣在於與自然法則合而為一」，並使之成為我們的生活習慣。

前一篇已經明白詮釋疾病的來源是「營養不足、毒素太多」以及「心理壓力」，因此我在本章最後提出運用傳統中華醫學的「扶正」與「祛邪」的觀念來做改善健康方法的總結：

	祛邪法	扶正法
有形方面	必須運用「身健康－－生物面療癒法」，做細胞分子矯正營養醫學配方，排除長期累積體內的各種毒素，打造一個乾淨的體內環境。	「對症下營養（養身）」，也是運用的「身健康——生物面療癒法」，視疾病狀況補充正確的細胞分子矯正營養素，以改善身體狀況，並且讓免疫力能夠維持最佳狀態，方能增強抵抗力，免於疾病的發生。
無形方面	就是「一切來自你的心」，當事人必須要徹底反省，運用「心療癒——心理面療癒法」，去除心毒，方有希望回復健康。	「對心下營養（養心）」，健康無價，一切來自你的心，抱持正向心理與正面思維，懷抱喜樂看待事務。

現已經進入21世紀，要獲得完美健康必須深思「身、心、靈」的整合，必須重新審思現行醫療困境，回歸自然的「心物合一」、「天人合一」的古典醫學途徑，從「心靈」層面做起，方能維持日常健康體魄，在精神上能夠愉快，讓大家能夠健康地走完人生。

用心了解：
以東方傳統醫理為內涵

流傳數千年的東方醫學包括中華傳統醫學、印度阿育吠陀醫學、西藏醫學、蒙古醫學、穆斯林醫學，甚至希臘古典醫學，這些全是已經實踐數千年的自然醫學健康方法，我認為這才是人類的健康瑰寶。

所以我們要在21世紀建構「身心靈合醫（Trinity Medicine）」的基本理論，絕對不可忽略東方傳統醫學，必須以東方傳統醫學為內涵，做新時代的發揚。

不過很可惜的是，經過數千年的各自發展與演變，光是中醫一項的門派以及典籍就不知多少，根本無法做整合，甚至有些門派論點還有相衝突矛盾之處。

所以我認為面對東方醫學必須先做「中心思想」的樹立，再做典籍的精選，去蕪存菁，方能進行整合。

一、中華傳統醫學

中華傳統醫學將人體視為一個整體與自然界的一部分。要健康就必須在身體機能內部，以及身體和自然之間維持和諧。當這種和諧被打破，人就會生病。

一般認為，中醫創始人是黃帝，中藥創始人是神農，針灸發明人是伏羲。傳統中醫的《黃帝內經》是最重要的典籍，從中延伸出來的穴道經絡學問更是現代能量醫學（energy medicine）[075]必須重視的領域，而中醫「氣」的

075 見http://nccam.nih.gov/health/whatiscam/。依據美國NCCAM的定義，能量醫學包括Biofield therapies、Bioelectromagnetic-based therapies」，其中「氣」的運用屬於此領域。

觀念也正是「無形生物能場（bio-energy field）」的具體呈現，所以這些領域正是提倡「身心靈合醫」所該深入研究的重要主題。

漢代（西元25～220年）著名醫師張仲景編著了有關熱病和雜症的《傷寒雜病論》，建立了治療應該按照不同症狀分別進行的理論，是中醫史上第一部理、法、方、藥具備的經典，元明之後被奉為「醫聖」。

《漢書藝文志》中，將漢之前的醫學典籍總結為重視經絡針灸的「醫經派」，與重視本草湯液的「經方派」；這兩大傳統的發展形構了漢朝之前的中醫體系。傳統上認為，醫經派的主要代表著作《黃帝內經》是傷寒論成書的主要依據。[076]

由於晉代以前涉及到針灸內容的醫書，不僅深奧而且文多重複，錯誤不少，西元2世紀（介於魏和晉朝之間）的皇甫謐遂把古代著名的三部醫學著作《素問》、《針經（靈樞）》、《明堂孔穴針灸治要》纂集起來，加以綜合比較，刪去浮辭，除去重複，並結合自己的臨證經驗，寫出了一部為後世針灸學樹立了規範的巨著《針灸甲乙經》[077]，這是針灸和艾灸的完整著作。

《針灸甲乙經》共10卷，128篇，內容包括臟腑、經絡、腧穴、病機、診斷、治療等。校正了當時的腧穴總數的穴位654個（包括單穴48個），記述各部穴位的適應證和禁忌，說明了各種操作方法。

這是現存最早的一部結合理論與臨床，具有重大價值的針灸學專著，被稱做「中醫針灸學之祖」。

而第一部中藥典籍是《神農本草經》，相傳起源於神農氏，事實上是代代口耳相傳，經過秦漢時期眾多醫學家的搜集、總結、整理當時藥物經驗成果的專著，是對中草藥的第一次有系統的總結，其成書並非一時，作者也非一人。[078]

---

076 https://zh.wikipedia.org/wiki/張仲景
077 https://zh.wikipedia.org/wiki針灸甲乙經
078 http://baike.baidu.com/view/15091.htm

《神農本草經》紀錄了365種草藥，其中植物藥252種，動物藥67種，礦物藥46種，並根據藥物的性能和使用目的不同分為上、中、下三品。這些藥物經過現代長期臨床實踐和科學研究，證明所載藥物的藥效絕大部分是正確的。

1578年，中醫歷史上著名的草藥醫生李時珍完成了《本草綱目》，書中詳細描述了1892種草藥的性質和功能。到了1977年，中國大陸確定的中藥數量增加到5767種。

數千年來的中醫學說非常多，但經過我多年研究與實證心得，本書採用與現代宇宙論、能量、信息有關的「陰陽學說、五行學說、經絡學說、精氣神學說」四種。

1.陰陽學說

「陰陽」觀念的最初涵義很簡單，表示陽光的向背，向日為陽，背日為陰。

中國古代的哲學家體會到自然界中的一切現象都存在著相互對立而又相互作用的關係，就用陰陽這個概念來解釋，並認為陰陽的對立和消長是宇宙的基本規律。又認為對立的雙方又是相互統一的，是自然界一切事物發生、發展、變化及消亡的根本原因。

屬陽：凡是劇烈運動、外向、上升、溫熱、明亮；

屬陰：相對靜止、內守、下降、寒冷、晦暗。

以天地而言，天氣輕清為陽，地氣重濁為陰；以水火而言，水性寒而潤下屬陰，火性熱而炎上屬陽。

在中醫學理論體系中，陰陽學說被用以說明人體的組織結構、生理功能及病理變化，並用於指導疾病的診斷和治療。正常情況下，沒有疾病症狀的健康人被視為達到了陰陽平衡。

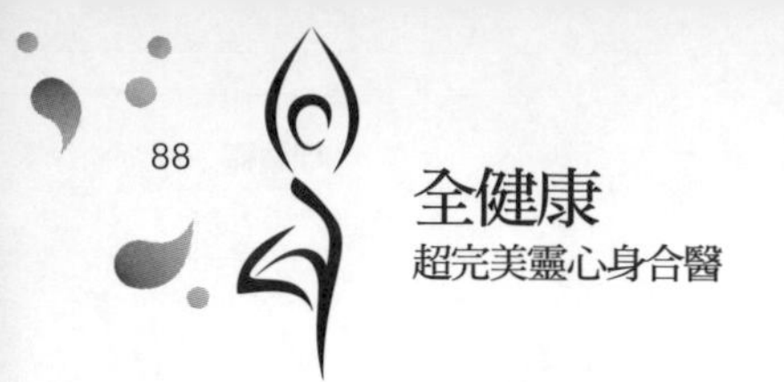

陽象徵	陰象徵
發熱、出汗、機能亢進	畏寒或惡寒、機能低下
基礎代謝率升高	基礎代謝率下降
高溫	低溫
多汗	少汗
胃蠕動增加	胃蠕動減少
交感神經活動過度	副交感神經活動過度
不耐熱	不耐寒
面色紅潤	面色蒼白
喜歡冷飲和冷食	喜歡熱飲和熱食
尿黃	尿清

2.五行學說

戰國晚期，鄒衍提出了五行相克相生的思想，認為宇宙萬物都由「木火土金水」五種基本物質的運動和變化所構成，相互滋生、相互制約，處於不斷的運動變化之中。

中國古代醫學家在長期醫療實務上，將陰陽學說與五行學說廣泛地運用於醫學領域，以臟腑、經絡、氣血、津液等為其物質基礎，說明人類生命起源，解釋人體的生理功能，說明機體病理變化，及疾病的臨床診斷和防治，成為中醫理論的重要組成部分。

木曰曲直，代表生長、升發、條達、舒暢的功能，在人體為肝。

金曰從革，代表沉降、肅殺、收斂等性質，在人體為肺。

水曰潤下，代表了滋潤、下行、寒涼、閉藏的性質，在人體為腎。

土曰稼穡，代表了生化、承載、受納等性質，在人體為脾。

火曰炎上，代表了溫熱、向上等性質，在人體為心。

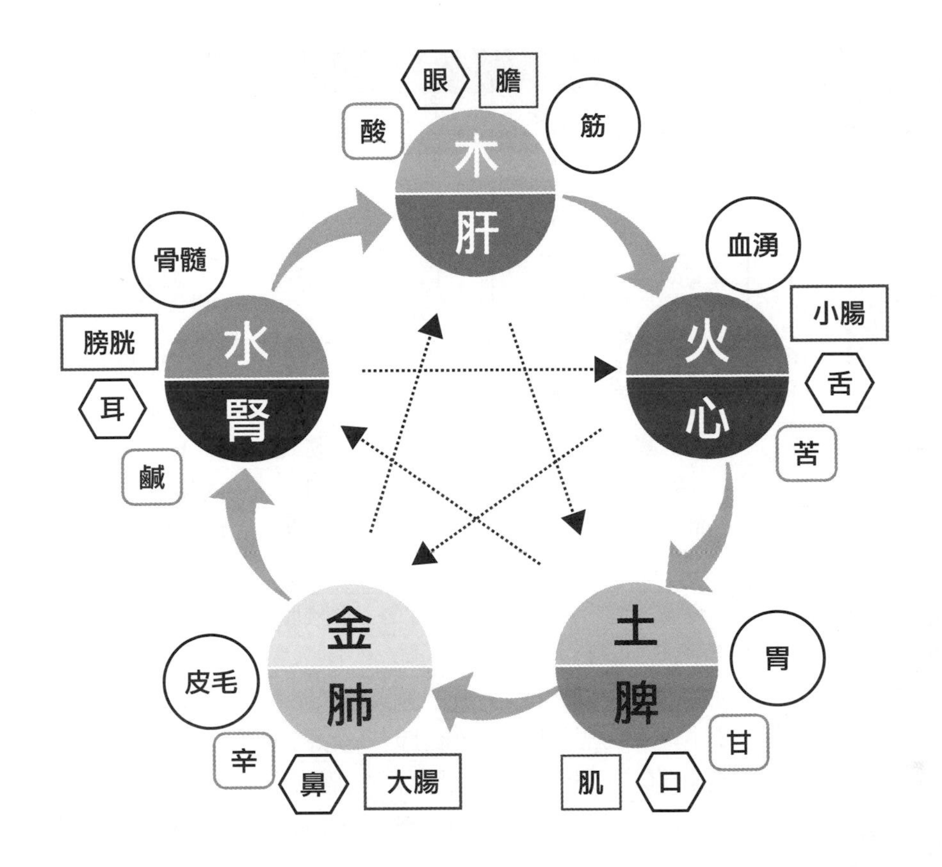

（圖片來源：http://blog.xuite.net/yield.life/hkblog/304195475）

就五行相生相剋的關係可以得知，每一行都有四個作用，分別為「生、被生、剋、被剋」，假設萬物均歸屬五行，那代表萬物之間的互動方式可以區分為這四類。

古代中醫就依此互動方式進行中醫辨證。

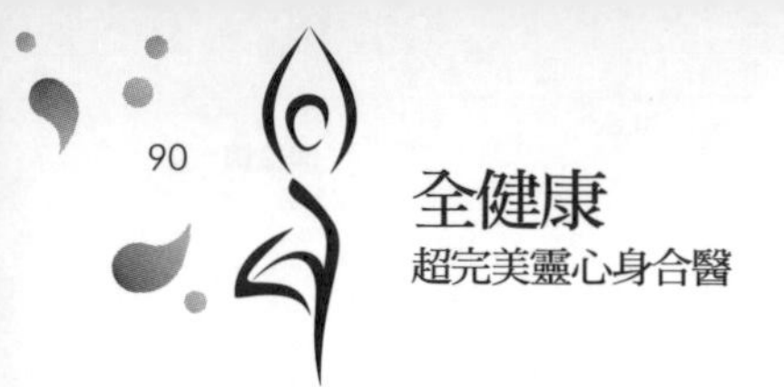

五行	木	火	土	金	水	陰陽五氣密碼
季節	春	夏	長夏	秋	冬	太陽輻射場關係
方位	東	南	中	西	北	天地磁場與地球自轉關係
氣候	風	熱	濕	燥	寒	地球自轉公轉與太陽關係 環境氣候關係
五氣色	青	赤	黃	白	黑	日光分解與水氣關係
五化	生	長	化	收	藏	天地氣消長關係
五律	角	徵	宮	商	羽	音調、聲波之關係
五臟	肝	心	脾	肺	腎	氣化與人體關係
五腑	膽	小腸三焦	胃	大腸	膀胱	
五官	目	舌	口	鼻	耳	內臟與外界交換及聯繫通路
五體	筋	（血）脈	（肌）肉	皮（毛）	骨（髓）	與機體物質結構的對內聯繫
病變	握	憂	噦	咳	慄	病氣與情志關係
病位	頭項	胸脇	脊	肩背	腰股	病氣與人體關係
五味	酸入肝	苦入心	甘入脾	辛入肺	鹹入腎	味覺器官與口舌關係
五惡	肝惡風	心惡熱	脾惡濕	肺惡寒	腎惡燥	五臟與環境關係
志傷	怒傷肝	喜傷心	思傷脾	悲傷肺	恐傷腎	情志與臟氣制約關係
志勝	悲勝怒	恐勝喜	怒勝思	喜勝悲	思勝恐	情志的制約關係
臟氣	肝氣涼	心氣燥	脾氣溫	肺氣熱	腎氣寒	臟氣功能與內疾關係
RNA	A	C	氫鍵	G	U	RNA 鹼基性狀關係
DNA	T	G	氫鍵	C	A	DNA 鹼基性狀關係
五禁	肝病 禁辛	心病 禁鹹	脾病 禁酸	肺病 禁苦	腎病 禁甘	

3.經絡學說[079]

經絡是經脈和絡脈的總稱。經絡一詞首見《內經靈樞・邪氣臟腑病形》：「陰之與陽也，異名同類，上下相會，經絡之相貫，如環無端」，又如《靈樞・脈經》中說：「經脈者，所以能決死生，處百病，調虛實，不可

079 http://162.243.83.184/home.php?mod=space&uid=1688535&do=blog&id=696258

不通。」

經，有路徑之意，貫通上下，溝通內外，是氣血通行的主幹道。

絡，有網路之意，是經脈的分支，較經脈細小，縱橫交錯，遍布全身，是經與經之間的聯繫道路。

中醫認為在人體有形的各組織與器官之間，還有無形的經絡緊密聯繫。經絡分布人體全身，就像水道溝渠一樣，有主幹有分支；它內部發源於五臟六腑，外部通連著五官、四肢及肌膚、體表，在全身形成了一個大經絡網，將人體各個不同的組織和器官網合在一起。

人體有十二條「正經」，這些經絡都與一定的內臟直接聯繫，並用該臟器的名稱來命名，如心經、肺經、大腸經、小腸經等。這十二經按陰陽的不同，又有三陰、三陽的區別，如太陰、少陰、厥陰總稱三陰；太陽、陽明、少陽總稱三陽。這三陰、三陽經除了通過軀幹以外，都在上下肢循行；循行在上肢的就稱為手三陰、手三陽經；循行在下肢的就稱足三陰、足三陽經。

除了正經以外，還有八條「奇經」，奇經和正經不同，跟內臟並不發生直接的聯繫，它們交貫於十二經脈之間，相互具有調節作用，可以比喻為，十二經脈是江河，奇經八脈是湖澤。一般常把十二條正經加上奇經八脈中的任、督二條奇經，合稱十四經，是人體的主要經絡。

經絡在生理方面的作用：除有流行氣血、維持人的營養和活動功能外，還有一種在體表經絡中運行的「衛氣」，能保衛人體健康，抗禦疾病侵犯。所以經絡在正常情況下有抵抗外界致病因子侵入的功能。

經絡在病理方面的作用：由於經絡的存在，就能把臟腑的疾病反映到體表來。如肝病常見脅痛（肝膽經脈分布的部位）、腎病常見腰痛、心肺常見胸痛等等，就是因為聯繫這些臟器的經絡經過這些部位，把病態反映出來。所以可以根據這些反映出來的現象，診斷內臟的疾病。

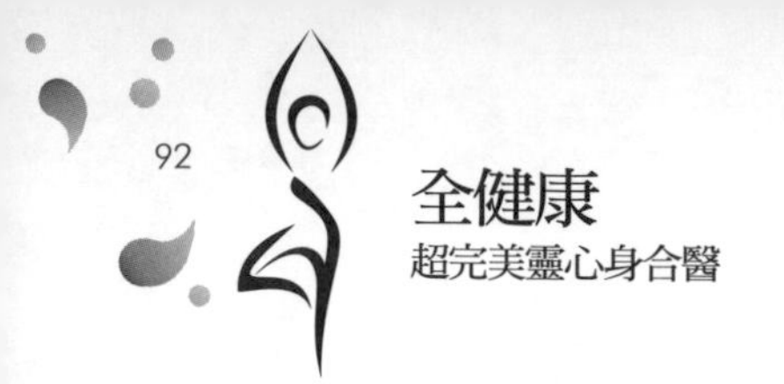

4.精氣神學說[080]

道學為中華固有文化，道家醫學認為人體有「精、氣、神」三寶，它們是生命的根本，是維持人體生命活動的三大要素。只有養足了精氣神，人體才會健康少病。

精：泛指人體一切營養物質，「先天之精」受於父母，「後天之精」來源於飲食。「人始生，先成精」，精不僅是構成人體的基本要素，而且主宰人體的整個生長、發育、生殖、衰老的過程。

氣：是維護人體生命活動所必需的精微能量，是推動人體臟腑組織機能活動的動力。氣有溫煦臟腑、防禦外邪、固攝精血、轉化營養等重要職能。「人之有生，全賴此氣」。

神：人體一系列精神意識與思維活動。心為人體的最高司令官，神則居其首要地位，心健則神氣充足，神氣充足則身強。反之，神氣渙散則身弱。

所以「精充、氣足、神全」是健康的保證；「精虧、氣虛、神耗」是衰老的原因。精、氣、神三者不可分割。

有醫家認為精、氣、神為「內三寶」，耳、目、口為「外三寶」，要養生保健長壽延年，必須「常使內三寶不逐物而流，外三寶不誘中而擾」。故保養精、氣、神，關鍵在於修身、養性、清心寡欲、心不外馳、意不外想、神不妄遊、情不擾動、氣不外耗。

總之，養足精氣神對於人體保持健康、益壽延年非常重要，尤其要注重對於「神（精神意識與思維活動）」的保養。日常生活中要經常保持精神愉快，心胸寬廣，情緒穩定，方可避免精神疾病的侵襲。

古道家說：「精足不思淫，氣足不思食，神足不思睡。」[081]實際上就是不斷充實相應臟腑的功能，最後超越五欲，打開了直接與宇宙能量相溝通的

---

080 http://www.cridao.com/culture/2015/0414/28793.html
081 http://www.19ni.com/zyyedu.php?fenlei=23&bhao=595

通道，也就是本書「靈覺醒」裡說的連通「宇宙信息」的說法。

中醫學的五要素

中醫學五要素包括「氣、血、體液、臟腑、經絡」，這些要素解釋了人體如何維持活力以及生理健康。

（1）氣：是維持生命活力所必需的能量。氣的來源包括「先天的氣」，遺傳自父母，以及「後天的氣」，來源於食物和吸入空氣。用現代能量醫學術語來說，氣就是肉眼看不到的「人體生物能（bio-energy）」。

（2）血：來自於食物經由脾和胃消化吸收產生的精華。血由心臟支配，儲存在肝臟，由脾臟控制。主要功能是滋養人體器官和組織。

氣和血都是人體活動的物質基礎。氣被歸類為陽，血被歸類為陰。這是因為氣主要起促進和溫暖作用，而血主要起滋養和滋潤作用。

氣和血之間的關係可簡單歸納為：氣（動能）是血液的推動力，使血液在血管內流動；血是氣的本源，是氣的載體。

（3）體液：體液包括唾液、淚水、鼻涕、汗液、精液、尿液。它們的形成、分布和排泄是很複雜的過程，相關的器官包括肺（控制水的通路）、脾（水輸送和轉化）以及腎（控制水代謝和生殖系統）。

（4）臟腑：五臟是實體器官，它被認為是「陰」器官，包括心臟、肝、脾、肺和腎。六腑是指中空器官，它屬於「陽」類，包括膽囊、胃、小腸、大腸、膀胱和三焦（即橫隔膜、腹和下腹上面的三個隔室）。

（5）經絡：氣（能量）流過經脈，參與各種人體機能的內調節。全身361個穴位沿經脈分布，它們做為病症調理及針灸治療的位置。

中醫學的病因與病機

中醫學認為人體各臟腑組織之間，以及人體與外界環境之間，都有相互作用，彼此維持著相對的動態平衡，從而保持著人體正常的生理活動。當這種動態平衡因某種原因而遭到破壞，又不能立即自行調節可而恢復時，就會發生疾病。

中醫學的「病因」分為三大類：外因、內因和它因（既非外因也非內因）。

「外因」包括風、寒、暑、濕、燥、火，稱為「六氣」，是自然界六種不同的氣候變化，本是萬物生長的條件，對人體無害。但當氣候變化異常，六氣發生太過或不及，或非其時而有其氣，或當人體的衛氣下降（正氣不足），抵抗力下降時，這六種外在因素就會引起疾病和症狀。

「內因」包括喜、怒、憂、思、悲、恐、驚，稱為「七情」，是人體的精神狀態，在正常的情況下，一般不會使人致病。只有突然或過於強烈或頻繁發生的任何一種情緒，超過了人體本身的正常生理活動範圍，使人體氣機紊亂、臟腑陰陽氣血失調，才會導致疾病的發生。

「它因」包括飲食不規律、性活動不正常、外傷、寄生蟲、疲勞。

「病機」是以陰陽、五行、氣血、津液、藏象、經絡、病因和發病等基礎理論，探討和闡述疾病發生、發展、變化、結局的機理及其基本規律，稱為中醫病機學說。

病機理論在《黃帝內經》中已奠定了基礎，「病機」兩字首見於《素問・至真要大論》的「審查病機，無失氣宜」和「謹守病機，各司其屬」。

中醫將臨床常見的症狀，分別歸屬於心、肺、脾、肝、腎的疾患，風、寒、濕、熱、火的疾患，也與正邪和陰陽的盛衰，氣血和臟腑的虛實，以及某些病證（如疼痛、痿、痹、厥、癰疽等）的病機，均有關係。

隋代太醫博士巢元方等人於大業六年（公元610年）奉敕所編著的《諸病源候論》對1729種疾病的病因、病機及其臨床證候作了闡述，成為中國歷史上最早的病因、病理與證候學專書[082]。

金朝李東垣（1180～1251）的《脾胃論》不但創立了中醫史上的「補土派（又稱「溫補派」）」[083]，在《內外傷辨惑論》中，論述了「內傷脾胃，百病由生」和「火與元氣不兩立」的病機理論。

中醫學的四診與八綱

四診是指「望、聞、問、切」四種診法。《素問・脈要精微論》說：「診法何如？……切脈動靜而視精明，察五色，觀五臟有餘不足，六腑強弱，形之盛衰，以此參伍，決死生之分。」可見診法就是對人體進行全面診察的方法，藉以判斷人的健康與疾病狀態。

成書年代不詳與作者不明的《黃帝八十一難經》（簡稱《難經》）是闡發《黃帝內經》的疑難和要旨的第一部書，後世將其列為中醫四大經典之一[084]。書中明確指出四診的基本概念：「望而知之謂之神，聞而知之謂之聖，問而知之謂之工，切脈而知之謂之巧。」

四診的基本原理是建立在陰陽五行、藏象經絡、病因病機等基礎理論的具體運用。

八綱是指「陰、陽、表、裡、寒、熱、虛、實」，是辨證論治的理論基礎。八綱辨證，是將四診得來的資料，根據人體正氣的盛衰，病邪的性質，疾病所在的部位與深淺等情況，進行綜合、分析歸納為八類證候。

在八綱辨證中，陰陽、寒熱、表裡、虛實八類證候之間的關係，並非是彼此平行的。

一般而言，「表證、熱證、實證」隸屬於「陽證」，「裡證、寒證、虛證」統屬於「陰證」。

---

082 https://zh.wikipedia.org/wiki/諸病源候論

083 http://www.jklohas.org/index.php/2009-12-09-17-26-52/famous-doctors/1946-2010-05-14-23-58-35

084 https://zh.wikipedia.org/wiki/難經

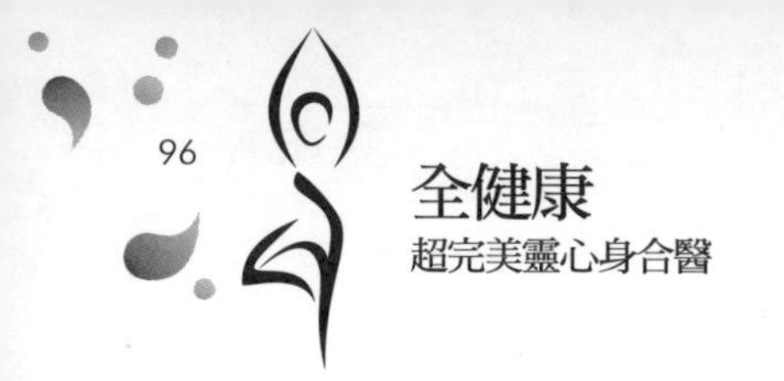

所以，八綱辨證中，陰陽兩證又是概括其他六證的總綱。此外，八類證候也不是相互獨立，而是彼此錯雜，互為交叉，體現出複雜的臨床表現。

在一定的條件下，疾病的表裡病位和虛實寒熱性質往往可以發生不同程度的轉化，如：表邪入裡、裡邪出表、寒證化熱、熱證轉寒、由實轉虛、因虛致實等。

當疾病發展到一定階段時，還會出現一些與病變性質相反的假像，如真寒假熱、真熱假寒、真虛假實、真實假虛等。所以，進行八綱辨證時不僅要熟悉八綱證候的各自特點，同時還應注意它們之間的相互聯繫。

中醫學的治療學說

中醫通過望聞問切四種診斷方式，可以獲得反映內臟的病理變化和疾病狀況的信息，並按照八大原則（即：陰、陽、內、外、冷、熱、實、虛）進行症狀診斷。

在中醫體系中，有幾項基本的治療原則：

（1）控制疾病的症狀（治標），同時消除致病的原因（治本）

在緊急情況下，先治療伴隨的表相症狀。但是對於慢性病就需要消除根本的病因。對於複雜疾病，需要同時進行這治標治本兩項方法。

例如，哮喘發作時，必須先放鬆患者的呼吸，這是治療伴隨症狀。當患者的症狀減輕，再通過解決內臟氣不足來消除根本病因，以增強體質，從而預防哮喘或減少哮喘再次發作的次數。

（2）調節陰陽

通過適當方式使身體狀態得以平衡，例如傷風時的加溫、熱病情況下的加冷、補虛瀉實等都是。又如，邪熱熾盛伴有便祕的患者，可先通過清腸的中藥來治療，消除便祕和邪熱。

（3）益氣袪邪

當一個人患感冒，會先要求患者服用中藥，同時結合針灸治療，以便通過發汗消除致病因素，然後要求適當的飲食和益氣來減緩日後疾病發作。

（4）中藥

中藥來源於植物、礦物以及動物，強調「味性」，指每種中藥或草藥都有寒、涼、熱、溫四種性質，和辛、甜、酸、苦、鹹五種氣味。中藥會按照其不同功能分類，如清熱、化痰和鎮咳、祛濕和溫裡。儘管每種藥草都有其獨特的功效和適應症，但是傳統中醫在一個藥方中多會採用複方藥草。

典型中藥配方通常包括四種組成要素：

a.君，用於治療主要疾病。

b.臣，協助主藥治療主要症狀，或做為對抗伴隨症狀的主藥。

c.佐，強化主藥的效果，減輕或消除主藥或輔藥的毒性。

d.使，將方劑的作用集中在某一經脈或某一部位，或協調與綜合與其他成分的功效。

如，四君子湯是用於治療「疲勞、食欲減退、腹瀉、白苔和脈細無力」的中藥處方，這些疾病是因「脾和胃氣」不足以及消化系統濕邪所致，所以該方劑含下列四種成分：人參、白朮、茯苓和炙甘草。

人參是主藥，可增強脾氣；白朮是輔藥，可健脾祛濕；茯苓是佐藥，與主藥和輔藥一起實現健脾瀝濕的功效；炙甘草是使藥，可協調其他三味藥並調節脾氣。

（5）針灸／艾灸

儘管針灸和艾灸是兩種不同的方法，在中醫學歷史上，針和灸兩種方式相互關連，被視為同一個概念。按照針灸理論，當經脈上的組織損傷會使正常能量流動受阻疼痛等症狀。針灸療法的目的是在用一些工具來刺激經脈上的穴位，重新打通正常的能量通道，從而消除症狀。

（6）推拿按摩

推拿按摩已存在至少2000年，在《黃帝內經》中被稱為「按礄」。

用推拿治療病症時，醫師會用手向特定穴位和人體其他部位施以包括推動、滾壓、揉捏、摩擦和抓扯等動作。這是通過刺激穴位和人體組織來達到

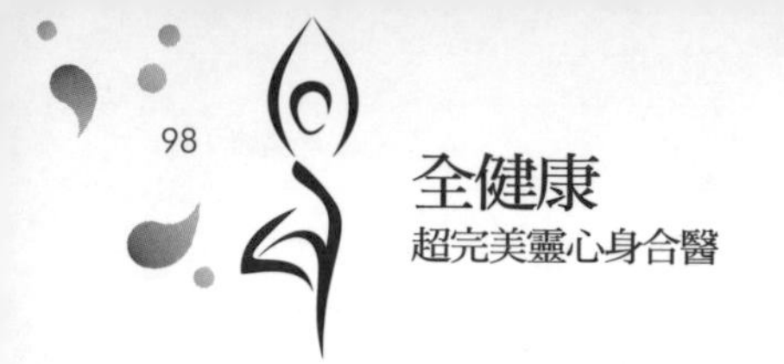

陰陽平衡，調節氣血和臟腑機能。此外，推拿可以放鬆關節、肌肉和肌腱、消除沾黏來恢復生理機能。

（7）氣功

就是2000年前《莊子》書中所稱的「導引」，也就是現代能量醫學的「能量活動」。

氣功是與人體運動相結合的一種功法，可幫助經脈系統中的能量平衡。太極拳也是中華傳統健康功法，也強調陰陽平衡，由平緩的流動動作構成。西方科學研究表明，太極拳可大大減輕精神和情緒壓力。

「氣」是非常古老的觀念，台灣研究氣並建立科學理論的屬中央研究院物理研究所的王唯工教授，他說：「許多我們認為理所當然的生理現象，以現代生物醫學的角度來看，卻完全無法說明。水往低處流的流量理論不足以解釋人體的血液循環原理，因循環問題導致的慢性病病因，也無法自現代西方醫學理論中找到答案。」[085]

王教授以彈簧實驗為例，深入淺出地說明「共振理論」，同時印證了中醫「氣」與「經絡」的說法，為中醫找到了一個現代的、科學的出口，並為現代醫學束手無策的慢性病，自中醫理論中找到了治癒的關鍵。

王唯工教授的書中認為，中醫裡的「氣」是一種功能性的定義，舉例來說，肝氣是指增加肝功能的某種機制。因此氣可以細分為四種：

a.元氣（中氣、腎氣、原氣）：中氣是先天之氣，運行於三焦，全身循環系統性能好壞的指標。從心臟而來。

b.宗氣：主管含有氧氣的血循環（紅血球）。

c.營氣（陰氣）：主管血液中養分的運輸。行於脈中。

d.衛氣（陽氣）：防禦外邪入侵的保衛力（白血球、殺手細胞、免疫球

---

085 王唯工《氣的樂章：氣與經絡的科學解釋，中醫與人體的和諧之舞》，台北：大塊文化。

蛋白、淋巴系統）。發於脈外（血液、體液）。

道家醫學

若是要純粹談「道家醫學（道醫）」必然涉及很多養生與民間療法，有時很難加以區分，而且什麼是道醫也沒有一個統一的說法，只能籠統地說，道醫學是東方科學文化寶庫中一個獨放異彩的瑰寶。但長期以來，道醫學給人一種玄奧神祕的印象，而且什麼是道醫學也沒有一個統一的說法。[086]

道家醫學應是一個歷史悠久博大精深的醫學體系，但中醫藥學也包括道醫，不是獨立於中醫藥之外。不過也有學者認為「中醫就是道家醫學」[087]。

現任中國社會科學院教授及中國老子道學文化研究會會長的胡孚琛博士[088]在《道學通論》一書中說：「道教醫藥學大約分三個層次，內部核心層次是湯藥及保健藥品、針灸等，和現代的中醫學範圍相當；中間層次是氣功、導引術等健身治病方法，相當於健身術；週邊層次是符籙、咒語、藥簽及祝由、祭祀、驅鬼、盟誓等法術。」在這裡，胡孚琛把中醫學放進道教醫學的範疇內，使得道醫的「身國互喻」、「身國共治」的「神」治精華思想全然不見，胡孚琛對道醫最高的「神治」定位回到原始巫術上去了。[089]

依照我個人的研究認為，道醫的層次應該分為三層，下層（小道）是卜卦、看風水；中層（醫道）是治病、養生；上層（大道）是以修煉長生成仙為最高目標。道家從治病、養生到修煉都是以「道」來一以貫之，只是有層次上的差異。

---

086 毛嘉陵，神祕的道醫是怎樣治病的，http://m.caogen.com/Article/Default.aspx?aid=14540

087 王元甫醫師，中醫學博士，http://hk.epochtimes.com/news/2008-11-18/中醫是「道家醫學」-32775210

088 http://baike.baidu.com/subview/3468444/3468444.htm

089 http://www.baike.com/wiki/%E9%81%93%E5%8C%BB

所以，道家醫學該是隨著道教的產生與發展而發源興起的，一般認為它起源於秦漢，形成於魏晉南北朝，鼎盛於唐宋。

古代的名醫葛洪、孫思邈、朱丹溪等都是著名的道教人士，可以看出，道家醫學就隱含在道教之中。道教在創教初期為了傳教弘道、廣納信眾，於是提出「去亂世，致太平」、「身國同治」的主張，因此對能夠解除大眾疾苦的醫術就十分重視，再加上道教自身修煉的需要，醫術成為了道教救世、救人、救己的一種必備的技能，所以道教與醫學有著很深的淵源。

人們常說「醫道同源」，這是因為中醫學與道教、道醫學有著共同的思想淵源，都以老子思想、陰陽理論、五行學說等道家思想為基礎，具有天人合一、整體觀、順應自然、和諧共生、陰陽平衡等共同的價值觀[090]。

老子云「人法地，地法天，天法道，道法自然」，中醫就有「人與天地相參，與日月相應」的整體醫學思想。

老子有「為之於未有，治之於未亂」，中醫就有「聖人不治已病治未病，不治已亂治未亂」。

老子有「清靜以為天下正」，中醫就有「恬淡虛無，真氣從之，精神內守，病安從來」。

所以道醫學與中醫學都是使用天然藥材和針灸為最常用的治療方式。此外，導引術也被道醫和中醫使用。不過，兩者在治療上的最大不同點則是道醫學注重運用內丹功、辟穀等氣功修煉之類的養生康復方式，甚至還使用畫符、占卜、求籤、咒語等具有神祕色彩的方式，這也是道醫學在治療方式上最具特色、也最玄祕的地方。

---

090 福建師範大學宗教文化研究所蓋建民教授，《道教與傳統醫學融通關係論析》，http://www.etaoist.org/taoist/index.php/2011-08-22-02-11-46/2011-09-13-16-05-29/1858-2012-07-31-02-01-12

由於道醫學是在古代特定歷史時期中形成的，而且在很多方面可以說是一種民俗文化現象，從學術角度看道醫學，會發現已經涉及一些人體生命現象，即使不能全部肯定這些內容都具有醫學科學價值，但也具有很大的研究價值。尤其是在人體處於「入靜、養心、調神」等特定生命狀態下的感知和體悟，我們認為沒有達到這種境界的人是不能隨意做批判的，正所謂「惠子曰：『子非魚，安知魚之樂？』莊子曰：『子非我，安知我不知魚之樂？』」所以在涉及到此類問題時，能夠儘量保持求真務實的理性客觀態度，不能輕易肯定或否定之。

基於以上認識，可以對道家醫學做出以下定義：道家醫學是道教在「以醫傳教」的宗教活動和追求長生成仙的修煉過程中，通過對生命、健康和疾病的認識和體悟，形成的一套具有宗教色彩或民俗文化性質的「心身醫學」體系。

二、印度阿育吠陀醫學

古印度阿育吠陀醫學也是重要的古典自然醫學。

Ayur是生命，Veda是知識，因此Ayurveda可以稱為「生命科學」，指的就是維護人類生命健康狀況的完美知識，也是世界上最古老最完整的科學化自然保健系統理論。

相傳五千年前，印度聖者在喜馬拉雅山中深層的靜坐冥想時，接收到無邊星際的「天啟」[091]，瞭解了整個宇宙的創造與形成，知曉完整生命智慧系統，因此阿育吠陀醫學也是目前全世界最古老的醫療體系。

---

091 「天啟」並非宗教術語，以現代話來說，就是進入深層冥想的人接收到宇宙高靈傳達的信息。我認為釋迦牟尼、耶穌基督、穆罕默德（創伊斯蘭教）、約瑟斯密（創摩門教）甚至洪秀全等人，都是接收宇宙高靈信息者，此種現象在公元2000年之後的當代更多，不足為奇。本書「星際無邊，一切來自你的心」也是天啟而來。

阿育吠陀醫學認為人們的健康與宇宙有相互關連，宇宙中一切事物包括生物與非生物都連結在一起，當一個人的心身和諧，並與宇宙的互動是自然與完整的，就是健康狀態；當一個人與宇宙的和諧中斷，身體、情感、心靈或三者組合不再協調，就發生疾病。

阿育吠陀醫學的三部經典

《印度藥書（The Caraka Samhita）》被公認成書於公元200～400年，是全球最古老的阿育吠陀文典，展現了阿育吠陀醫學「內科理論」的精華。

《外科書（The Susruta Samhita）》介紹阿育吠陀的外科手術。在梵語中個人的生理機能（doshas）與消化是平衡的，其組織的形成、消除及生理過程都是旺盛的，心智與精神上的體驗都是喜樂的，這才是健康的人體。

《八部功總集（The Astanga Hrdayam Samhita）》在強調醫治身體的生理機能以及使用礦物的治療建議，包括：一般醫學、一般手術、小兒科、精神病學和心身症、毒物學、眼耳鼻喉和頭部的疾病與治療，以及返老還童術、催情術。

宇宙五元素

阿育吠陀認為宇宙中所有的物質，有無生命與否，都是五種永恆元素的組合體，人體也是這五種元素的組合而成，即：空、風、火、水、土。

「空Akash」：人體細胞占據了空間，透過細胞的空間，細胞得以和另一個細胞溝通，每個細胞都有一連串的「智慧」流動其中，每個細胞都是覺知的中心，每個細胞都有意識選擇它所要吸收及排出。因此，空也是意識的表現，是身體細胞的基本需求，所有的發展都從「空Akash」而來。

近年西方研究發現，細胞確實是個記憶體，大腦反而不是，所以受器官移植的病人會改變習性，帶有移植捐贈者的習性。

「風Vayu」：從一個細胞到一個細胞的「意識」流動，稱為prana，它是肉體、心智、靈性的極為重要的溝通動力。風是細胞在各器官以及體內所有細微運動和所有運動的必要元素。心臟的運作、蠕動以及呼吸的運作等都是由prana所控制。

「火Tejas」：將食物轉化為能量的新陳代謝過程，所有的轉化都由火控制，火負責體溫和消化、吸收食物的過程。每個細胞的轉化需要胃的運作、消化酵素、肝臟酵素以及胺基酸。眼、耳、鼻、舌和皮膚這些感官器官都有火的元素存在。

「水Apa」：是人體吸收以及維持電解質平衡的重要元素。人體血液90%由水構成，水也將營養素運往全身部位。同樣的，氧氣、食物和礦物質的分子也透過水的流動從細胞到細胞、從一個組織送往另一個組織，它是我們的生命之水。

「土Prithvi」：所有的有機生物包括人類都是被創造出來的，人體的組成——骨頭、軟骨、指甲、頭髮、牙齒及皮膚都是從土而來。土甚至蘊含了礦物質王國裡所有的無機物質。

人體能量三形式

除了以上宇宙五元素外，阿育吠陀也定義了三種能量形式：Vata、Pitta、Kapha。這三種能量是五個元素積極活動的表徵，是能量、動力、非物質性。

能量必須運行，液體與營養素才有辦法送達到細胞，而使身體得以活動。細胞進行新陳代謝以及維持結構都需要能量。

Vata是動作的能量，Pitta是新陳代謝及消化的能量，Kapha是身體結構組織的能量。每個人身體都有這三種生命能量的結合，有些人可能其中一種能量較顯著，或是其中兩種能量較明顯，也有人三種能量相當平衡。每種能量都是由五個基本元素組成，但明顯度不一。

在阿育吠陀裡，疾病的起源都是因為Vata、Pitta、Kapha出現過度或不足的情況，或是因為毒素干擾了能量的平衡。

根據阿育吠陀醫學，在受孕的那一刻，我們就被賦予了特定的基因及獨特的生理構造，也就是Vata、Pitta和Kapha的不同程度的結合，稱為個人的

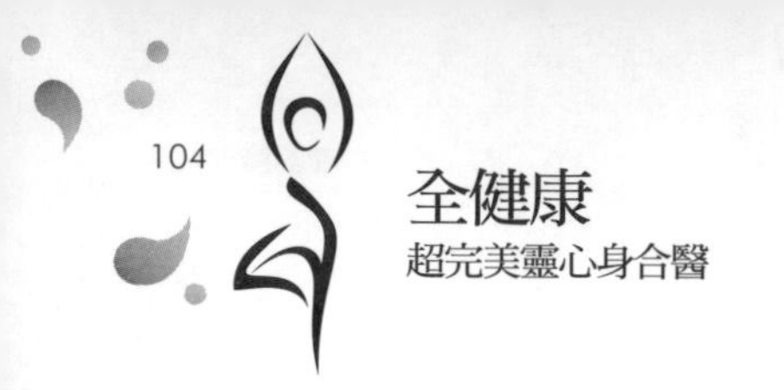

prakruit（原生體質），它主宰了個人對生命事件的反應。如果意識到這種基本的構造，個人可透過改變飲食、行為模式和情緒反應，來達到平衡、快樂和滿足的生活。

在阿育吠陀裡，身體、心智還有意識必須保持平衡，它們是生命的不同面向。要學習如何保持平衡就必須瞭解Vata、Pitta和Kapha如何共同運作。

根據阿育吠陀的原理，整個宇宙就是五元素（空、風、火、水、土）相互作用之下，由Vata、Pitta和Kapha結合這五元素表現出來。因此阿育吠陀將人體型態分為7類：（1）Vata型、（2）Pitta型、（3）Kapha型、（4）Vata-Pitta型、（5）Pitta-Kapha型、（6）Vata-Kapha型、（7）三種都有型（這種情況極為罕見）。

阿育吠陀醫生必須對於Vata、Pitta和Kapha能量在體內如何運作，以及病人的生活形式、飲食、情緒等有基本的瞭解。每種形態都會有傾向於某種失調的情況。

阿育吠陀診斷法

阿育吠陀有3種診斷病人身上未達平衡的能量（Dosha）和病情的方法，分別為：

（1）觀察病徵，如膚色、頭髮、眼睛、行為和身體狀態等。

（2）詢問關於每個Dosha未達平衡的詳細問題。

（3）以碰觸病人的方式來檢查，包括把脈、觸診、叩診、聽診等。把脈是很重要的診療法，醫師先感觸病人的脈膊，然後依經驗判斷便能清楚得知病人體內的狀態。

以上各法都有兩種特定的診斷程序，分別為：

（1）診斷八步驟：把脈、檢查舌頭、檢查糞便、檢查尿液、檢查聲音、測量體溫、檢查眼球、檢查體格。

（2）診斷十步驟：檢查7個Doshas、檢查環境、檢查體力、檢視季節疾病的相關、檢查飲食、檢查身體組成、檢視年紀和疾病的相關、檢查意志力、檢查相容性、檢查飲食習慣。

阿育吠陀將致病因素分類如下：（1）急性、慢性；（2）外傷、創傷；（3）基因、遺傳；（4）習慣性；（5）食物中毒或是不當食物搭配；（6）季節性；（7）氣候性；（8）生活形態；（9）年齡；（10）新陳代謝的情況；（11）情緒或心理狀態；（12）超自然、行星的排列；（13）上帝的安排。

根據阿育吠陀，治癒是創造體內doshas（能量）、dhatu（組織）和mala（排泄物）的一個平衡。當自體免疫下降和能量積聚在體內虛弱處，疾病就會產生並且開始影響系統的功能。

阿育吠陀的排毒療法

排毒療法（panchakama，五業療法）是：嘔吐療法、催瀉療法、藥療灌腸、鼻腔診療、放血療法。

這些排毒療法不是隨時可以做的，必須先判斷病患是否有足夠的體力去承受移除過多能量和毒素之後才能做，通常是用油壓和發汗。

（1）嘔吐療法：用來處理胃積聚多餘的kapha，早上3到4杯植物水或鹽水，透過此方式將黏液、鼻涕釋放出來，可以舒緩充血、氣喘、支氣管炎、皮膚疾病、慢性氣喘、糖尿病、感冒、淋巴阻塞、慢性消化不良等，這些情況都是因為kapha的失衡。

（2）催瀉療法：瀉劑的使用可以協助pitta的失衡狀況，包含發炎、過敏。膽汁過度分泌累積在膽囊、肝臟、小腸，可能會導致過敏性皮膚疹或皮膚發炎和長期發燒、黃疸。但是急性發燒、腹瀉、嚴重便祕、直腸出血、肺出血、患者消瘦、乏力或直腸脫垂時，不可使用瀉劑。

（3）藥療灌腸：包括引進藥用油或草藥灌入直腸。這是vata失調的療法，可減緩便祕、腸脹、慢性發燒性疾病、腎結石、心臟痛、嘔吐、背痛、頸部疼痛、坐骨神經痛、痛風、節炎。但這與現今流行的咖啡灌腸不同。

（4）鼻腔診療：鼻子是到達大腦和意識的門道，生命能量（prana）透過鼻子呼吸進入體內。鼻腔藥物可幫助矯正prana的失調，prana會影響大腦、感覺和運動功能。此療法也可以治療鼻子乾燥、靜脈竇充血、聲音嘶啞、偏頭痛、眼睛和耳朵問題。鼻腔療法禁止在沐浴、進食、性行為和攝入過度的酒精後使用。

（5）放血療法：被運用在特定的情況，無論是直接或是用水蛭的方式，都是在移除血液中的毒素，如皮膚疾病、肝或脾臟增大和痛風。然而，西方國家認為放血是違法或被視為是騙術。因此，改用草藥淨化血液。對於血液攜帶的疾病，像是過敏、皮疹、痤瘡，患者可以用牛蒡茶做為血液淨化劑。

佛家醫學

釋迦牟尼佛被喻為「大醫王」，祂的教義被認為能解眾生之毒的「阿揭陀藥（agada）」，但是印度阿育吠陀醫學歷史遠遠早於佛教兩千多年，所以後起的佛教只不過吸收了印度古老醫藥學的部分內容而已，所以不能說印度阿育吠陀醫學是包含在佛教體系之內。

事實上「佛家醫學（佛醫）」很難定義，因為佛家醫學是在古印度阿育吠陀醫學體系的基礎上，加上後來的佛教教義，並吸收一些中華醫學、西藏醫藥學的理論和臨床特點，形成的一種複雜的醫藥學體系。[092]

印度佛教醫學的主體是《大藏經》中漢譯的「論醫佛經」和「涉醫佛經」，有人初步統計共達四百多部[093]，其實所謂的「論醫佛經」並不是專門的醫典，只不過是有醫藥相關的內容稍多一些，嚴格地說《大藏經》中沒有

092 《印度佛教醫學概說》，陳明，史學博士，北京大學歷史系。

093 北京中醫藥大學的佛醫專家李良松教授在《佛教醫籍總目提要》中統計論醫佛經85部、涉醫佛經370部。申俊前揭文，則云「四百部」。

一部純粹的醫典。

在飲食保健方面，佛醫的方法可以歸納為提倡素食養生、強調飲食節律和注重飲食禁忌三方面。《律藏》內的四種藥物分類，就涵蓋了「一切可食之物」，可以說是「食藥一體」。

《佛說佛醫經》強調時令節氣與飲食的關係。《佛說胎胞經》論述孕育期內所應注意的飲食調養。《蘇悉地羯羅經》中的「獻食品」記敘了食療與食養的內容。《瑜伽師地論》中的「出離論」載錄了飲食不節所導致的多種疾病，並強調了飲食調護的重要意義。

據《雜阿含經》15卷記載，佛曾在鹿野苑中告諸比丘：

有四法成就，名曰大醫王。一者善知病，二者善知病源，三者善知病對治，四者善知病治已，當來更不動發。如來應等正覺為大醫王，成就四德，療眾生病。

「善知病」就是醫者必須透澈了解疾病學理，「善知病源」就是醫者要知疾病原因，「善知病對治」就是醫者要知各種病的對治方法，「善知病治已」就是醫者要知道疾病已經治療完成。這些也就是本書提倡邁向超完美健康法的四個程序。

三、西藏醫學

西藏醫學與佛教是緊密相連的。在佛法傳入西藏以前，西藏醫學尚未形成一個完整的體系，有的只是來自生活經歷的片面醫學保健常識[094]。所以西藏學者大多認為西藏醫學應該源自於佛教之前的苯教（Bon，西藏本土宗教），後來是在佛教哲學與阿育吠陀醫學的影響下發展出來，同時也受到希

094 林聰《與西藏有緣》，甘肅民族出版社，2013。

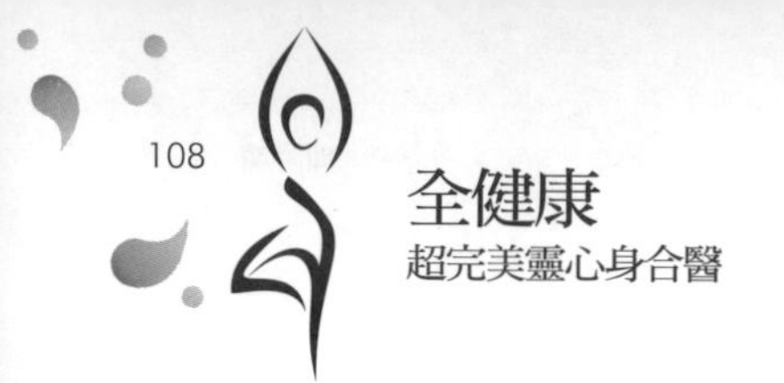

臘古典醫學與中華醫學的影響。

相傳八到九世紀之間，被稱為「尊勝守護者」以神通力直接得自藥師琉璃光如來的教導[095]，以口耳相傳的方式保存下來，成為西藏醫學經典《四部醫典（Gyudzhi）》，這是第一本關於西藏診斷與治療技術的著作[096]。此醫典由毘盧遮那大譯師從梵文譯成藏文。

在歷史上，西藏醫學教育是有高度系統性的體系，佛教寺院同時扮演醫學院的功能。西藏第一所醫學大學是八世紀時於拉薩建立的。從1959年以後，印度達蘭撒拉的西藏醫學院（Tibetan Medical Institute）在達賴喇嘛指導下成為維繫西藏文化與醫學傳統的中心。

西藏醫學是一種整合性醫學，所以病患不能被視為一個各別器官運作的匯成體，而是身體與心靈融合的整體。

西藏醫學的三元理論

西藏醫學以「三元理論」判斷患者的身心類型，藉此預防、診斷、治療疾病。「三元理論」的哲學觀念認為，任何形式的存在都依賴其他的因素，其因素有三：Chi、Schara、Badahan。

在藏傳佛教中，Chi是一種微妙的能量活動，它是由宇宙基本五元素（地、水、火、風、空）所形成，而跟其中的「風」特別有關連。但是它不僅止於指空氣，西藏醫學認為Chi是形成生命的基本能量，由意識所駕御[097]。值得思考的是這個Chi與中醫的「氣」發音相同，是否有宇宙的意義！

---

095 「以神通力直接得自藥師琉璃光如來的教導」又是「天啟」，用現代話時，就是得自宇宙高靈的指導。

096 藥師山紫虛居士〈西藏佛教：藥師佛與西藏醫學〉http://www.ysbla.org.tw/DM/301/index.php

097 https://zh.wikipedia.org/wiki/氣_%28西藏醫學%29

在大宇宙的層面，Chi代表空間元素、Schara代表能量元素、Badahan代表物質元素，這些元素都依靠彼此而存在。西藏醫學認為不可能存在著沒有能量與物質的空間。

Chi、Schara、Badahan彼此依賴，三者間的動態平衡都反映在一個特質過渡到另一特質的過程中，我們可以將它類比為現代物理學中的能量（等同Schara）、物質（等同Badahan）與光（在空間中傳輸的介質，等同於Chi）都是相互依賴並可彼此互換的。

人類被視為三元素的表現之一，因此人也包含了宇宙存在的所有型態與過程。舉例來說，空間Chi被視為宇宙中的輔助元素，促進能量Schara轉化為物質Badahan，物質轉化為能量。人體本身就是宇宙的縮影。

在宇宙間Schara代表能量元素。在人體中Schara與消化過程有關，以及養分被吸收後的分配。

物質元素Badahan在三元素的理論中被視為Chi與Schara互動的產物，它是在空間中被顯化的能量。另一方面而言，它驗證了空間與能量的存在。

西藏醫學認為疾病是肇因於體內的Chi、Schara、Badahan產生不和諧、不平衡。就西藏醫學的角度來看，最理想的健康狀態除了沒有肉身的疾病外，還要加上生理平衡、心理與靈性的健康。

營養與季節性的調整

依照三元理論，食物被視為三元素的具體形態，它被轉換、融入活著且健全運作的生命體。體內的單細胞、組織、器官都由這三元素用特定的比例組成。不過比例會因為季節與大氣的狀況而改變，兩者都會回應與適應大環境的挑戰。

因此維持健康最重要的因素之一是適時的補充營養，如果沒有即時補充，或是攝取的營養與季節的需求不符合，就會造成營養失衡而導致疾病。

（1）冬季營養：當寒冷的天氣到來，身體需要儲備來自於食物的能量，排泄功能也會降低，以進一步備儲能量。因此冬季要吃各種

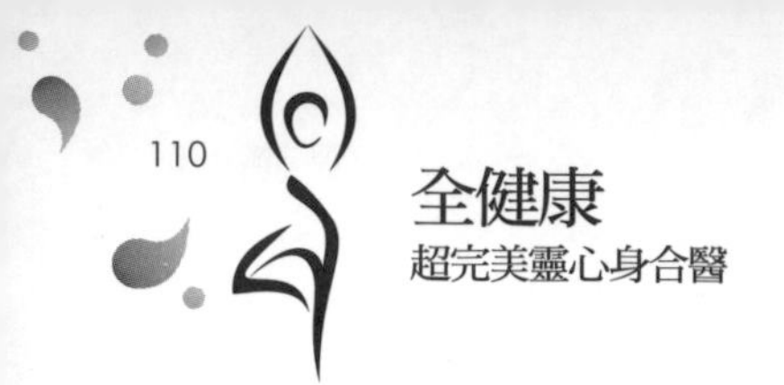

各樣的食物，沒有什麼特別限制，膳食應以少量多次保持不挨餓的狀態。

（2）春季營養：要預防Schara和Badahan功能被破壞，特別是在不穩定的大氣環境。菜單應著重於粗食，多吃苦、澀、辛辣的食物，及春天時令的蔬菜和水果。

（3）夏季營養：食物應以清淡、涼爽為主，主要是甜味食物。要避免苦、辣、澀、油膩、重口味、罐頭食品。最好的方法是喝消暑解渴的溫茶和檸檬，而不是喝冷飲。

（4）秋季營養：秋天時來自太陽的能量減少，消化功能正為他們在冬季的高峰活動進行準備。由於消化功能再次轉型，從低到高峰活動，很容易被錯誤飲食打亂其功能。所以秋天的菜單應該包括清淡的食物與酸、鹹、澀、甜的口味，每日三餐必須定時定點。

疾病診斷與治療

在傳統的西藏醫學中，治療病患的方法主要分為四大類別，亦即：食療、調整日常生活、藥物及外治。

食療是藏醫極為重視的一種治療方法。在對治慢性病及潛伏病時，醫師會先建議病者以改進飲食及生活習慣的方式來調整體內的元素。在這些方法都不奏效時，藏醫才會考慮採用藥物或外治的療法。[098]

達賴喇嘛談及西藏醫學，身體是由三種主要的nopa所支配，字面的意思是「有害者（harmers）」，但這個字常被翻譯成「體液humours」，這些nopa經認定為始終存在於生物體之中，這意味著我們永遠無法遠離疾病。但是假使它們保持在均衡狀態，身體就能維持健康。如果三種根本原因偏少或過多就會造成身體失衡，就會生病。[099]

---

098 西藏醫學點滴，http://www.b-i-a.net/d-t-m/books/book4_4_b5.html

099 達賴喇嘛談西藏醫學，http://www.edupro.org/forum.php?mod=viewthread&tid=7498

因此診斷疾病就是把脈搏或檢查病人的尿。總的來說，當醫生把脈時，一共要檢查12個主要的地方，這些地方在雙手和兩腕。尿液也是用不同的方法來檢查（例如尿色、尿味等等）。

「脈診」也是西藏醫師運用的一種重要而繁複的診斷技術。針對男性患者，醫師先以右手手指取左腕脈象，而針對女性患者，醫師先以左手手指取右手腕脈象。這種性別的差異主要是因為肺臟與心臟不同的能量經脈架構。

脈動的頻率是依照每次呼吸循環（一次吸氣與吐氣）中的脈動數來評估。健康的人每次呼吸循環會有五次脈動，有發燒狀況的人會超過五次，體溫低於正常的人脈動會低於五次。脈動頻率與脈象變化有助於醫師做診斷。

「尿診」是尿液樣本的評估，如氣味、顏色、蒸氣、水泡結構、沉澱物等，也是醫師診斷很重要的指標。但是，尿液評估需要患者與醫師完全配合。在就診前一晚，患者必須飲食清淡，避免高脂肪、高蛋白質、單純碳水化合物的食物。患者必須充分解渴，最好是喝泉水。經過一晚好眠之後，清晨所解的尿液需要取其中段裝於乾淨透明的容器內。

健康的人尿液是稻草色，有一般數量的泡泡，有一般尿的氣味，有少許的蒸氣及一般量的沉澱物。

西藏醫學採用草藥治療，治療通常由消化性配方開始，因為疾病被視為營養與養分傳導的失衡。養分有三種：心理與情緒攜帶的養分、氧氣攜帶的養分、食物攜帶的養分。

草藥配方是由多種藥草與（或）礦物成分構成。這些配方根據三種體質的哲學分為三種治療成分組：

（1）君藥（主要有效的成分）、

（2）臣藥（協助君藥發揮功能的成分）、

（3）預防前兩類藥物產生副作用，且能增進對藥物成分消化吸收的成分。

身體能量經絡

西藏醫學將身體視為一個網絡的管道結構，進行能量轉換的形式。能量來自於三類物理營養元素，也就是說感官、氧氣、食物來源的營養元素。在轉化形式過程中，這種能量被稱為心靈能量（psychic energy），它貫穿於人體，對人體的細胞功能具有控制和壓倒性的作用。

藏醫是透過深層觀想而發現微妙的身體能量狀況。能量脈絡在體內形成網絡，分中央、左、右三個主要脈道。中脈運行是從頭頂（梵天門）到肚臍下方約四指寬的區域，這裡是三個能量通道合併處。身體能量脈絡在心血管及神經系統中並行，而心血管和神經系統是實體解剖，經脈則被認為只有通過冥想和想像才能察覺。

人類是心靈現象

西藏醫學有個重要觀念是「經驗性靈魂（Empiric Soul）」，它是一種科學無法證實的純粹靈魂的存在，但是這個觀點是瞭解西藏醫學，探究人類心靈的架構與相關臨床的重要關鍵。

經驗性靈魂由心識（mind）、心識的特點（智力、小我、記憶、情緒），及感官（聽覺、觸覺、視覺、味覺、嗅覺）所構成。

心識是經驗性靈魂中最重要的元素，因為它接收、紀錄、分析由五種感官、智力、小我、情緒等傳來的訊息。各種情緒如喜悅、哀傷、痛苦、愛，以及重要的「慈悲」都是由心識而起，記憶也是出自於心識。

經驗性靈魂是獨立存在於「絕對靈魂（Absolute Soul）」之外，在運作上它仰賴絕對靈魂，這兩個單元藉由靈性溝通。

西藏醫學認為人要維持健康、要預防疾病，必須由自己承擔責任，包含正確的營養、良好的生活習慣、適當的季節調適以及對個人生理與心理狀態的瞭解，要能圓滿這四種條件。除外，更強調每個人都需要追尋、培養與「神」之間的關係，堅定我們對神性權威的信心。無法取得這種智慧會使人脫離現實，危及整體幸福，並可能從完美的健康狀態陷入嚴重的病痛。

因此要培養能增益健康的智慧，可以仰賴我們的靈性，或經驗性靈魂與絕對靈魂的和諧互動，覺性、意志力與慈悲心的運用，分別對應Chi、Schara與Badahan元素。

根據西藏醫學，要照顧一個人的深層本質，而不是外在形象，才是最優先的事。人人必須取得精神和感情協調融合。按照藏族傳統，「耐心」是維持心靈平和的最重要因素。耐心不應只是被解釋為耐心等待，還要有抑制情感、欲望、利於心理、情緒紀律的養成。真正的心靈平和是無條件地承認上天神聖的權力，包涵著一種特殊的智慧，會導引至一個完美的健康。

四、蒙古醫學

蒙古醫學真實的起源不可考，但相信其中的針灸、草藥、推拿等方式是漢朝以前與匈奴之間交流留下來的產物，結合蒙古人生活在高寒地區，多戶外活動，多肉食的特點，發展出自己獨特的醫學，基本也是用草藥、針灸、推拿等方法治病，其中也摻雜著原始薩滿教的儀式，如跳大神之類。[100]

依據《菩提樹下的藏醫學和蒙古醫學》[101]一書之研究，蒙古醫學的淵源應來自西藏醫學，西藏醫學對蒙古醫學的影響很大。

蒙醫理論基本上也是以土、水、火、風、空五元學說為主，認為人體是一個統一的有機體，其各個部分之間都有密切聯繫，這種相互聯繫和構成，都和五大元素內在規律相關[102]。該理論認為世界一切事物，其滋生、演變、發展、終結時都以五種物質之特徵、性能為依據。

蒙古醫學認為五元與草藥具有密切關係：「土」是植物吸養之源，生長之本；「水」是植物養料的溶媒，有滋潤營養植物作用；「火」係植物內的

100 https://zh.wikipedia.org/wiki/蒙醫學
101 蘇諾，《菩提樹下的藏醫學和蒙古醫學》，北京：民族出版社，2001。
102 http://encoref10387.pixnet.net/blog/post/161600048-樸素而神奇的蒙古醫學

能量、動力的因子，能促使植物華茂成熟；「氣」在植物內如生化因子，具有養育植物，助其生長功能；「空」在植物內為間隙管腔之孔道。[103]

從五元學說中可以看出蒙古醫學受印度醫學影響深刻。14世紀時，曾有多部藏族和印度醫學經典譯成蒙文，同樣，中醫的陰陽五行學說也影響著蒙醫的醫學思想。可見它在發展過程中，吸收了西藏醫學及印度醫學的部分理論和漢醫學的知識，而形成了獨特的蒙古醫學。

蒙醫用藥採用「木本植物」比「草本植物」多，用木本植物製成丸劑和散劑，不像中醫多用草本植物熬製成湯劑。這種藥比中藥好吃，在清朝宮廷貴族中很受歡迎，所以清朝的首席御醫幾乎都是蒙古醫生，他們的醫術也傳給了在宮中行醫的中醫醫生，這些中醫醫生又把技藝傳到民間。今天，老北京家傳的中醫之中還有擅長火針、熱灸、艾蒿療法、放血療法的蒙醫技術。

蒙古醫學理論中以陰陽、五元、三根、七素、三穢是生理、病理、診斷治療原則的辨證理論基礎，以「陰陽變化」的相互關係來說明人體的組織結構、生理功能、病理變化疾病的診斷和治療以及確定治療原則。[104]

「五元」學說是蒙古醫學理論體系的綱要，也就是土、水、火、氣、空。蒙醫學認為人體是一個統一的有機整體，其各個部分之間都有密切聯繫，這種相互聯繫和構成，均和五大元素密切相關。

「三根」是人體賴以進行生命活動的三種能量和基本物質——Heyi（其性為氣）、Xila（其性為熱，是體溫和組織的熱能）、Badagan（其性寒、濕，滋潤皮膚、濡養組織器官、滑利關節的黏液物質）的簡稱。三根的功能不僅表現在正常的生理活動中，同樣也表現在異常的病理變化中。

「七素（七營）」為構成人體的基礎物質——飲食精華、血、肉、脂肪、骨、骨髓及精液。七素在有機整體的內部運動中屬陰性範疇，有顯示人

103 http://www.legacyofdrxiao.com/?p=2192
104 http://baike.baidu.com/view/258892.htm

體第二特性的作用。七素內部也存在著引起矛盾運動的因素。

「三穢（三泄）」指人體吸收食物的養分後，汙物、殘渣以大便的形式排出體外；存在於人體內的糟粕以尿的形式排出；汗液能使皮膚潤潔，起固表的作用。

在診斷方面包括望、問、切；治療方法有消、解、溫、補、和、汗、吐、下、靜、養等。還有多種獨特的療法，如放血療法、火灸療法、穿刺療法、正骨療法、震腦術、罨療（把牛或駱駝的腹腔剖開，將傷者放入，利用其溫施療）等外治法。[105]

蒙古醫學強調「治未病」「求本」「扶正祛邪」「調理三根」以及「因人、因時、因地制宜」的治療原則。他們認為：疾病是在各種致病因素的影響下，三根出現偏盛或偏衰、失去相對平衡的情況產生的，只有保持三根互相協調，才能維持人體正常的生理功能，身體方能健壯無病。因此，治療一切疾病的過程，實際上就是調整Heyi、Xila、Badagan三者，使之趨於平衡的過程。

五、我與二位法師對談佛學健康觀

2000年底住院治療腫瘤期間，一位熟識多年的法師來醫院看我，他是個思想開通、具有前瞻性、社會活動力很強的法師。在病房內，他給了我許多前所未有的觀點，最重要的是他提到人體疾病部位與世間事有關。

他說：「腦部疾病通常和祖先事務有關，鼻部疾病通常與人際事務有關，肝臟疾病通常與感情親情有關，胃腸疾病通常與錢財有關，胰臟疾病通常與異性有關。人體疾病的發生以心理意識為『主緣』，遺傳、飲食、營養、生活狀況等為『助緣』。其中任何一項助緣與主緣結合就會產生各種慢性病。

---

105 http://www.baike.com/wiki/蒙古族醫學

「腫瘤的特色是潛伏不為人知、很會吸收、自我犧牲。一個人如果擁有這樣的性格，體內就會造就出這樣的細胞，所以癌細胞的性格也就是當事人的性格。這種性格的人所看到的、聽到的，不管是人事物的不愉快都吸收，然後就鬱悶不解的放在心中，造成內心壓抑，在外表是看不出來的。有時會呈現自我犧牲的性格，苦惱了自己，長期累積，體內細胞就不斷的產生病變，這就是癌細胞的作用模式。」

法師一下子說了這麼多，略停一下，很懇切地問我：「你仔細想想，把多年來人際事務問題想一想，是否有解不開的結？是否經常為人際事務憂心？」

經過仔細思考，我沒有祖先事務的煩惱；一向將錢財看得很淡；異性、感情、親情方面也沒什麼問題。經常憂心的倒是「國事天下事」。所以我問：「知識份子憂心國事天下事，算是人際事務？」

「沒錯，你的人際沒有問題，很隨和，很親切。但是你經常思考國家大事，對於任何政府施政感到有失民心、對於執政團隊的無能感到洩氣、對於總統府內缺乏宏觀治國認識的幕僚感到灰心、對於政策的粗糙感到不滿、對於立委水準的低下非常失望……你很愛台灣，但你不是一個愚昧的意識型態的人，你看得很深入，但是要知道如果時代就是要如此不景氣、社會就是要如此混亂、國家就是要如此動盪、人民就是如此的無知，那麼：你憂心什麼？為誰憂心？有必要憂心嗎？

「所以，不要去理會社會國家亂象，此種亂象是必然道路。這些都是垃圾，只要你想得開，就會恢復健康的身與心。」

原來是我很書生的世俗認為，知識份子應該關心國事天下事，這是自尋煩惱的事。我想想，台灣社會上少了一個呂應鐘，汙染不會減少、立委不會變得有水準、人民不會變得有修養、社會也不會變得有秩序、政府不會變得有效率、國家也不會立即上軌道、時代巨輪也不會轉得更順暢！這些統統是垃圾，我幹嘛當做自己的事來憂國憂民？真是杞人憂天、自作多情呀！

師父說：「所以最根本之道，癌症的病根就是這種自我鬱悶、壓抑心理，但這是多餘的心識。外在事物本身並沒事，當事者卻把無事當有事，這就是所謂的大無明。任何事情要如船過水無痕，別人的事更不該放在自己心上，那些只是垃圾。任何人只要想得開，就會恢復健康的身與心。」

法師接著說：「眼耳鼻舌身五識皆源於心識，心識源於遺傳、環境、觀念，更高層次的末那、阿賴耶源於宇宙。」略停一下，法師又說：「當代人就是太著重於眼所見、耳所聞、鼻所嗅、舌所攝、身所觸，每天電視只會報導這些物質面的垃圾新聞，慢慢腐蝕人心，逐漸築起社會共業，都是因緣呀。」

法師的話讓我沉思了好幾天。相當感慨，但一時也無法改變個性。

癌症痊癒後的2006年，我來到三峽一間佛寺，氣場非常好，讓我感到非常安詳，順手翻閱隨緣助印書籍，看到：

人的身體是由地、水、火、風四大要素（簡稱四大）構成，其中髮毛爪齒皮肉筋骨髓腦等屬於地大，唾涕膿血津液涎沫痰淚精氣大小便等屬於水大，體溫暖氣屬於火大，呼吸動轉歸於風大。

這四大經常是膿血夾雜、寄生蟲蠢蠢蠕動、七竅常流不淨，只是一過臭皮囊；若四大不調，還會產生種種疾病；加上生命無常，必然有生病死等痛苦。

因此佛教反對對身體的貪戀執著、過分的關照，認為應將更多的時間和精力用於解決造成人生痛苦的根本原因。

若病痛纏身，即無法安心修道，成就弘法利生事業，還可能墮入畜生、餓鬼、地獄三惡道中，而失去人身。所以學佛人應具有健康的體魄。

可見佛教早就有一套健康的思想和方法，醫病的重點是「治心病」，因為「病從身生，身由業起，業唯心造」，可知心為病本，治病當治本。

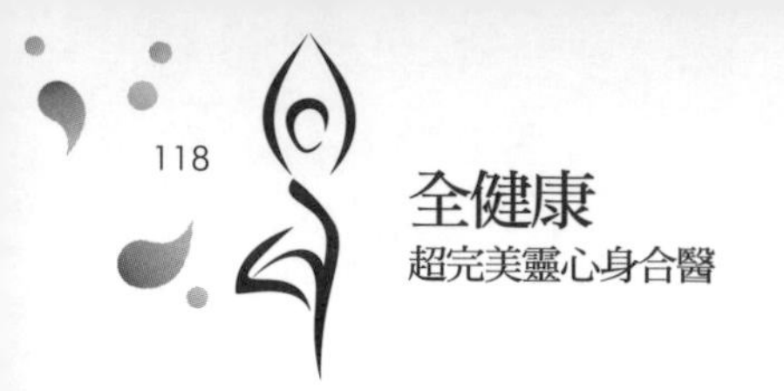

這使我想起，約在2004年暑假期間，我開車到嘉義市郊一處半山腰的一座著名寺廟，空曠的庭園草地，清新的空氣，令人相當舒爽。原本只是來這裡隨便走走而已，沒有任何的想法。但就在正要踏入主殿時，迎面緩步走來一位法師，看我一眼便開口道：「施主，請跟我來。」

我心中訝異，他似乎早就知道我要來，只好硬著頭皮跟著他走進旁邊的行政處，然後進到裡面一個房間，布置簡單雅致。法師說：「請坐。」我感到非常不可思議道，正要開口。法師比一下手勢，要我坐下，我只好正襟危坐。

「不用訝異，」法師開口道：「感應到你正在尋找佛教醫學資料。其實，你也知道這個現象並不玄祕，不是嗎？」在這位法師面前，我不知該說什麼，只能開口回道：「是的。」我來的用意，他已經知道了，我還能說什麼，只有乖乖聽法師說話。

「治療身病非佛教所長，但大藏經中不乏《佛醫經》《除一切疾病陀羅尼經》《能淨一切眼病陀羅尼經》《療痔病法》《咒時氣病經》《咒齒經》《咒目經》《咒小兒經》《醫療八支心要略論》《醫經》《配方百論》《大藏治病藥》《釋門本草》《醫喻經》《治禪病祕要經》等談醫療保健的專經專論。」

法師一口氣說出這麼多經籍，我無法記下，只有請法師說慢一點，並寫下來給我。法師繼續說：「大乘佛教本著慈悲濟世的思想，更強調『菩薩求法，當於五明處求』，其中即有專究醫藥學的《醫方明》。《菩薩地持經》說九種大乘禪，其中即有以治病為目的治病禪，密宗八大悉地中亦有『治病悉地』；在藏傳寺院中還設有專門的藏醫學院。

「佛教醫學祖師是佛陀，不僅治療眾生身體上的疾病，更擅於對治眾生各種心理病症。佛陀說『貪欲、瞋恚、愚癡』是人類三大患，此三大患分別以『不淨、慈心、智慧』等三藥對治，這是佛陀教導眾生調和身心病苦的良方。相較於世間的醫生，恐怕不能洞察人類生老病死的根源，也無法治癒人生的煩惱與業障。

「《摩訶止觀輔行》提出藥物、飲食、養生、瑜伽術、氣功、太極拳、武術、按摩法、痛捏法、靜坐、觀想等多種治療方法，這些方法與中醫養生治病的方法融為一體，你可以研究研究，為有緣人解除深層的心理疾苦，幫助他們治好身體的疑難雜症。」

法師說到這裡，停了下來，慈祥地望著我，似乎要我開口。我只能連說：「是，是。」我想到好友法師所說的，以及平日所思的，只好這樣說：「佛教將疾病分為『身病』和『心病』，現代醫學卻只重視身病的治療，但大部分的身病都與錯誤的思想和行為有關，因此病源『在心不在身』。我正在構思『八識健康法』，其中的眼耳鼻舌身五識屬於身，後三識屬於心，請師父明示。」

「很好，」法師點點頭：「佛教所謂心病，並非現代醫學所言的精神病或神經病，而是指人們心中錯誤的認知和不健康的精神活動。佛教認為，由於人們不能正確認識世間萬象皆是因緣條件的組合，本質是空是幻的道理，妄起貪愛執著，而產生種種毒害身心、降低人體抗病力和康復力的煩惱。事實上只有通過對佛法的聞、思、修，致力於持戒、習定、修慧，才能轉煩惱為菩提、轉凡夫為聖人。」

法師又說：「八識的識為心之別名，是我人精神作用的主體。你也知道八識即眼、耳、鼻、舌、身、意、末那、阿賴耶。前五識為五種感覺器官；意識為第六識，或稱為第六感，是我人心理活動的綜合中心；末那識為有情的自我意識中心，阿賴耶識含藏萬法種子，是生起宇宙萬法的本源。真正重要的是六、七、八三識，可惜現代科學只略懂『意識』，完全不知末那、阿賴耶之內涵。」

此時我主動開口了：「師父，依我研究心理學家榮格的分析心理學，以及個人的認知，末那識應該是潛意識，阿賴耶識應該是心理學所言的集體無意識，不過我認為應該稱為集體未知意識，並非『無』，而是人類『未知』的宇宙意識。」

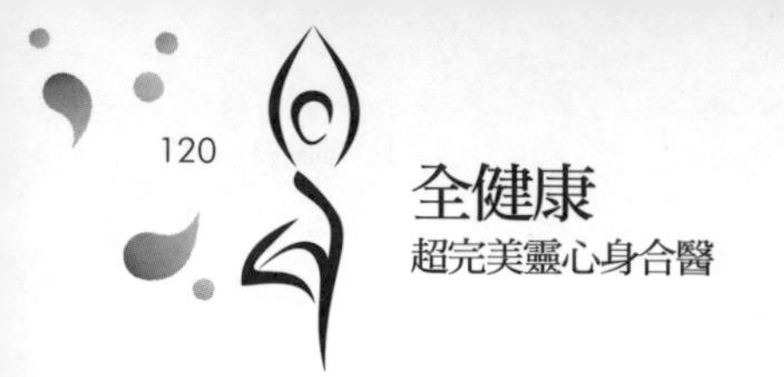

「正確。阿賴耶識含藏萬法種子，又稱本識，即萬法的根本，源於宇宙，正是現代科學上人類集體未知的領域，就待你來好好詮釋了。儘量發揮所知的去寫，更加大膽的用宇宙科學來詮釋，看得懂的人自然會有相應。

「前五識好寫，一般人也容易懂，六、七、八識不易寫，但我相信你能寫得好。」

法師站了起來，我也趕忙站起來，知道他要送客了，自然雙手合十回禮。

離開寺廟，內心豐富又沉重，我有何德何能會詮釋末那識與阿賴耶識？難道這又是無邊星際的智慧高靈給我的功課？

這個「任務」一直到2013年才在《零疾病》書中闡述出來，也放在本書最後一部分「靈覺醒」內。

用心了解：
以西方輔助醫學為架構

西醫學與中醫學都有其「診斷學」或「治療學」，但是自然醫學療法種類很多，學理與手法分歧極大，根本沒有共通的診斷學或治療學，例如音樂療法與營養療法各自成一個領域，根本沒有共通交集，如何將自然醫學塑造成為一門嚴謹且可行的健康科學呢？這是一個大問題。

而且，台灣很多社團喜歡用「身心靈」三字，但是仔細觀察[106]，所有自然療法團體都執於「身體」一端，大多只專注「單一」自然療法的教學與操作，沒有涉及心靈層面。而心靈團體也執於「心靈」一端，只專注於傳達一些靈媒的宇宙信息，對身體健康完全陌生。顯示自然療法與心靈各執兩端，無法整合。這又是一個大問題。

這也就是我撰寫本書的目的，希望能提供大家一個整合的、可行的、身心靈兼顧的健康科學體系。

經過這麼多年與病人互動的經驗，認為此健康科學體系必須以現代西方自然醫學的「輔助與替代」醫學學說為架構，以東方傳統醫理為內涵，兩者融合，方有所成。

一、美洲印第安醫學的身心靈理念

依據《輔助與替代醫學精要（Essentials of Complementary and Alternative

106 出於我二十多年來依序分別擔任過．中華超心理學會理事長、中華生死學會理事、台灣營養醫學推廣協會副理事長、中華自然醫學教育學會理事長、中華能量醫學學會理事、中華自然療法世界總會監事、身心靈自我療癒世界總會副理事長等，很自然的就與相當多的自然療法及心靈社團熟悉。

Medicine）》[107]一書的敘述，美洲原住民認為一個健康的人是有其目的感知，並遵循心中大靈「原始指令」的指引。

美洲原住民文化的基本原則是wholeness（整體性），因此健康和疾病具有肉體和精神兩個組成部分。他們相信如先天畸形或發育遲緩是與生俱來的疾病，可能是由於家長的不健康或不道德的行為，而此種疾病不容易治療。而且更有一些疾病是「不能治療」的，因為被認為是一種「召喚」，或者是一種「啟蒙」。

但是美洲原住民醫學也不會否認微生物會導致疾病，因為他們認為「細菌也是精靈」，如果病人因為生活不平衡、負面思考及體質虛弱，就很容易受精靈入侵。

印地安Iroquois族認為健康的人會致力於走在美麗、平衡、和諧，保持良好心態的道路上，對世界有正向想法。健康是一種「感激、尊重和慷慨」，健康是指「恢復身心靈的整體平衡」。

另外一族Cherokee的巫醫認為，疾病的內因主要是負面思考，對自己感到恥辱、絕望、焦慮，抑鬱等；對他人責怪、嫉妒、憤怒等。疾病的外因是致病的力量侵入身體、心理、靈性，或三者都有。

美洲原住民療癒師還認識到當今世界，物質界、環境和情緒壓力也增加了致病因素。因此，內因外因的分類是相對的，不是絕對的。外因也包括「環境毒物」，指由於心靈蒙上陰影、精神被削弱、呼吸（生命的能量）被汙染所引起的疾病。環境毒物包括不純淨的空氣、水和食物。

美洲原住民經常提到另一種病因是「違反禁忌」，就是違反文化習俗。阿拉斯加南部的Yupik族認為，人們因逾越生活規則而帶來疾病，只有通過更正或承認自己的罪行，才有希望治癒身體。所以言辭刻薄、辱罵他人、暴力也是違反禁忌的，會引起個人、社區和國家疾病。

---

107 Jeffrey S. Levin, Jonas, Wayne B. Jonas合編, Lippincott Williams & Wilkins出版，1999

美洲原住民醫學以巫為醫，以族群故事為醫典，以植物為靈藥，以平等、融合、整體原則為依止，診斷能力依賴於療癒者的直覺、靈敏度和靈性力量，遠超過特定的診斷技術。人們普遍通過夢、醒時幻覺的解釋，或隨機事件的拋硬幣得到預兆，他們視夢為「靈魂的願望」[108]。

美洲原住民診斷的本質不是醫療技術，而是有靈能的療癒師看到病人「眼內的靈性」，透過手來感知能量，和用其心檢測出能量騷動，並和較高的知識來源（星際高靈）溝通。因此，如果只是模仿療癒的動作是無效的，不能輕易教給那些沒有參與原住民傳統的人。

治療方法像診斷方法一樣多樣化，最常用的方法包括禱告、誦經、音樂、煙燻神聖藥草、草藥、按手、輔導和儀式。所有原住民認知到療癒來自於大自然和造物主，病人改變意識，才能從不健康的身體和精神狀態邁向健康的狀態。

由上可知美洲原住民醫學就是「自然醫學與靈性醫學」，這是相傳已久的古典智慧，以我15年來的研究與經驗，完全不是迷信，反而符合新時代思想，更能與近年很夯的銀河星際信息連結，我個人就有這樣的經驗，實在值得現代醫學界「用心」來深思與學習。

二、德國布德維醫師的克癌方法

德國著名醫學家、生化學家及物理學家布德維醫生（Johanna Budwig，1908～2003），本身就是歐洲研究油脂與營養的權威機構主持人[109]。一生致力研究癌症與脂肪的關係，推廣自然食物，反對過度加工的食品，並以獨特的陽光理論闡述食物與陽光的關係。

---

108 克里普納（Stanley Krippner）、柏格莎朗（Fariba Bogzaran）《超凡之夢：激發你的創意與超感知覺》（Extraordinary Dreams and How to Work With Them），台北：心靈工坊，2004

109 http://www.budwigcenter.com/johanna-budwig-biography/#.VVbL5s-qqt4

早在1951年，布德維醫師就找出了癌症的生化敗壞點，不但在試管中可以證明，在實際臨床實驗中也能證明，當時就知道癌症是很容易治療的。1967年，布德維醫師在接受德國南部網路電台訪問時，就形容她的病人都是在手術和電療失敗後，才來找她的，「即使是瀕臨死亡，在接受亞麻籽油和乳酪療法之後，最多幾個月，大約90%的病人都能恢復健康。」

布德維醫師認為大部分的慢性病肇因於：（1）現代工業大規模生產加工的食品。（2）品質不良的營養與食物（如油炸、剩餐等）。（3）農業，化學肥料、殺蟲劑、防腐劑等的殘餘。（4）遠離陽光的生活方式。

1952年，布德維醫生從公職退休，自開診所，提倡了神奇的治癌防癌方法，完全利用營養矯正方法在幾十年中成功治療了無數末期癌症、心臟病、關節炎病人，而這些病人都是被常規醫院宣布為無希望治癒的。

她與另一著名的奧地利的自然療法師魯道夫布魯士（Rudolf Breuss，1900～1992），挑戰傳統西醫的致癌及治癌理論，並抨論化學療法之不當。

由於布德維療法崇尚自然、純淨、無汙染，抵制化學方法，用天然食品達到抗癌的目的，這樣的治療缺乏商業價值，為貪婪的油脂廠、製藥廠和虛偽的醫學專家所不容，因而多次被醫界人士告到法院，但是法官認為布德維醫師的療法沒有偏離醫學與科學，而且常具實際結果，每次被告都獲無罪結案。[110]

布德維醫師的信念是「在未來，我很確信，癌症的研究將變成很簡單的事，能很清楚簡單地被每個人瞭解。我給癌症病人簡單的、自然的食物，使用最大可能的簡單。」

她首先發現病人與健康的人的血液中，健康的人擁有較高的Ω-3脂肪酸，而Ω-3是人體無法自行製造的必需脂肪酸，病人血液中的含量就比較低。同時發現最好的脂肪酸來自亞麻仁油（Flax seed），富含大量Ω-3與大量

---

110 王康裕《不用刀的手術：布魯士根菜汁的神奇配方》，台中：晨星，2010

電子的不飽和脂肪酸。

布德維醫師有個非常重要的發現，就是「陽光」的重要性。長久以來「陽光」的治癒力已被大家遺忘與忽視，甚至誤解，布德維重新提醒大家，陽光是健康的原動力。她認為：

1.陽光的治癒力是藉由人體與太陽能電子的共振（resonance），而把太陽能電子吸收並儲存下來。
2.相同波長的電子才能互相吸引而產生磁場。
3.人體本身帶有越多與太陽能電子相同波長的物質，則共振波動越好，吸收與儲存太陽能電子的效率就越好。
4.欲吸收更多的太陽能電子，要依賴人體吃下多少與太陽能電子相同波長的食物，來與太陽能電子共振波動而定。
5.如未能吃下與太陽能電子波長相同的食物，則切斷與太陽能電子之間的互動與波動。
6.食物中含最多能與太陽能電子波長相同的電子，正是亞麻仁油。

布德維醫師的理論與中國傳統醫學哲學中的「天人合一」頗為近似，人體具有能量場、人吃的東西也有能量場，都必須與大自然的磁場合而為一，這就是同頻共振（in tune）的現象，也是身體自然健康的條件。

由於長久以來人類攝取不良的化學加工食油，如乳瑪琳、油酥、沙拉拌醬和烹飪油，這些油脂對健康無益，也無法從這些精製油獲得必要的脂肪酸，導致20世紀初的癌症死亡率僅為3.3%，近年提高了7倍。百年前，心血管疾病的罹患率約為14.28%，今日的心血管疾病罹患率高達50%。[111]

保健專家發現，必要脂肪酸缺乏的現象越來越普遍，退化性疾病患者的體內組織和血液的必要脂肪酸都有不足的現象。一項包括400人的長期實驗顯示，只要飲食增加1%的亞油酸，血壓就可以降低。不過由於每個人各別

111 台灣的食用油事件也是健康的元兇。

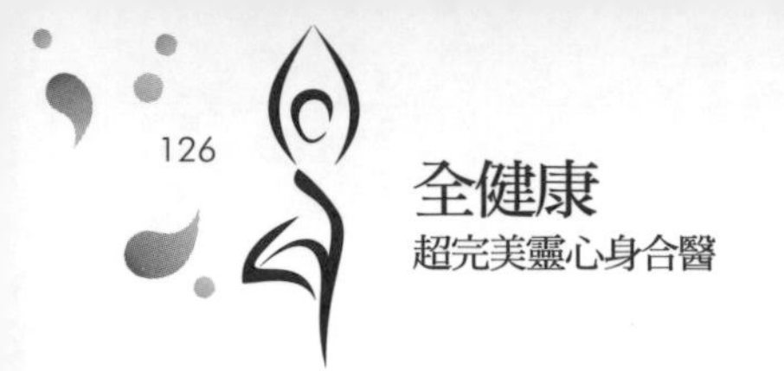

的差異，各人所需的必要脂肪酸份量不等，但大部分的研究認為，由於賀爾蒙分泌的差異，男性必要脂肪酸的需要量高達女性的3倍。

布德維醫師研究正常人和重病者的血液差異，發現重病患者（包括癌症、糖尿症、肝癌前症），總是缺少亞油酸和正常細胞分裂所需的磷脂（phosphatides）及造血所需的白蛋白。

沒有正常的磷脂，癌細胞就會迅速擴散；沒有白蛋白（亞油酸和磺胺蛋白的混合物），血液就出現奇怪的黃綠色物質；沒有亞油酸，身體就不能製造血紅素，沒有血紅素就不能輸送氧氣。所以患者顯出衰弱和貧血，終於死亡，而健康者的血液中總是含有足量的蛋白質和必要脂肪酸。

因此她的方法被稱為「布德維飲食（Budwig diet）」[112]，是將特級100%有機亞麻油45克左右[113]和乾乳酪30克左右[114]（如果沒有乾乳酪可用低脂優酪乳製作的蛋白乳液代替）、牛奶混合起來，用攪拌器攪勻，或者加入到乳清蛋白乳液中，用筷子劇烈攪拌至油與蛋白乳液充分混合為止。據個人口味可加入適量蜂蜜或鮮榨果汁等，調勻後即可食用。

在食用乳酪、亞麻籽油時，要注意多食用含纖維素、維生素和礦物質豐富的蔬菜水果。這個量是成年重症慢性病患者一天的治療用量，可分2次或3次食用。若用於日常預防和保健，取其三分之一至二分之一的用量即可。同時要避免白糖、肉、沙拉油、動物脂肪、黃油，尤其是人造黃油。

在歐洲，布德維療法廣泛的用來預防和治療：癌症、動脈硬化、中風、心血管梗塞，老人病、冠心病、糖尿病、免疫系統失常等慢性病。

人體本就是一個非常精密的化學工廠，本身就有一套對付病毒和疾病侵

---

112 http://www.cancerresearchuk.org/about-cancer/cancers-in-general/cancer-questions/what-is-the-budwig-diet

113 特級100%有機亞麻油必須是低溫螺旋初搾的，不能用精煉油，因為精煉工藝中有水洗過程，會把油分子表面的電子層洗掉，從而失去活性。

114 最好是有機的，一定不能含防腐劑。

害的方法。我們只需要給它充足的必須營養，就能加強它的抗防力量。因此，「加強人體的免疫功能」是各種療法中最為重要的，否則，身體就像一個不設防的城市（免疫功能渙散），任由蹂躪。單靠外來的雇傭兵（抗生素、藥物）頂多只能延緩，是燃眉之急，非長期之計，更別說這些外來雇傭兵會帶來其他諸多的副作用。

1931年諾貝爾醫學獎得主奧圖瓦伯（Otto Heinrich Warburg）[115]的獲獎原因就是證實了「會造成癌症或糖尿症的脂肪退化，損害性的氧化功能，必須要有良質脂肪才能修復。」

可見「良質脂肪」的重要性，然而數10年來，我們日常攝取的卻是劣質的油脂，造成疾病叢生（這一現象在實踐篇中詳述）。

布維德醫師的主要理念是：必須多多攝取「必需脂肪酸」，也需要多曬「陽光」。這是人類要回復健康的首要注重事項。

三、美國包林博士的分子矯正醫學

美國包林博士（Linus C. Pauling，1901～1994）是國際著名理論化學家，量子化學和結構生物學的先驅。1954年因為在化學鍵方面的傑出研究成果，獲得諾貝爾化學獎[116]，後來又獲得和平獎。

包林博士用分子結構理論研究物理、化學、生物和醫學，並把不同學科的成果整合在一起，創立出嶄新的研究領域，包括：化學物理、分子矯正醫學，及分子生物學。[117]

1968年，包林博士在《科學Science》雜誌發表一篇「正確分子精神病學Orthomolecular psychiatry」的論文，首創orthomolecular這個字，並提出：正

115 http://www.nobelprize.org/nobel_prizes/medicine/laureates/1931/warburg-bio.htm
116 http://lpi.oregonstate.edu/linus-pauling-biography
117 http://en.wikipedia.org/wiki/Linus_Pauling

確分子醫學Orthomolecular Medicine（台灣稱「分子矯正醫學」）[118]、大劑量維他命療法（Megavitamin Therapy）、膳食補充劑、大劑量維生素C療法等新理論，因為這些新理論不是當時常規醫療人員所了解的，遂成為上世紀70年代頗受爭議的論題。[119]他的理論認為：

藉由攝取天然維生素、礦物質、微量元素、胺基酸、酵素及荷爾蒙等有效營養分子，才能矯正身體各細胞的生理需要，以達療養的效果。

絕對不可使用化學藥物，因此也有人稱此新醫學為「功能醫學（Functional Medicine）」[120]。英國自閉症協會創始人瑞蘭博士（Dr. Bernard Rimland）[121]曾於1979年與包林博士合作研究大劑量營養素用於自閉症改善。

分子矯正醫學著重於細胞中的營養生化調節，強調生病的原因是細胞缺乏營養素以及彼此失去有效的溝通及協調。所以，分子矯正醫學的治療觀並不是針對疾病症狀，只以此症狀做為一個導引，去尋找細胞失衡的根源，再給予細胞需要的正確營養，讓細胞回復健康，病症便會自動消失。

以大家熟知的疾病為例說明，大家都知道缺鈣會導致骨質疏鬆，缺鐵會導致貧血，心臟衰竭是因為缺乏把鈣、鎂傳入心肌的能力，因此，只要多多攝取礦物質鈣、鐵、鎂的補給，就可以自然消除這些症狀。所以分子矯正醫

---

118 大陸譯為「正分子醫學」，台灣習慣使用「分子矯正醫學」。

119 包林博士提出大劑量營養素療法，遭受當時的醫學界、營養學界抨擊，然而他活了93歲，夫人活了86歲，當年抨擊他的所有醫界人士都比他們短命。

120 台灣的聯安診所在《功能醫學 Functional Medicine—21世紀的預防醫學》一文中指出，功能性醫學是一種完整並具有科學基礎的醫學，它是融合「分子醫學」與現代「營養醫學」為基礎的臨床醫學。強調人體內外在環境不時改變，為了適應瞬間的變化，身體必須隨時作出有效且迅速的生化轉變，而疾病的發生即為身體失去動態平衡所導致。

121 瑞蘭博士為英國著名心理學家，也是自閉症研究所及美國自閉症協會（ASA）的創始人。

學醫師治療疾病的方法，便是直接運用正確的、天然的、適當的營養素使弱化細胞回復健康而已。

生病的另一個原因是「體內毒素」太多，有些人會有莫名的頭痛，也有月經不順的情況，或是常常體力不濟，或一些其他不適症狀，這些症狀看起來非常普通，也沒有人認為是疾病，卻是體內累積毒素呈現的症狀。

在進行體內排毒淨化後，細胞會以很快速度自動消除影響健康的問題，許多疾病就會不藥而癒。[122]所以人體要健康的最根本作法就是把細胞養健康，就必須靠正確的營養素，不是靠藥物或是其他的醫療手段。

美國參議院於1975年成立「營養問題特別委員會」，以1972年美國民主黨總統候選人麥高文（George S. McGovern，1922～2012，當時為參議員）[123]為主席，並在美國國立癌症研究所、心臟肺血管研究所、國立營養研究所、衛生福利部、農業部等單位的專家、醫生和研究者為中心，及英國皇家醫學調查會議、北歐二國聯合醫學調查會議的協助下，以世界性的規模來研究「營養與人類需求（Nutrition and Human Needs）」的關係。[124]

經過兩年的調查，該委員會發表長達五千多頁的《麥高文報告》[125]，這是人類有史以來最龐大的飲食健康報告書，震撼了全美國及國際醫藥界、營養學界。報告書寫道：[126]

現代慢性病其實就是細胞代謝異常的疾病，是起因於營養的代謝失衡。

對於此種失衡，不能用應付細菌的方法治療，因為它是身體本身質變引起的疾病。

---

122 http://i-nature.uho.com.tw/articles2/2/198.html#.VWnad8-qqkq
123 http://en.wikipedia.org/wiki/George_McGovern
124 http://www.buddha.twmail.cc/1-2/research.htm
125 可參閱視頻http://my.tv.sohu.com/us/5872460/60820553.shtml
126 http://www.baike.com/wiki/分子矯正醫學

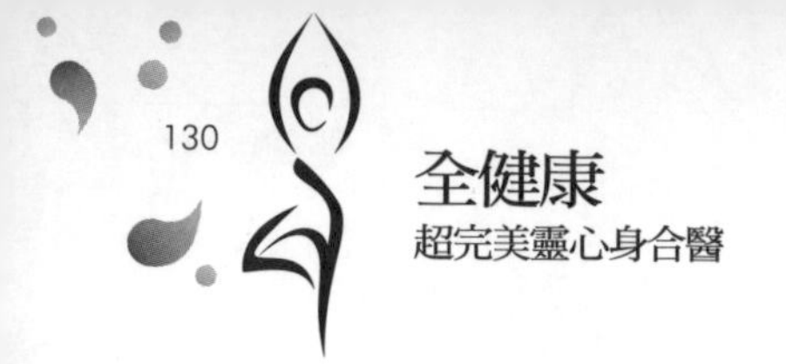

從前的營養問題主要是熱量不足，現在的疾病問題則完全在於營養不均或不良。

從前的醫學完全忽視了膳食與疾病的關連，此種對根本問題的忽視，可說是只有一雙眼睛的醫學。例如在美國醫學院，只有4%把營養課程當作必修科目；

高達25～50%的醫院，供應住院病人的飲食在營養學上是錯誤的，因此疾病沒有治好或延遲治癒的例子很多。

因為20世紀偏頗的思考路線支配了醫學界，此種「擊退細菌」的醫學觀念，只會產生出不具有營養知識的醫師。遺憾的是，醫學界不僅沒有發覺到其片面性，還以為那就是非常進步的近代醫學，以致往往只掌握了疾病的半面。

未來顯然要考慮到「細胞」的「營養及代謝」問題，才是人類的最新的醫學。

這一份調查報告特別提到現行的醫學只是以藥物勉強抑制疾病，只是一種欺瞞世人的手段；實際上，只要人體細胞擁有良好的生態及正常均衡的營養，基本上是不會患病的。而調節營養平衡的主角，就是維生素與礦物質（還需水與氧氣的補助）。

這種著眼於細胞營養的充足與平衡，也就是從細胞分子的立場來討論、從事生物學細胞營養的研究，就是所謂的「細胞分子矯正醫學」。[127]

因此我們得到結論，包林博士的主要理念就是要多攝取天然的：胺基酸、維生素、礦物質、微量元素等，把細胞養健康。

---

127 有關細胞分子矯正醫學，可以閱覽下列網站：http://www.orthomed.org/isom/isom.html、http://www.orthomolecular.org/、http://lpi.oregonstate.edu/、http://orthomolecularvitamincentre.com/、http://www.orthomolecularhealth.com/、http://www.orthomed.org/jom/jom.html、https://www.csom.ca/

四、美國國會肯定分子矯正醫學

美國參議院現代文明病特別調查委員會在20世紀70年代出版《營養與人類必需物質報告書》，特別針對包林博士提出的「分子矯正醫學」的重要性，做出指示：[128]

分子矯正醫學不同於過去的生物營養學，它是充分供應細胞氧氣與營養素，使細胞的代謝正常化的一種醫學，也稱做營養治療。

這個新的醫學觀念在當時帶給美國及國際醫學與營養學界，甚至美國人民極大的震撼，然而之後卻沒有多少人重視。

日本分子矯正醫學專家丹羽芳男博士對分子矯正醫學有很好的定義：「細胞分子矯正醫學就是充份供應人體細胞進行正常代謝作用時所需的營養素與氧氣，進一步使意識趨於安定，身心趨於平衡，藉此增加人體自然治癒力來防治疾病的一種醫學。」

「細胞分子矯正醫學」道理其實很簡單，在任何有關細胞生理學的書上都會提到，細胞每天獨立地在進行新陳代謝，它們透過血液與荷爾蒙來保持彼此間的關係。基本上，如果能充分供給細胞所需的營養與氧氣，細胞就能保持健康而各司所職，分泌或接受荷爾蒙與神經訊息，使身體器官正常運作。再簡單的說，「把細胞養健康，人體就健康」，也就不會生病了。

新加坡國立大學生物化學系主任貝烈煒教授多年來專注研究「分子營養學」[129]，他說分子營養學是通過研究食物中的不同分子的功能，以瞭解不同食物對人體基因所產生的影響。

---

128 http://www.damesun.com/?p=197

129 http://bioinfo.nchc.org.tw/modules.php?name=News&file=article&sid=447

過去營養學家一向都是根據統計建議人們應該吸取多少的維生素A、C、E、鈣質、胡蘿蔔素等不同的營養。但是，不同國家的營養學家卻往往出現不同的結論。

此外，體格和生活習慣也會影響一個人的營養需要。例如，吸菸者就比常人需要更多的維生素C。這種種的差別使得不少人對營養學家的建議感到懷疑。有人會說：「我爺爺抽菸抽了幾十年，也都沒事。」或者「我的父親從來不吃水果蔬菜，而且經常喝酒，也都沒事。」

對於此種說法，貝烈煒教授解釋，最大的可能是這些人的「基因中的成分」決定他們天生不容易患上癌症。如果我們可以通過基因檢查知道這個人比較容易罹患癌症，這時再勸他戒菸，或吸取更多維生素C，他就會比較相信這些勸告是對他有利的。貝教授相信，在不久的將來，醫生可以在為人們進行身體基因檢查後，從而精確地推斷，基因中缺乏某些營養的人，需要吃些什麼來進補，因為疾病往往和他們吃的東西有關。

他強調，掌握了這項技術後，科學家就能用來研製出特別有營養的基因機轉食品。例如印尼人的飲食習慣導致他們缺乏維生素A，科學家就可以種些含有較多維生素A的稻米，讓他們光吃飯，就能吸取到足夠的維生素A。又比方，有的食物很可口，但是吃多了卻容易發胖，科學家就可以改良這些食物，讓它們保留原味，讓人們吃了後卻不會將食物中的脂肪存入體內。

在2001年初，我在網路搜尋到「Orthomolecular Medicine分子矯正醫學」時，就直覺認為這才是正確的健康之道，也從此孜孜投入研究，不過經過多年實證與整合，我將「分子矯正醫學」與下一節要講的「營養醫學（營養藥學）」，合稱「細胞分子矯正營養醫學Orthomolecular Nutraceutical」，用這樣的學理來建構超完美健康科學理論與實踐方法，提供適合每個人不同病況的高劑量天然活性營養調理配方，已經協助很多「用心相信」的病人回復健康的身體。

五、美國狄菲立醫師的營養藥學

美國醫學創新基金會主席狄菲立博士（Dr. Stephen DeFelice）[130]，也是美國國立衛生研究院內分泌學、糖尿病和代謝性疾病研究員，美國國家衛生研究院院士。

40年前，狄菲立醫師出版《Drug Discovery: the Pending Crisis（藥物發現：懸而未決的危機）》就提醒大眾要注意現代藥物的危機。他也在上世紀80年代，看到美國市售營養品充斥，美國人每年花費數百億在購買各式各樣營養品，但是這些營養品只能提供最基本的營養補充而已，根本沒有實質上預防疾病、維持健康的功效。

狄菲立博士於是在1989年提出Nutraceutical這個名詞，係由「營養nutrition」的字首與「藥物pharmaceutical」的字尾組成，他定義Nutraceutical是[131]：

取自食物或食物的一部分，可以做為飲食補充劑，具有醫療或健康益處，包括疾病的預防和治療。

這個英文新詞按照字面譯成中文是「營養藥物」，也就是說具有西藥療效的營養食品，台灣一般譯為「營養醫學」，本書認為用「營養藥」應該更傳神，但為表述方便只好混用。

狄菲立醫師個人網頁說[132]：「我們要如何避免在醫院裡受照護，而是用真正的醫療方法來解決人們的疾病困擾，擁抱健康。」

---

130 http://www.fimdofolico.org/p2385.html

131 http://www.nutraceuticalsworld.com/contents/view_health-e-insights/2011-10-28/an-interview-with-dr-stephen-defelice.

132 http://doctordefelice.com/

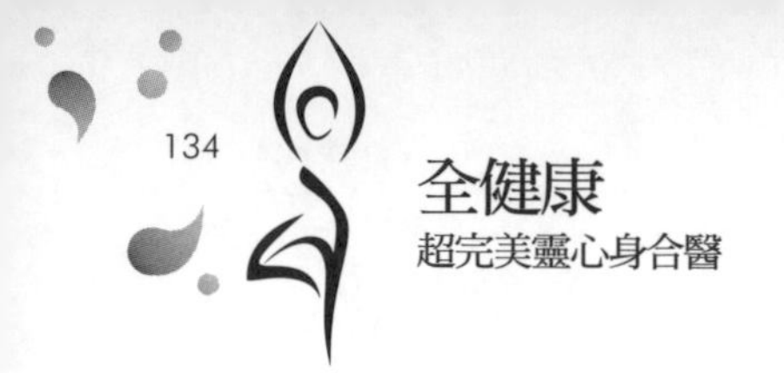

西方有關Nutraceutical的網站非常多[133]，一般認為在疾病治療時加上「營養藥」會提高療癒效果。如果依照市面所言「We really are what we eat（吃什麼像什麼）」，在吃不夠營養時，就必須食用藥品等級的營養保健品來做為細胞DNA修復和維護的補充品了[134]。

1989年美國政府定義Nutraceutical為：「利用食物中的成分來做為無副作用的醫學及健康用途，包括疾病的預防及治療。」後來這個名詞被收錄在牛津英語辭典裡。

美國克里門營養醫學中心（Clement Nutraceutical Center）的使命為：「使營養藥保健品成為美國主流醫療保健的一個組成部分，並提供一個基礎與應用研究、臨床試驗、重要計畫的環境。」[135]

加拿大政府於1996年定義Nutraceutical為：「萃取或純化自食物之營養產品，以醫藥的型態供應，具有預防慢性疾病及保護的功效。」他們認為，營養藥與功能醫學沒有法律上的區別。

以上所有定義，都提到「來自食物」的成分，這非常重要，也在告訴我們必須使用天然蔬果為原料的「營養藥」才符合食用條件。結論是，市面上一般販售的營養食品大多數為化學原料合成的，不具備營養藥的資格，也必須提防一般營養品公司用「Nutraceutical營養醫學」名義在銷售不具資格的營養品。

2005年8月的美國眾議院報告裡，就以「A Nutraceutical a day may keep the doctor away（每天一粒營養藥，就讓醫生離開我）」為題，指出有越來越多的消費者轉向食用營養藥補充品來改善藥品失效的狀況。[136]

---

133 http://www.clemson.edu/NNC/what_are_nutra.html
134 http://www.longevitymedspa.com/neutraceuticals.php
135 http://www.clemson.edu/NNC/index.html
136 http://www.ncbi.nlm.nih.gov/pmc/articles/PMC1369156/

印度人、埃及人、中國人和蘇美人是世界上少數早就把食物視為藥物的文明[137]。世界公認古希臘醫學之父希波克拉底（公元前460～370）早就說過：「食物就是藥物（Let food be thy medicine.）」。因此，取自天然食物精華的治療級營養食品也才是能夠讓弱勢細胞轉為強大的食物，這就是讓身體自然健康的新營養醫學。

狄菲立醫師的主要理念也是多攝取天然的有治療效果的維生素、礦物質、Q10、脂肪酸。

六、營養治療必成為未來主流醫學

近20年以來，歐美醫學界開始重視「輔助與替代醫學（complementary and alternative medicine）」，也證實輔助與替代醫學對身體回復健康有很大幫助。這也是我10多年來運用來幫助病友的學理與方法，而且證明相當成功。

不過，我經常交待病人，大前題是必須配合西醫治療，絕對不能宣稱不要去給西醫診斷，只吃他們的東西就能把腫瘤治好。這是必須慎思明辨的。

我的理論是：西醫的治療若是占50%成功率，加上植物精華的量子營養等級的分子矯正營養醫學天然食品能夠再提升30～50%成功率，那就可以將成功率提高到80～100%，絕對是好事。所以病人來找我時，我都會問：「醫生怎麼說？」因為我要知道西醫的診斷狀況，然後才依據營養治療醫學的學理，提供病人最適合而且最佳的營養攝取建議。

高雄韓大夫診所韓天木醫師就是知道營養重要性的自然醫學醫師，他說：「除藥物外，營養更被重視，這種營養的知識與一般營養師所講的完全不同，是有治療疾病觀念的營養學，不只單純的說要均衡營養最低要求量而

---

137 Wildman, Robert E. C., ed. (2001). *Handbook of Nutraceutical and Functional Foods* (1st ed.). CRC Series in Modern Nutrition. ISBN 0-8493-8734-5

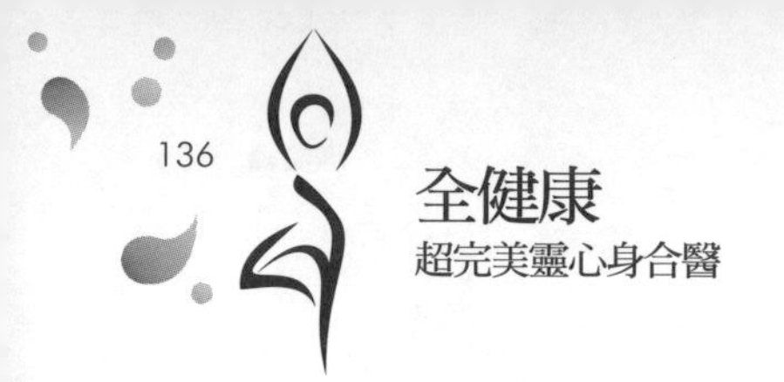

已，而是要知道有些文明病是與何種營養素有密切的關係，而加強矯正平衡。」

他又說：「當我碰到患憂鬱症的病人，可能會加強維生素B群的補充，再配合心靈的整合，不見得只有吃百憂解一途。碰到糖尿病的病人，則補充鉻、鋅、泛酸等營養素，配合衛生教育，而不以降血糖藥為優先，這才是真正的營養醫學。」

這樣的醫師才是良醫，不用藥而改用營養素來治療疾病，將是當今前瞻的趨勢。不過在提到「營養治療」四個字時，不少人會懷疑地問：「營養品怎麼治病呀？」這就是美國醫藥產業長期透過不內行的政府官員，灌輸給世人的錯誤觀念。

通常我都這樣反問：「西藥發明至今不超過兩百年，在這之前的醫師，有誰用西藥來治病的？」古代醫學一向都有「食補」的方法，這就是「加強營養補充」觀念。古人認為運用食物營養來調理身體機能，比藉用藥物強行介入要適合人體。

美國華盛頓大學早就有Nutritional Therapy（營養治療）的正式課程，此觀念也在歐美受到重視，而且有很多研究文獻，一些以往被認為是慢性醫療的營養調理也被拿來當作對付急症的積極工具。國際醫界已經知道針對不同疾病設計不同的營養處方，不僅是重要的而且又特別是首要關注的部分，在慢性病的照顧上，如糖尿病、高血壓，飲食等都很重要。

不過，台灣的醫師都不會做此種營養調理，如果癌症病人不能正常飲食，醫師也不知該如何讓病人達到營養標準，而且癌症病人的營養必須顧及基本生理需求，其次要避免會加重失能器官負擔的食物或營養劑。

現代營養治療大師韋默博士（Dr. Douglas W. Wilmore）[138]提出新的營養治療方向：

---

138 http://www.accord3.com/docs/GM-Pesticides/team/Doug%20Wilmore%20cv.pdf

1.要儘量經胃腸道給予營養；

2.要減少多餘的熱量攝取；

3.個別補充營養素，不要一味提供高熱量食品；

4.給予營養品要當做藥品一樣小心，發揮它的功能；

5.給予微量元素來提高三大營養素的效能；

6.手術前建立完整的營養支持。

這也是我多年來提供給癌症病人的營養支持的基本原則，必須詳細詢問病人疾病狀況、飲食習慣、醫師所言之後，方能針對不同的病人為他們量身訂做細胞分子矯正營養醫學食用配方，才能達到最佳效果。這涉及深奧的細胞分子矯正營養醫學的學問，不是坊間一般營養品銷售人員有能力做到的。

經過這麼多年的實踐，讓我興起開授「培養現代藥師佛」的專業師徒制課程，讓更多人能夠依此創業，協助眾多病人健康。

七、大陸已經設立營養科學研究所

2002年4月，上海生命科學院舉辦了「營養科學國際學術研討會」[139]。次年12月又舉辦為期兩天的「上海營養與健康國際學術研討會」，會議邀請了美國康奈爾大學、哈佛大學、中國疾病預防控制中心、上海疾病預防控制中心、上海市營養學會、上海第二醫科大學、復旦大學、中國科學院上海生命科學研究院等單位100多位元國內外知名營養科學專家出席。[140]

這些著名營養科學家們在會議上呼籲：「靠藥物治病實屬被動之舉，應該學會科學地吃，『用營養預防疾病』。」他們說，人類會患上各種癌症，三成以上是吃出來的。」

139 http://www.nutrition.ac.cn/new.asp?id=1027

140 http://www.nutrition.ac.cn/new.asp?id=1030

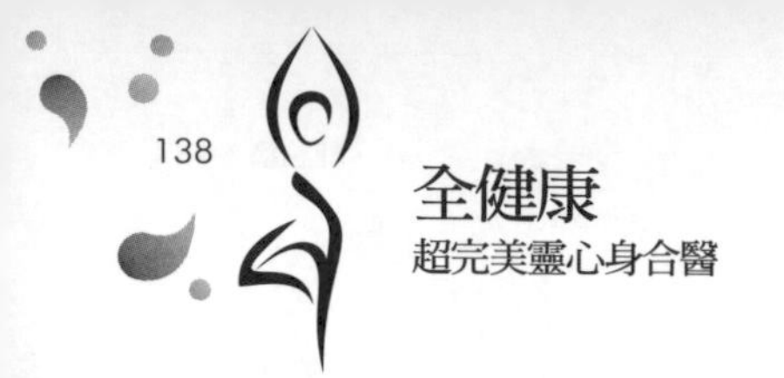

在中國中西部地區，兒童、婦女、老人這三種人群的營養不良狀況較為嚴重。但在上海等沿海大城市，肥胖、糖尿病、心血管疾病、腫瘤等疾病的發病率迅速上升，其中糖尿病和心血管疾病的發病率居中國第一。

上海一項調查研究也顯示，20歲以上人群中，近20%患有肥胖、高血壓、糖尿病等與營養失衡相關的新陳代謝方面的疾病。

中國科學院副院長陳竺院士表示，中國傳統醫學宣導「上醫治未病」，也就是說好的醫生應該幫助病人預防疾病，「靠藥物治病是痛苦的最後一招，而靠飲食營養預防疾病是愉快的干預。」

這裡所說的用「營養治病」不是傳統教科書教的食品營養學，因為傳統的食品營養學只注重膳食結構，以及食物攝入量與人體健康的關係。但隨著基因時代的到來，科學發現飲食成分與個體基因表達、細胞代謝緊密相關。也就是說吃同樣的食物，東方人和西方人對營養素的反應不同，而不同人種的代謝類型也不同，對疾病的易感性也不相同。如肥胖，西方人一般是全身肥胖，中國人則多是腹部肥胖。

根據醫學研究，大腹便便者更易患高血壓等疾病。但目前中國或台灣所使用的營養狀況評價指標，仍然沿用西方的研究結果，沒有充分考慮種族遺傳、地理環境等特定因素的影響。

我們堅定相信「營養治療」將會取代「藥物治療」，但深入理解這一門學問的人不多，如果現在的西醫師能夠在「營養醫學（營養藥學）」這一塊下功夫，將開藥改為開天然營養品，就能夠成為先進的「營養醫師」，必能開創健康新局。

中國科學院於2003年初在上海生命科學研究院裡增設營養科學研究所[141]，其目標為：利用分子生物學和細胞生物學等手段，進行營養科學基礎研究，同時推動功能食品的研製和產業化，讓老百姓吃得好，又遠離疾病。

---

141 http://www.nutrition.ac.cn/cp4-2.asp

當我於2004年看到這一則報導時，非常興奮，正與我多年來的研究與推動方向完全相同。這麼多年來，冥冥中，我始終知道這個方向是對的，也孜孜地默默地研究與推廣，竟然和中國科學院上海營養科學研究所有相同的理念，感到非常心慰。不過也相當遺憾，在台灣，看不到多少人在這方面下功夫，推廣自然療法的人也普遍不懂。

我們來看看該所的研究工作，主要在「基礎理論研究」和「營養與疾病的防治」兩方面。

營養與健康的基礎理論研究，重點領域集中在分子與細胞水準的營養學研究，包括：（1）營養與基因的表達調控；（2）營養與細胞的發育、分化、生長；（3）營養與細胞的信號傳導；（4）營養與細胞的能量代謝；（5）營養與功能基因組、蛋白質組研究。

而在營養與疾病的診斷治療方面，重點領域放在：（1）營養與癌症；（2）營養與中老年性疾病（心血管病、糖尿病、骨質疏鬆等）的相互關係；（3）兒童營養與疾病、營養與生長發育的關係；（4）營養與肥胖及基因的關係；（5）營養與代謝性疾病及免疫性疾病的關係；（6）營養與外界壓力引起的疾病的關係。

由以上可以看出所有疾病都與營養有關，這麼多年來我也一直在思考與研究「營養與健康」的關係，因為人「不是靠吃藥長大的，是靠營養長大的」，營養的作用是在把每個細胞養健康，因此研究就必須進入到細胞層次，甚至分子層次。

該所也於2012年11月舉辦「第一屆中國生物微量元素大會」[142]，大會主題分為「微量元素代謝機制、微量元素代謝紊亂與神經疾病、微量元素代謝紊亂與其他疾病、微量元素代謝方法學研究、生物金屬的藥理毒理學、微量元素與醫學以及青年科學家論壇」八個專題，約30位專家就各自的研究領域

142 http://www.nutrition.ac.cn/new.asp?id=2283

做了專題報告，共有150多位學者參與探討與交流。

我不厭其煩地引述大陸的營養科學發展狀況，旨在讓台灣人知道對岸在營養科學方面的研究與成果不容忽略，這也顯示出台灣在營養科學與營養醫學方面實在落後太多。

總之，人類本來是可以從三餐食物中獲取均衡的維生素、礦物質及其他營養素。可是，在現代緊張的生活裡，由於一些人缺失的飲食習慣，以及貧瘠土地種植出來沒有營養素的蔬果，加上大量飼料養殖的無營養肉類，使得我們想攝取均衡飲食的希望變得遙不可及，導致大家的營養嚴重失衡，疾病叢生，加上長期以來營養量的攝取低於預防疾病的需求標準，所以現代人多病，其來有自呀。

八、美國輔助與整合健康中心的項目

美國衛生研究院（NIH）下設有「國立輔助與整合健康中心（NCCIH）」[143]，是聯邦政府對於輔助和整合保健方法的科學研究領導機構。他們在2012年做過一次全國性健康調查，調查了34,525位成人及10,218位孩童，以及100位療法師。調查發現：

1.在2012年使用輔助療法的美國成年人有33.2%，這與2007年的35.5%和2002的32.3%相接近。

2.4～17歲間的兒童有11.6%使用補充療法，2007年是12.0%。

3.2012年、2007年和2002年，最常用的是天然營養品（膳食補充劑如維生素和礦物質）。17.7%的成人和4.9%介於4～17歲的兒童都經常食用天然的營養食品。

143 NCCIH原本稱為「輔助與替代醫學中心（NCCAM，National Center for Complementary and Alternative Medicine）」，不知何時改為National Center for Complementary and Integrative Health？據旅美中醫師表示是遭受醫藥產業的壓力，去掉「醫學」兩字。

所以現在美國國立輔助與整合健康中心的項目分類為[144]：

1.天然製品（Natural products）

包括多種產品，如各種草藥（也稱為植物素botanicals）、維生素、礦物質、益生菌和其他天然製品做特殊攝取的療法。

在過去NCCAM時期的定義裡，在櫃檯銷售的一般膳食補充品，如滿足每天最低要求的多種維生素，或促進骨骼健康的鈣營養品，並不被認為是輔助與替代醫學產品。但是改為NCCIH之後卻寫出這樣的句子：「以及一般銷售的膳食補充劑。」[145]

2.心身操作（Mind-body Practice）

是以整體健康的方法探討心理mind、身體body和精神spirit三者間的相互作用，前提是認定心理可以影響身體的功能和症狀，心理可以促進健康。項目包括瑜伽、整脊、整骨、冥想、按摩、針灸、放鬆技巧、太極、氣功、觸療、催眠、運動療法等。特徵是操控身體部位的動作，主要側重於身體結構和系統，包括骨骼、關節、軟組織、循環系統和淋巴系統。

3.其他輔助健康方法（Other Complementary Health Approaches）

存在於不同的文化和傳統裡，具有完整的理論系統和實踐經驗，但西方常規醫學比較難以理解。包括古代的傳統療法、印度阿育吠陀醫學、傳統中華醫藥，以及近代的順勢療法和自然療法。

必須注意的是美國，美國國立輔助與整合健康中心並沒有列入「飲食療法」，如市面上流行的水果療法、生機飲食、長壽飲食法、沖繩飲食、蛋奶素、素食、低脂飲食、低碳水化合物飲食等等。或許從嚴格的觀點來說，這

144 https://nccih.nih.gov/health/whatiscam#term

145 在NCCAM時期「天然製品」這一項的最後一句有註明「不過很多在櫃台銷售的膳食補充品are not thought of as CAM」，或許是美國營養品大廠施壓，才改為現在文句。

些只是日常應該注意的飲食習慣而已，不能稱之為療法。

因此依照美國國立輔助與整合健康中心的主要理念，在生物面身體上要多攝取：有用的草本、維生素、礦物質、益生菌。在心理面要多做瑜伽、整脊、冥想、按摩、針灸、放鬆、太極、氣功等。

這也是本書整體的生物面、心理面、靈性面的操作法的架構。

九、美國馬歇爾博士的量子營養效應

2011年10月17～19日馬歇爾博士（Dr. Robert J. Marshall）在國際生物能大會上發表「量子營養效應（The Quantum Nutrition Effect）」論文，提出「具有量子態品質（Quantum-State Quality）的植物營養素，才能使身體器官和腺體達到理想的細胞共振（cellular resonance），從而幫助實現健康質量上的大飛躍。」[146]

這是一個畫時代的新理論，是一般營養學無法想像的新境界。馬歇爾博士有三個重要新觀念必須介紹，方能了解其內涵：

1.量子態植物營養素（Quantum-State Phytonutrients）

「量子態植物營養素」是指能讓身體恢復和維持理想的細胞共振的營養素，必須是以天然蔬果為原料，不能是用化學原料合成的營養品。

美國曾經對5000種以上不同的市售營養品做研究，符合理想的共振頻率的營養素（包括植物、草藥、微生物菌群等）不到1%。《美國營養醫學會刊（Journal of the American Nutraceutical Association）》1999年冬季號的一篇研究指出[147]，從一般健康食品商店隨機測試的196種維他命補充劑，只有5種是無毒且有效的，其他191種產品（約97%）是有毒的、或是無效的、或既有

146 http://www.qnhshop.com/Quantum-Nutrition-Effect-QNHshop.com.html
147 An In Vitro Screening Study of 196 Natural Products for Toxicity and Efficacy（196天然產物的毒性和藥效體外篩選研究），http://enaonline.org/files/artikel/165/jana_vol_2_1.pdf

毒又無效。

因此研究估計營養品市場上最多只有2%的營養品值得購買。所以，食用一般市售營養品無法帶來真正的健康，反而有害。

2.細胞共振（cellular resonance）

過去15年來分子細胞學的研究表明，我們身體裡億萬個細胞不只是生物態結構，更為重要的是有一個「理想共振頻率」，能夠產生「細胞共振效應」的營養品對細胞才有幫助，所以這個發現也就解答了很多人的疑惑：「為什麼有些病人可以迅速恢復健康，其他人就不行？」

這一發現揭示了細胞的「理想共振頻率」是可以透過「食用具有共振頻率的營養素」來恢復健康。因為細胞要的不止是「有形的營養因子」，同時也需要營養素中「無形的諧振頻率」。所以，若是食用品質差的營養品（合成的、缺乏活性的、含有化學添加劑的），就會挫傷細胞的諧振頻率，細胞反而變差變弱，最後導致生病。

研究又得知，複方的營養素協同效應遠大於單方總和的2～100倍以上，這就是營養素之間量子效應的發揮。因此現在大家可以用此種新的量子營養效應理論來檢視營養品的好壞。如果是具有量子態的天然營養素，能讓細胞吸收此種物質的營養，以及營養素的共振頻率，能夠讓細胞充滿活力，活得更久，便是好的營養品。而能使細胞達到理想共振頻率的唯一來源，就是天然原料的營養素。

這樣的新研究結論，印證了中藥一向講究「複方」是正確的，而且在這複方中又包含「君臣佐使」的功效，這種前瞻了數千年的中藥理論遠比只用單方的西藥要進步。

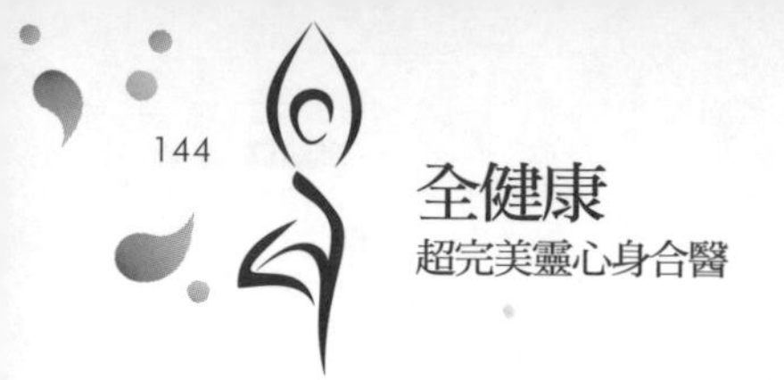

3.光場（Light field）

1939年，前蘇聯電子工程師克里安與妻子范倫緹娜（Semyon Kirlian，Valentina）[148]意外發現以一個能產生15,000～100,000伏特高電壓低電流高頻率的設備，把一個物體，例如一個人的手掌，放在感光乳膠上，所拍攝的照片會產生一團光暈，能顯示物體與人體電磁場的能量放射狀態。

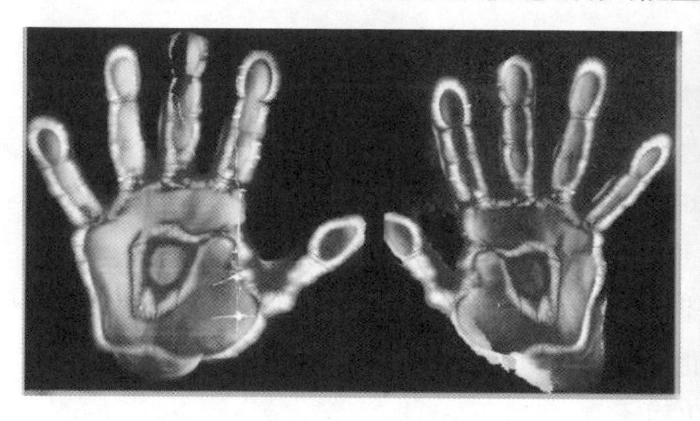

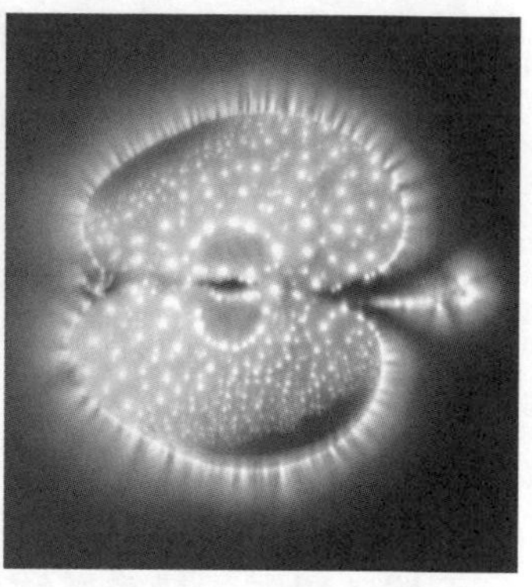

這就是已經成為科學界公認的Kirlian Photography（克里安照相術）[149]。這種技術也有很多不同稱呼，如electrophotography（電子照相）、corona discharge photography（CDP，電暈放電攝影）、bioelectrography（生物電子攝影）、gas discharge visualization（GDV，氣體放電可視化），在俄羅斯乾脆就稱為Kirlianography（克氏攝影）[150]。

---

148 https://en.wikipedia.org/wiki/Kirlian_photography

149 克里安當時認為照片上呈現的光暈是由生物能場所造成，而這種技術能捕捉到被攝物的生命能量狀態。不過現在一般相信，克里安拍攝到的僅是人和物體最基本的能量場，即乙太體，而人體週邊尚有更高層次的能量體。只要在搜尋網頁鍵入「Kirlian Photography」，就可以看到極多圖片。

150 https://en.wikipedia.org/wiki/Kirlian_photography

克里安照相術提供了檢查「量子能量」效果的最佳方法，科學家發現越是具有「天然活性」的營養品顯示出更多的能量，而越「死」的化學營養品只有很微弱少的能量，因此也揭示了「量子態營養品」與「化學營養品」發光模式的不同。

德國Kaiserslautern大學生物物理學家波卜博士（Fritz-Alpert Popp）[151]及其他單位進行的突破性實驗，已經證明了健康的細胞會釋放出「光」，這不是肉眼可見的光，而是用高精密光學設備才能量測出來的光譜。

德國這一項新研究顯示，食用化學合成的或品質差的營養素，開始吃的時候會刺激細胞的DNA，因此會讓食用者感覺「有效」。然而研究表明，初始刺激後的細胞DNA，大約三個月後就沒有感覺，因為化學營養品的無效性與毒性，會使細胞惡化得更快，反而造成日後更大疾病。這也就是很多常吃化學合成營養品的人都有的經驗。

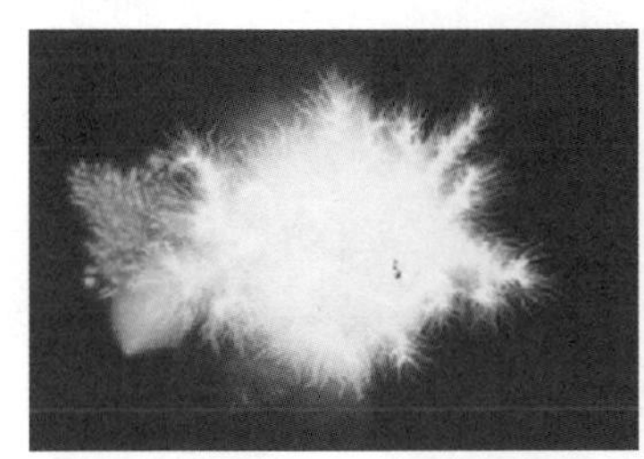
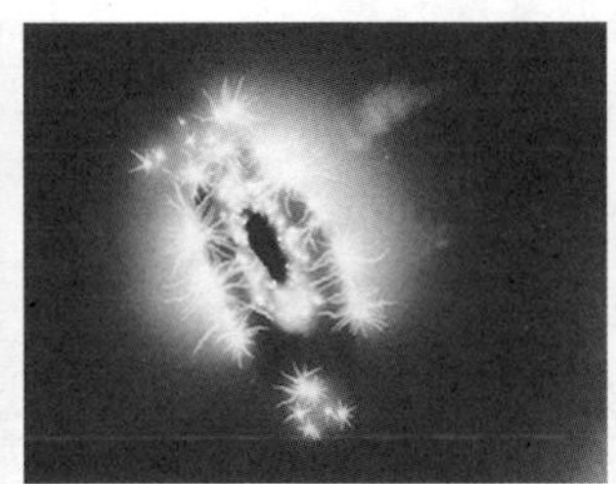
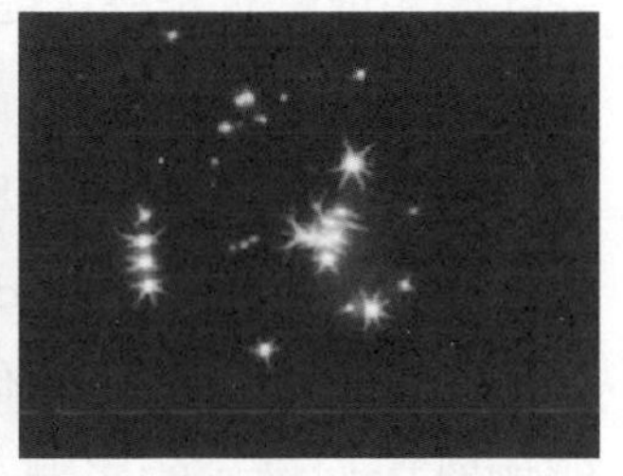

上左圖是具有活性量子態的100%純植物膠囊複方維生素，光場很強。

左中圖是一種全食物濃縮的螯合型複方維生素，光場稍為弱一些。

上右圖是美國藥典（USP）中所列全球銷售最多的號稱天然的維生素，事實上是化學合成的不具活性的物質，光場很弱。[152]

---

151 https://de.wikipedia.org/wiki/Fritz-Albert_Popp

152 圖片來源http://radiantlightnutrition.com/images/products/web3/nckirlean.gif

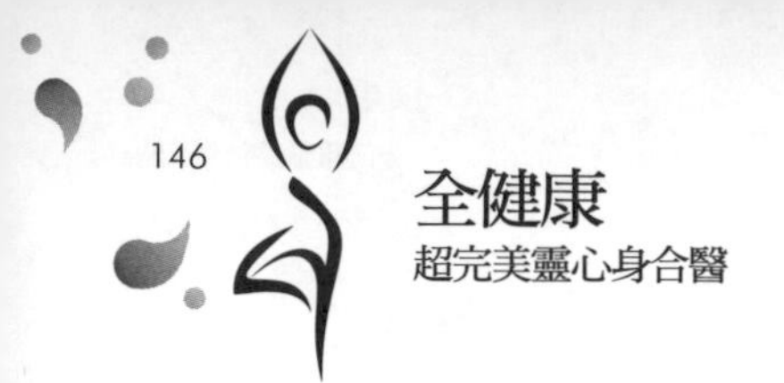

量子營養實驗室（Quantum Nutrition Labs）呼籲「停止垃圾，邁向量子（Stop the Junk － Go Quantum）」，就是在呼籲大家不要再吃垃圾營養品了，他們指出目前一般人每日食用的維他命都是化學合成的，或是單一成分的，都是在工廠裡用不良原料造出來的，人體吸收利用率很低，長期食用的話，會使人老化更快並產生更多問題。[153]

十、市售大多數營養品的真相

美國自然醫學名家、世界著名的希波克拉底健康研究所所長克里門博士（Dr. Brian R. Clement），積極投入研究、指導、督察、授課和實際做到營養品調查工作達40年，還接受希臘、印度、愛爾蘭、瑞士和丹麥等政府委託，組成機構指導保健方案。

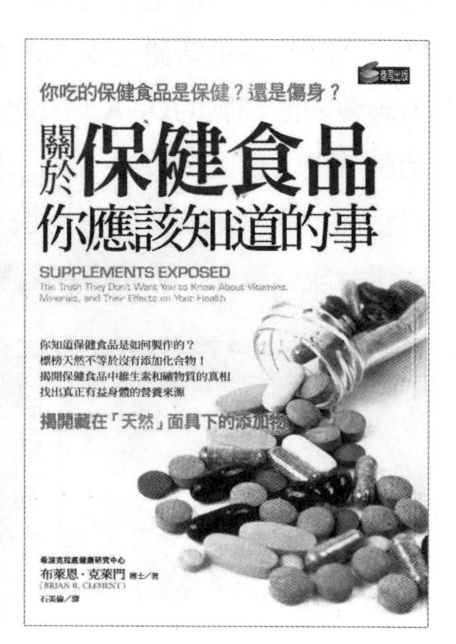

他的著作《Supplements Exposed: The Truth They Don't Want You to Know About Vitamins, Minerals, and Their Effects on Your Health營養品的真相：他們不想讓你知道關於維他命、礦物質對你健康的影響（台灣書名《關於保健食品你應該知道的事》），書中說：[154]

153 http://www.qnlabs.com/store/
154 http://www.amazon.com/Supplements-Exposed-Vitamins-Minerals-Effects/dp/1601630905/ref=sr_1_1?ie=UTF8&qid=1433150085&sr=8-1&keywords=Supplements-Exposed

你吃的保健食品是保健，還是傷身？你知道保健食品是如何製作的？

標榜天然不等於沒有添加化合物！

多數營養劑都是由藥廠製作，反而毒害人體；大多數的化學合成維他命是來自石油萃取物、煤炭瀝青衍生物，這些當然是天然的。

幾乎所有對醫療和人體健康的研究，都採用合成的營養物質作分析，實驗結果的正確性令人懷疑。

天然植物提煉的與化學合成的營養品有很大差異，對人體的影響也不同。

人造維他命的蓬勃發展是因為成本非常便宜，更糟糕的是美國的標準很低，大多數號稱天然食品者是將10%的天然植物原料混合化學合成維他命，就可以宣稱他們的產品是天然的。

也就是說，美國FDA規定營養品只要含有10%以上天然蔬果原料，就可以合法地號稱nature，不用管其他90%是化學原料合成的。當然他們可以大言不慚地說90%石化副產品本來就是天然的石油，不是人工製造的。

以維生素C為例，人工化學合成的過程，是先將葡萄糖經過發酵後再加入丙酮、氯、氫氧化鈉等化學反應，最後經過酸性催化重組而成抗壞血酸。書中說：

超過95%的抗壞血酸產品，僅僅是一個模仿天然抗壞血酸的化學副本，本身也只是真正維生素C結構中的一小部分。

真正的維生素C只能從完整的全食物結構而來。

大多數的抗壞血酸都是由世界上少數幾家規模最大的藥廠所生產，使用原料通常是發酵後的玉米澱粉、玉米糖和揮發酸。

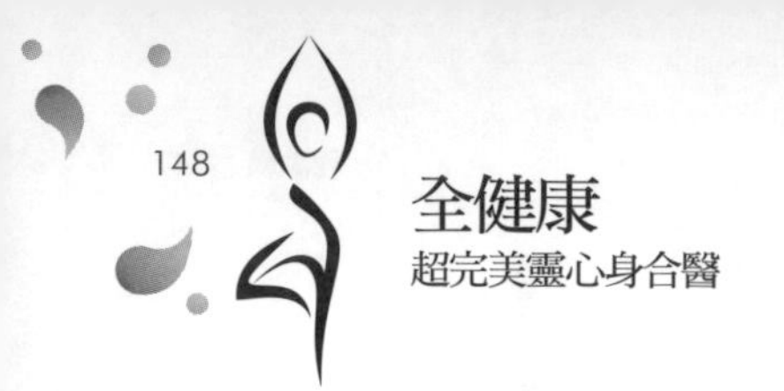

書中又說：「美國的維生素製造公司都是向中國這些藥廠購買大量抗壞血酸，然後用自己的配方加工、上標籤，再打出各自的藥效宣傳口號。」[155]

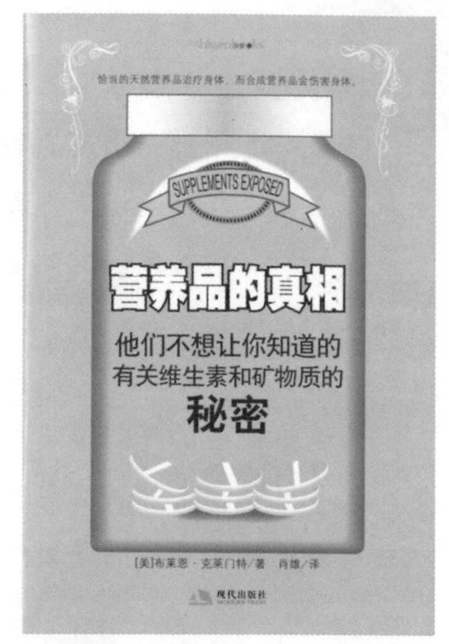

這些論點已經越來越被營養學界接受。這是克里門博士在諸多醫學貢獻中他自己最自豪的，就是《營養品的真相》一書打開千百萬人的視野，保護他們遠離大部分由這些藥丸和藥水所帶來的不良影響。[156]

因此，具備量子營養效應的食物型態營養品，在當前紛亂的保健食品市場中，益顯得重要。這也是我10多年來一直堅持的理想與推動的自然醫學健康教育理念，因為，要健康絕對不能食用石化原料製成的營養品，期望更多人能夠從營養品迷思中覺醒。

十一、易學易行的可操作項目

綜合以上各節健康學理，我們可以整理出「易學易行」的作法，但是在此必須先提出兩個重要的前提觀念：

1.「自然療法」不全然等於「自然醫學」

自然療法是單一療法的操作，各療法之間並沒有共通的診斷法及治療法，各有各的有效性，也各有各的局限性，無法做到全然的地步，而且有時安全性也受到質疑。

---

155 作者布萊恩克雷門（Brian R. Clement, PhD），為自然醫學博士，他是保健食品在預防及復元效果上的分子矯正專家。他還接受多國政府委託，組成機構指導保健方案。在他的諸多貢獻中，最自豪的就是這本書的出版。

156 http://www.books.com.tw/products/0010510381

所以必須認清，少數自然療法個案的成功不一定表示可以普遍適用於各個病人，而且有一些自然療法都被西方認為是不安全的。所以必須要慎選可行之自然醫學項目，而非籠統照收。

2.必須講究「整體性」的「全人醫學」

自古東方傳統醫學就是「整體性」，英文是Holistic，起源於希臘字holis，而holy神聖、heal治療、health健康等字詞都是從holism衍生出來的名詞。

近年來因西方醫學界開始反省時下對抗醫療的困境，逐漸轉向整合醫學（Integrated Medicine）的思考，因此有人用Holistic Medicine來表達，但我們認為用Wholistic Medicine更具有「全人醫學」的意義，也更符合東方醫學的特質。

套用前一篇所言：「中醫看的是生病的人，西醫看的是人生的病」，我們的目標是使「生病的人」健康，所以要以「全人」為出發點來看待疾病才是正確的方向與作法。

在此我們整理出易學易行的身心靈超完美健康可操作項目如下：

1.理論方面：將東方醫理與西方學說作融合

東方醫理包括中華傳統醫學、印度阿育吠陀、西藏醫學，也可加上蒙古醫學、伊斯蘭醫學。

西方學說就是歐美已經列入官方單位的輔助與替代醫學方法。

2.養身方面：以「天然製品」為基礎

天然製品的營養素必須符合「量子營養效應」的先決條件，具備「營養藥」所要求的品質，整合成「細胞分子矯正營養醫學」以及「大劑量維他命治療」所注重的營養素條件，基本上包括「必需胺基酸、必需脂肪酸、維生素、礦物質以及若干植物素」。

一般坊間店面銷售的營養品，並不符合這個條件，最好不要食用。

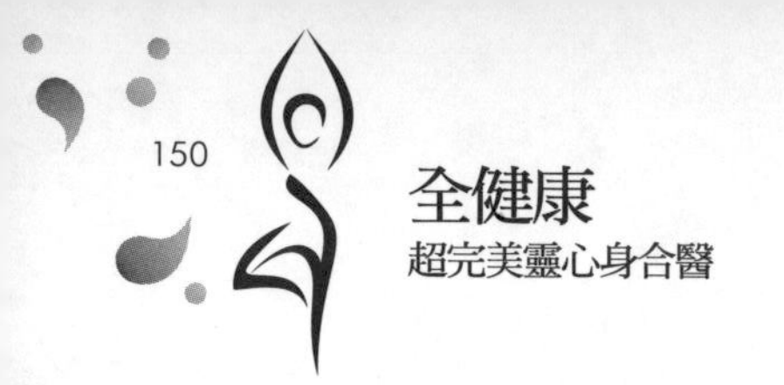

3.養心方面：以「心身醫學」為基礎

精油療法、推拿按摩、經絡理療三項是本書選取的物理性作法，因為它們都是世界公認的自然醫學項目，也是歐美現代醫學所承認的。

再加上「靜心冥想」，方能發揮「心靈——身體」相互作用的效果。

4.靈性方面：必須加上「靈性療癒」

這個主題最為重要，卻是現代西式醫療從未研究的項目。大家必須明瞭現行醫學定義「生命」只是在地球出生到死亡這一段而已，此種狹隘的「生命」觀點害慘了地球人。

事實上「生命」是不朽的，在地球出生之前、在地球死亡之後，所有人的靈魂都是存在的，所以必須了解要身體健康，必須從生死學的角度澈底明白「生命」的宇宙意義。

所以本書靈性面心法會解析佛學的末那識與阿賴耶識，並以生死學來詮釋生命真義，進而詳述靈性揚升的星際意義。

全健康

超完美靈心身合醫

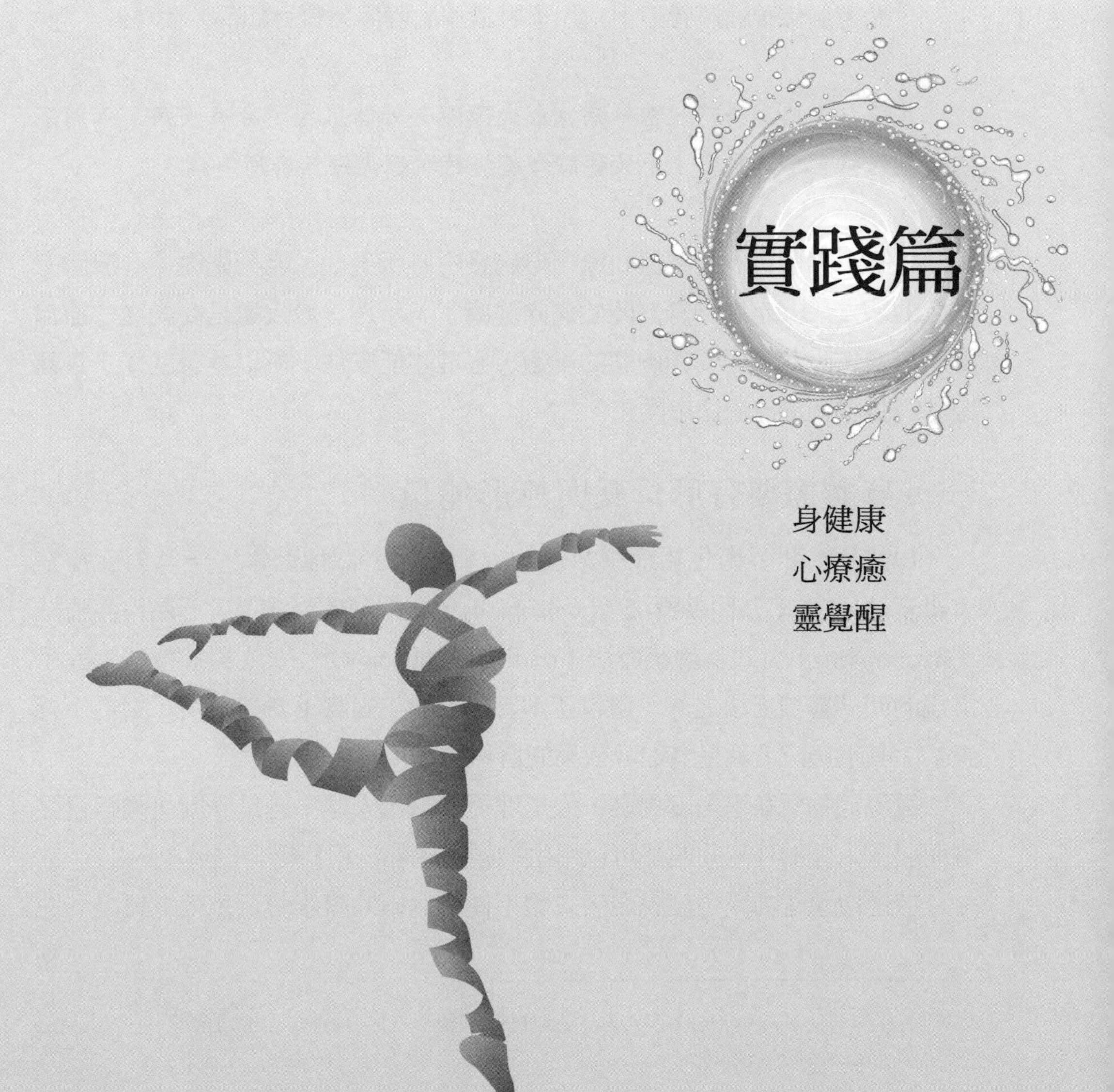

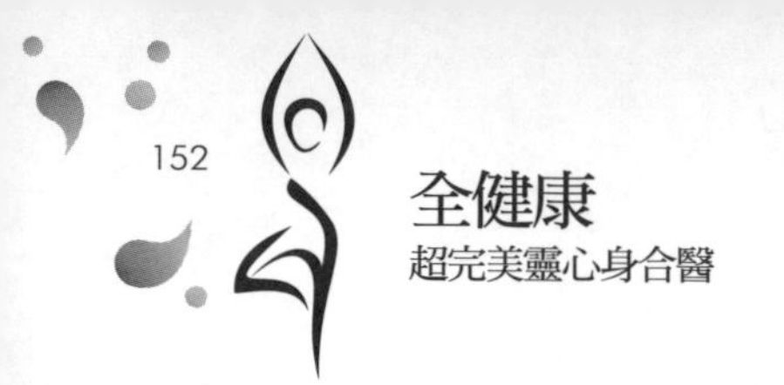

用心去做：身健康——生物面療癒法

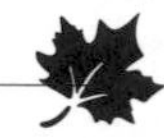

《大方廣佛華嚴經卷第十一入不思議解脫境界普賢行願品》說：

菩薩初學修菩提時，當知病為最大障礙，若諸眾生，身有疾病，心則不安，豈能修習諸波羅蜜？是故菩薩修菩提時，應先療治身所有疾。

由第一篇所言，大家都知道「疾病是由心所生」，能夠先從「心療癒」做起的朋友，一定感到身體開始邁向健康了，不過一般人還是要先從「療治身所有疾」做起，先安頓肉體的不適，心理才能安住，所以本書就從「身健康——生理面的療癒法」談起。

一、身體需要有形營養與無形能量

1997年，世界衛生組織稱21世紀人類會發展四種醫學，一為對症療法（allopathy）；二為順勢療法（homeopathy，又稱同類療法）；三為自然療法（naturopathy）；四為傳統療法（traditional therapy）[157]。「對症療法」除了常規的西式醫療方法之外，還包括本書提倡的「對身下營養」與「對心下營養」，其他後三者就是有加分效果的自然醫學項目。

從現代物質科學角度視之，人是理性動物，人體不過是一副血肉組合之軀而已，人體的任何問題都可以用生物觀點處理，用科學方法解決。

但是以量子力學角度視之，人體不僅是個極為複雜的巨系統，更是一連

157 http://www.who.int/whr/1997/en/index.html，The world health report 1997 - conquering suffering, enriching humanity。

串智慧電磁信號的組合，此信號可以連接宇宙，人類才是靈性的存有。

以「身心靈合醫學」理論視之，人體需要的營養素不只是來自食物中的基本巨量營養素（macro-nutrients）和微量營養素（micro-nutrients）而已，還必須有來自食物本身無形的「能量場（energy field）」，也就是能與細胞共振的頻率。

有形的營養素是在滋補我們的生物肉體，微妙的無形食物能量則是充實人體能量場的營養素，我們不但要注意有形的食物營養成分，更要重視無形的食物能量場的影響。

健康本身就是一種「身體」與「心靈」完整的旅程，兩者都需要得到正確滋養，若能夠凡事心存感恩，思想正面積極，傾聽心靈指引，身體自然邁向和諧健康的地步。若是只著重於物質性身體的健康，無視於心理與靈性的負面影響，必然無法達到完美健康的狀態。

我們也很期望西醫師們能夠體會生物能場、意識場、宇宙信息場在健康方面的重要，能學習分子矯正醫學、營養醫學、能量醫學，甚至靈性醫學，方能在既有的西式醫療道路上，開拓更佳的健康方法，造福更多人類。

二、最重要的觀念：用心

在此先針對前面幾篇的重點做個總結，希望大家用心認知、用心相信、用心執行，一定會達到完美健康的境界：

1.生病原因是：心靈與情緒、水與空氣汙染、營養不足、毒素太多。

2.在養身方面，要改善「營養不足」，必須整合前面理論篇介紹的德國布德維醫師提倡的「必需脂肪酸、陽光」，包林博士提倡的「大劑量營養素的分子矯正醫學——胺基酸、脂肪酸、維生素C、維生素、礦物質」、狄菲立博士提倡的「取自蔬果中的營養藥（營養醫學）」，以及美國國家輔助整合健康中心的「胺基酸、脂肪酸、維生素、礦物質、益生菌」，做最有效的運用。

3.必須注意，不可食用化學原料的營養品，也必須食用能夠符合馬歇爾博士的「量子營養效應」的天然蔬果營養品，方能真正健康。

以下所談的各項生理面療癒法是以「對因不對果」的治本方法著手，這是非常重要的基本條件。「一切來自你的心」，相信就會成功。

現就以人體需要的六種營養素分別說明之。[158]

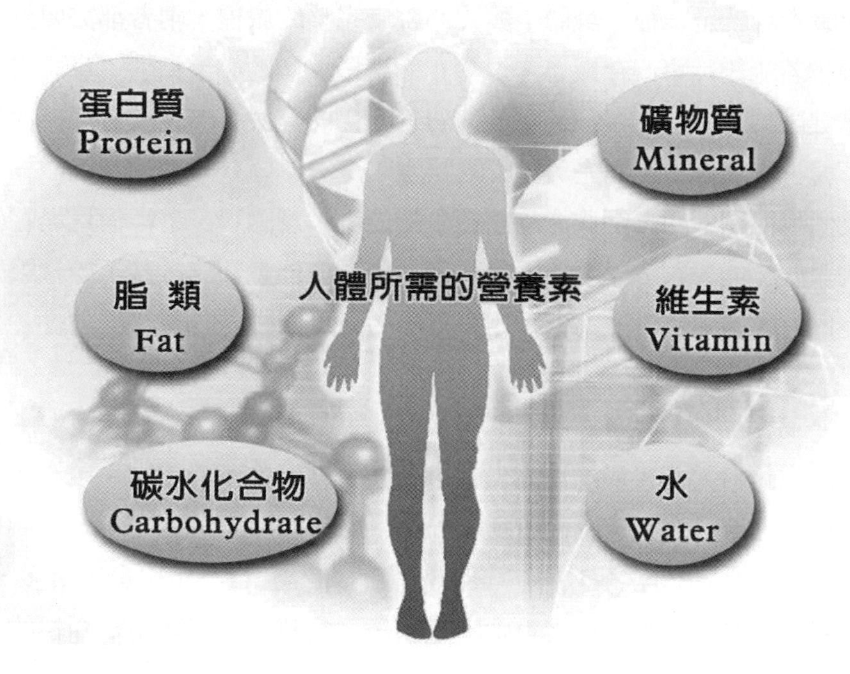

（繪圖：台灣全我中心）

158 近年有人將「水溶性纖維素」納入，當作人體需要的第七種營養素。

三、身健康第一步：喝對水

水為六大營養素中最基礎也最重要之營養素，每日能夠喝進天然無汙染的水是現代人最重要的課題。然而由於土地汙染、環境汙染導致水質汙染，成為人類生存面臨的大難關。因此，如何指導現代人喝好水，如何正確使用淨水設備，也是自然醫學不可忽略之主題。

人體約有70%是水，所以「喝對水」是健康的第一要件。不過現代人大多喝錯水，有些人喜歡喝各種飲料，含有過多的糖、色素等等，非常不利健康。另一方面，大家都安裝了不對的淨水機，造成大家不健康的因素之一。

要補身體先補水知識

教育系統從來沒有教我們正確的水知識，所以我經常說「要補身體，也補水知識」！看看環保署網站就知道：「目前，市面上販賣各式的飲用水設備之元件、單元或系統，其原理、功能、使用及維護方法不一而足，若沒有基本的正確認知，就直接設置飲用水設備，反而會飲用到有衛生安全疑慮的水。」

但是政府沒有告訴大家優良廠商的產品，每個家庭都不知如何選擇。因此10多年前，我就開始研究市面上各式飲水機，對各式濾水機、開飲機、濾心等做一番比較，甚至簡單的裝在水龍頭上的小小淨水頭也研究比較，發現問題一大堆，但是百姓都不知道。

因此我從學理角度分析在下方，請大家用心參考。

逆滲透水是科技用水，不是人體需要的水

先說逆滲透水（RO，reverse osmosis，大陸用「反滲透」）。有一個專門談《RO逆滲透》的網頁上明白寫著：「使用RO逆滲透在台灣很受歡迎，但卻是浪費水資源的幫兇……RO逆滲透過濾出來的水等於純水，不適合人體長期飲用……純水又稱之為窮水，是醫療洗腎用水等，並非飲用水……」[159]

---

159 http://amizlove.com/love0/love00/，而且還有三段視頻影片。

RO逆滲透法利用高科技滲透原理，有效去除99%水中總固體溶解質，純度高達1～10 ppm，原本是應用於海水淡化、洗腎血液透析用水、實驗室高純水。在國外很少有人會拿來當日常飲用水，可是台灣的業者卻拿來賣給家庭，用戶以為買到的是高科技的飲水設備，殊不知被誤導了。

因為RO水完全不含任何礦物質，人體需要的鈣、鉀和鎂統統不見了，而且是酸性純水，長期飲用會對人體造成血管疾病、心臟病、骨質疏鬆症。

有個香港水機網站也說：「就RO逆滲透所製造出來的純水，如果剛製造出來要達到生飲標準，應該是不成問題，但是，因RO製造的水量及速度，非常少而且慢，所以所有RO都要配一個壓力儲存桶，以儲存備用的水，但因儲存留置經過幾天後，桶內便孳生無法計算的細菌，且RO的水偏酸性，細菌又喜歡在弱酸性的環境中繁殖，所以適不適合生飲，就看您的智慧啦！建議，最好煮過再喝。」[160]

台灣環保署網站也指明逆滲透水不適飲用[161]：

目前在市面上蒸餾水頗受歡迎，蒸餾水顧名思義是經過蒸餾所得的「純水」，沒有一般水該有的礦物質，有人認為蒸餾水不含任何成分，長期飲用有營養失調之虞，而且也不能用於養花、養魚。

另外，目前市面上最暢銷的淨水器之一是「逆滲透飲水機」，這是採用薄膜，利用逆滲透原理，讓自來水由高濃度的一邊滲透至低濃度的一邊，由於薄膜相當緊密，孔隙很小，所有雜質、礦物質、有機物等均被濾除，因此，經逆滲透處理後之自來水已幾乎變成「純水」，沒有一般水該有的礦物質。

其實自來水中所含人體必要的微量元素，有必要把它去除掉嗎？例如：硒、鋅、鎳、銅、鈣、鎂、鐵、錳等，這些都是人體不可或缺的物質。甚至

---

160 http://www.enagic-hk.com/chi/qa2.html#q2
161 http://dws.epa.gov.tw/inform/infor03.htm

我們還要從蔬果食物中攝取鈣、鎂等礦物質呢！天生麗質的自來水，捨得把它處理成平淡無味、不含礦物質的純水嗎？

1977年，美國國家科學院經過9個國家50個研究團隊研究RO純水之後，認定：「純水無礦物質，使得心血管疾病發病與死亡率增加。因此在RO純水中加入適量的鉀、鎂、鈣、鉻，每年可使15萬人免於死亡」[162]，可見喝逆滲透水並不正確。

大約在1980年代，中東地區由於缺乏淡水，所以美國等先進國家便執行中東地區海水淡化的大型計畫，就是用逆滲透將海水淡化。結果，不久之後，中東地區的小孩統統掉牙，因為，淡化後的水完全沒有人體所需的礦物質，造成成長中的小孩嚴重缺鈣。後來，美國便研發出來稱為「還原包」的濃縮品，就是人體所需的各種礦物質的綜合包，將還原包倒入淡化的海水裡，還原成活水。

美國食品藥物管理局（FDA）的Reverse Osmosis網頁說：「RO被用在各種應用中，例如脫鹽、廢水處理、礦物回收、乳清和其他食品的濃度，以及水淨化。近年來，已有越來越多的醫院、化妝品和藥物製造商用逆滲透工藝水做為透析用。除了這些應用，RO為能生產足夠純度水的情況下，用來做為注射用水和用於非腸道溶液的製備。」[163]沒有提到RO水是飲用水。

行政院環境保護署飲用水全球資訊網[164]《認識淨水器專刊》有一篇成功大學環境工程研究所林財富教授著作的〈淨水器的種類發設置時機〉，提到「下列淨水器均不建議使用：軟水器、活性碳濾水器、蒸餾水製造機、逆滲

162 http://www.fda.gov/ICECI/Inspections/InspectionGuides/InspectionTechnicalGuides/ucm072913.htm

163 http://dws.epa.gov.tw/drinkwater/

164 http://dws.epa.gov.tw/drinkwater/index-17.html

透（RO）淨水器。」[165]這些淨水器都不建議使用，為何還讓此種有礙健康的淨水器在市面上銷售呢？為何不禁止？

而且大家不知道逆滲透飲水機也非常浪費水源，每製造1公升逆滲透水，必須排掉4～6公升的水。

不少提倡生機飲食的人說吃魚、肉會使體質變酸性，似乎沒有錯，但只對一半。魚和肉的確要比純水更酸性，可是沒有聽過吃三年大魚大肉的人得到骨質疏鬆症，反而喝三年純水的人身體走下坡！為什麼？因為魚和肉都富含各種營養素與礦物質。

依據衛生署於1994年11月17日發表的報告，台灣人對鈣、鎂的攝取量只達到聯合國標準的52%而已。要增加體內鈣、鎂離子的吸收量最有效的方法是從飲水中獲得，因為食物中的鈣、鎂離子不易為人體吸收。

在網頁搜尋reverse osmosis可以找到數以萬計的相關論文，沒有一篇說RO水是人體適合飲用的水，全是科技用途的報告。希望大家別再食用酸性的RO水，以保健康。

不過餐廳、小吃店、泡沫紅茶店等倒是可以裝逆滲透水機，用此種水來烹調或是調製飲品，總比用沒有過濾的水好些。

電解水機是醫療器材，也不是人體需要的水

至於電解水機或鈣離子水機，更是多年熱銷產品，也許很多人不知道，電解水機或鈣離子水機是日本人發明的，這些飲用水機在日本是列入「醫療器材管制」，是治療腸胃疾病所用，必須經日本厚生省的通過才能販售，也必須由醫生指示才能買來裝，根本不能在市面上隨便賣。

我在很多年前親眼看過日本某著名N開頭的名牌電解水機的DM，有標示出「主要功能為改善腸胃疾病，並必須依照醫師指示使用，也必須有階段性的調整使用」才可以。（可惜沒有掃描留下來）

---

165 http://dws.epa.gov.tw/drinkwater/inform/report/p06.htm

從學理上來說，當體內胃酸過多而產生腸胃疾病時，的確需要鹼性物質或鹼性水來中和，但「必需依照醫生指示使用」。當體質已中和成中性時，就要停止飲用鹼性水，以避免體內鹼性過多時引起其他疾病，尤其是對腎臟的傷害。而且全家人體質的差異，不能飲用一樣度數的鹼性水，一般的共同飲水仍然是以中性或略偏鹼性為佳。

引起台灣電解水風潮的台灣大學醫學院呂鋒洲教授對國內淨水市場的亂象感到十分憂心。他在接受報紙詢問時強調：「使用電解水機的先決條件必須是其水源水質非常好，假如電解水機接用的水源水質不好，則電解過後的水質，對人體健康反而有危害，消費者喝進的是對人體有害的重金屬濃縮水。」[166]呂鋒洲教授曾經出版《電解水是好水》這本書，結果被業者斷章取義，在他們的宣傳單上印「呂鋒洲教授」「台大醫學院臨床實驗證明」等字樣，讓呂教授不堪其擾，並鄭重聲明：「不要再用我及服務機構的名字，否則我要告他！」

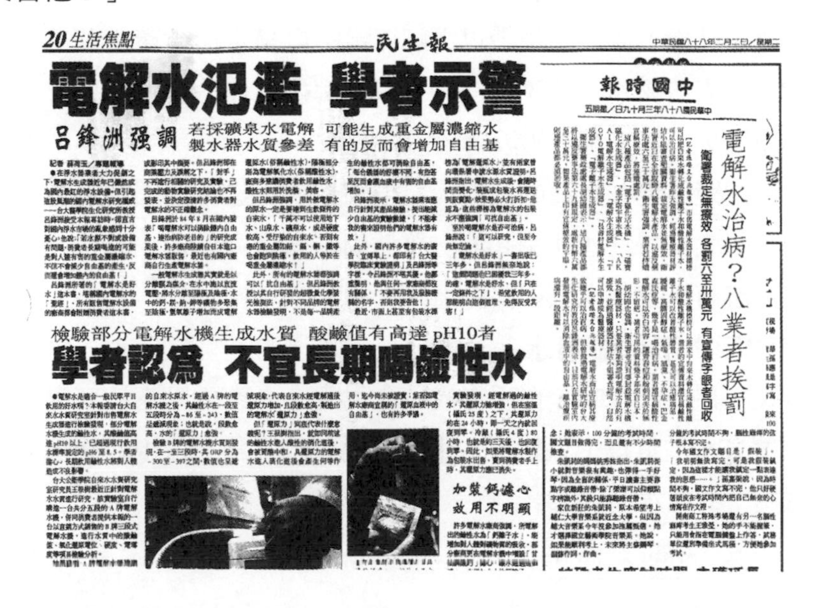
20生活焦點　民生報　中華民國八十八年二月二日/星期二

電解水氾濫　學者示警

呂鋒洲強調　若採礦泉水電解　可能生成重金屬濃縮水　製水器水質參差　有的反而會增加自由基

檢驗部分電解水機生成水質　酸鹼值有高達pH10者

學者認為　不宜長期喝鹼性水

加裝鈣濾心　效用不明顯

中國時報　中華民國八十八年三月十九日/星期五

電解水治病？八業者挨罰

衛署認定無療效　各罰六至卅萬元　有宣傳字眼者回收

166　1999年2月2日民生報20版「生活焦點」採訪呂鋒洲教授的報導。

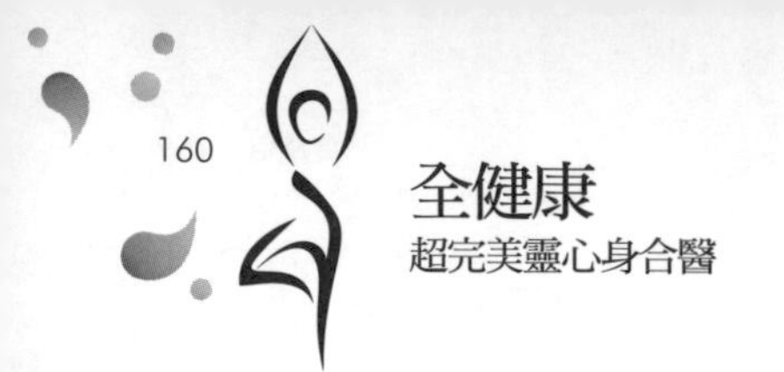

誠如呂鋒洲教授所言，電解水機接的水源水質本身必須「非常好」，如果水質不好，反而製造出有害身體的「重金屬濃縮水」。因為台灣的水質不是很好，所以根本不適合接任何廠牌的電解水機，日本的水質比台灣好，他們所用的機型並不適用於台灣，業者卻宣稱「日本原裝進口」，相當誤導消費者。

台灣大學自來水水質研究室曾經對市售電解水機的生成水質做過檢驗，發現有的酸鹼值高達ph10，若是長期飲用此種水質的人，體內鹼性過多，會引起腎臟的傷害，並且造成很多莫名來源的疾病。

林口長庚醫院臨床毒物科前主任林杰樑醫師對於坊間販售鹼性水，號稱有助健康，說：「這個沒有醫學根據。」他表示，喝多了說不定還會增加腎臟負擔。如果是腎臟功能不佳者，特別是罹患尿毒症的病人，由於腎臟無法正常運作，長期飲用鹼性水，可能產生四肢抽搐、手腳麻木或呼吸困難，或者鉀離子濃度下降，造成電解質不平衡。[167]

環保署網站說：「……業者以電解棒電解自來水後會產生黃褐色浮渣，藉以告訴消費者自來水水質不乾淨……以電解棒所作的實驗結果，並不代表自來水不乾淨，民眾千萬別被誤導。」[168]

我經常懷疑，現在台灣的洗腎人口越來越多，是不是因為很多人在不知情的情況下喝太多鹼性水所引起的，雖然尚未有研究報告，但是，不當飲用電解水絕對沒有好處，大家都要深思一下。

包裝飲用水不是礦泉水

很多人在超商買水喝，似乎形成社會現象。大家會以為超商賣的水一定是合格的礦泉水，事實上只對了一半，絕大多數不是心目中的礦泉水，只是「包裝飲用」的純水而已。

---

167 http://news.ltn.com.tw/news/life/paper/219464
168 http://dws.epa.gov.tw/inform/infor03.htm

我曾經在大賣場的飲用水展示架前，花很多時間一一比較，果然，大多數的瓶裝飲用水都不是真正的礦泉水，連有些號稱「天然活水」的也是自來水處理後的包裝水。大家隨便到任何一家超商去看看，注意看「品名」及「水源別」，就知道真相了，有的註明「純水」，有的註明「自來水」，有的註明「地下水源」，都不是礦泉水。可是，大家天天買，也都不會注意這些標示，想當然耳的認為這些水都是礦泉水。

真正的「天然礦泉水」必須標示出所含的有益成分，也就是必定含有下列礦物質：鈣、鎂、鈉、鉀等，並且在包裝上一定標示著每公升含多少毫克。

自來水安心喝？

綜合上述即可知，逆滲透水、電解水、鈣離子水、純水等都不能喝，只能喝真正的礦泉水，可是價格比較高，長期下來，費用也不少。難道沒有便宜又心安的水嗎？其實是有的，只是大家被廠商的不當教育，都認為自來水不好。

英國衛生部毒理學委員會曾經研究指出，自來水是否會導致癌症尚不能確定。但是根據該委員會10年來累積的研究結果，說明飲用自來水的好處應該多於壞處。

美國政府也曾在加州完成自來水安全性研究，委員會引述自來水水質研究結果，指出自來水添加的氯氣可能有導致流產的副作用，但關連性不算嚴重。由於自來水殘留氯氣的含量，只有動物實驗的一萬分之一，因此民眾大可不必擔心自來水的水質問題。

從台北自來水廠出口處的水質來看，的確已經達到可以生飲的程度，但是，流經管線、進入公寓大樓的地下蓄水池、再用馬達抽到屋頂的水塔，然後來到家裡，就不令人放心了。大家不敢生飲自家的自來水，有大部分的責任是住戶自己，不是自來水公司。可是，大家一講到自來水的事，都把責任推給政府，自己都不會檢討，這樣是不對的。

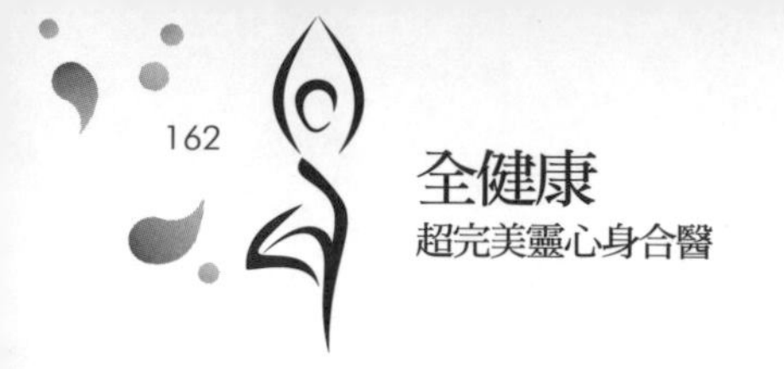

請大家仔細想想，你家大樓公寓的水塔多久沒有清洗了？你有沒有上到屋頂看看水塔裡面是否乾淨？如果水中有異味，不要立即認為是自來水公司沒有處理好水質，應該檢討自己多久沒有清洗水塔？

英國衛生部毒理學委員會建議：（1）一定要喝煮沸的水。煮沸之後，讓水壺在爐子上保持沸騰狀態五分鐘以上，讓餘氯蒸發。（2）在洗澡或刷牙時，小心留意，不要吞下未煮沸的自來水。

這是最基本的作法，因為自來水含有礦物質，是最基本的水。不過，自來水公司以氧化及加氯等方法做處理，雖然出水口的自來水達到可以生飲的程度，但是仍然不能夠完全去除農藥與重金屬。再加上輸水管線及家用水管的二次汙染，所以結論是：只有在我們家裡水龍頭加裝安全可靠的淨水設備，才能確保我們的飲水品質。

選擇真正能產生良質水的飲水機

何謂好水？良質水？非常不好定義，而且眾說紛紜。

世界衛生組織列出的標準好水的條件是：（1）水中不含細菌、雜質、有機物、重金屬等。（2）水中含有適當比例的礦物質及微量元素，且呈離子狀態存在，適合人體吸收。（3）PH呈弱鹼性（ph8～9.5）。（4）小分子團水，滲透性強，溶解性好。（5）負電位（－250mv以下），能清除人體內多餘的自由基。（6）含有適量的氧（5mg／L左右）。[169]

天下雜誌出版的《喝水好健康》的十個條件是：（1）酸鹼值平均在7.35—7.45之間。（2）氧化還原電位平均在＋100mV～－100mV之間。（3）必須是短鏈的小分子團。（4）表面張力低於70達因。（5）具備豐富而完整的礦物質。（6）絕無農藥、重金屬、化學毒素汙染。（7）硬度不可超過150ppm。（8）具備較高的溶氧值。（9）必須活性穩定，不會很快變成死

169 http://cityflower27.pixnet.net/blog/post/40548113-世界衛生組織的標準好水的條件

水。（10）必須帶有好信息。[170]

不過以上數據還是讓大家沒有頭緒，像是：還原電位如何量？表面張力如何量？如何看出沒病源菌及有害菌？含氧量如何測？硬度如何量？等等，普通家庭不可能依據做到。

最好的水是含有礦物質的天然泉水或地底湧泉，含氧量較高，才是大自然給予我們能補充人體需要營養素的水。在三、四十年前沒有汙染的農藥社會，現今五、六十歲以上的人都有直接飲用經過地質過濾的井水的經驗，溫潤的口感，可惜現在平地已經找不到這樣的天然水了。

總之要有「好水」的條件，首先：水中不含雜質、細菌、化學物、農藥、重金屬等汙染物，但要含有豐富的礦物質，且呈弱鹼性的活水。進一步要達到「能量水」要求：必須是好水經過特殊磁化，成為小分子團，水密度提高，含氧量也提高，礦物質呈離子化，滲透細胞的能力強。也就是說能夠達到「天然礦泉水」的要求，宛如甘泉水。

本草綱目的太和湯

《本草綱目》談水的篇幅非常精彩，遠比現代科學家對水質的認識還要專業，其中也有提到喝水，書中把「白開水」稱為「太和湯」，是指將水燒至沸騰5分鐘而成。

水沸騰1分鐘還是生水，水中的微生物還沒有澈底殺死；沸騰10分鐘之後是硬水，常喝硬水會誘發高血壓性心臟病、冠心病、腦血管病和腎結石等疾病。只有「沸騰5分鐘」的水分子結構發生變化，就變成「甘露水」，這樣的水就是「太和湯」，「性甘平，無毒，助陽氣，行經絡，促發汗」。

所以若是有扁桃腺發炎，伴隨身體發熱時，千萬不能用消炎藥和抗生素，只需白開水一杯，滾煮5分鐘，涼一下，成溫水後頻頻飲入，慢慢咽下

---

170 貝曼格利 《喝水好健康》（Water：for Health, for Healing, for Life），台北：天下生活，2006

即可。

要喝太和湯就必須準備一個會鳴叫的壺，聽到鳴叫聲起，等待5分鐘熄火就可以了，然後等水降溫。

喝的時候，要小口緩慢地將太和湯咽下去，這樣能使腸胃的陽氣升發上來，有利於解除咽喉部癢感，阻斷咳嗽反射。若是喉嚨疼痛更要多喝太和湯，能使黏稠的分泌物得以稀釋，使之較容易被咳出來，能發揮調節體溫、清潔體內環境的作用。

喝太和湯也可以預防流感。當辦公室有人在打噴嚏，你的喉嚨感覺很難受，這時就要喝太和湯。

平日正確喝水法

英國倫敦大學聖瑪麗醫學院貝曼格利醫師（Dr. Batmanghelidj, MD）在天下雜誌出版的《喝水好健康》一書中提到，身體每天會用掉相當於1500～2000cc的水來維持身體功能，然而真正的攝取量則必須再加50%，所以每天必須得喝2000～3000cc的水。

但是也有很多不同意見。一向反對每天要喝足8杯水的台大食品科技研究所教授江文章認為，喝水和攝取熱量一樣，「需要多少，就補多少」，他更直指，目前根本沒有科學證明多喝水就能多排毒。而且，水喝太多，鈉、鉀離子會大量流失，體內電解質會不平衡，水溶性維生素（如B群及C）也容易流失。[171]

台北馬偕醫院淡水院區營養課課長趙強說，每天需要補充2000cc左右的水分，不一定都由喝水獲得，應該把食物裡的水分一併算進去，例如，大部分蔬菜、水果90％以上是水，而像雞蛋、魚類中也有大約75%的水。粗略估計，我們吃一餐飯至少可以由食物或湯裡攝取到300～400cc的水。因此，扣除三餐中由食物攝取的1000～1200cc水分，我們每天只要再喝1000～1200cc

---

171 http://www.commonhealth.com.tw/article/article.action?id=5019757

開水就可以了。

這些水應該平均分配在一天之中數次喝，絕不能等到很渴時才喝。我就依據各方的喝水方法的資料，加上個人的經驗，整理出下列出正確喝水的方法供大家參考：

（1）早上起床後喝一杯200～300cc溫熱白開水，因人體經過一宿的代謝，此時一大杯溫熱白開水可以迅速刷洗體內，又可彌補因睡眠造成的失水。

（2）任何時候一感覺口渴就要喝水，一次一點點慢慢喝，不要牛飲。

（3）餐前30分鐘喝溫水，對患有胃炎、十二指腸炎、胃灼熱、胃潰瘍、結腸炎、消化不良、脹氣的人，可使腸胃道做好消化食物的準備。

（4）餐後2.5小時喝溫水，可幫助消化作用完全，並可解除因食物分解消耗水所引起的脫水。

（5）運動前須喝溫熱白開水，如此在運動時才能順利排汗。

（6）洗完澡後喝一杯約400cc溫水，補充流失的水分。

（7）水果蔬菜攝取量不足及有便祕困擾的人應該多喝水，可發揮輕瀉的功效。

（8）水喝得不夠，會讓體內膽固醇增加，最好每餐半小時前喝兩杯水，搭配走路運動，可以明顯降低膽固醇。

（9）睡前喝一小杯水，因為人熟睡時身體水分會蒸失，造成血液黏稠度提高，容易引起心肌梗塞等疾病。睡前喝上一杯水，可以減低血液的黏稠度，預防發生在凌晨的一些心臟疾病。

（10）雖然喝溫熱水沒有副作用，但若狂飲的話，反而會造成多餘的水分在體內囤積，新陳代謝惡化，成為寒冷體質，進而容易肥胖！

（11）切記，最好不要經常喝冰水吃冰品，喝溫熱茶水才能真正的解渴。冰水冰品會造成體內濕寒，不利健康，偶而吃吃即可。

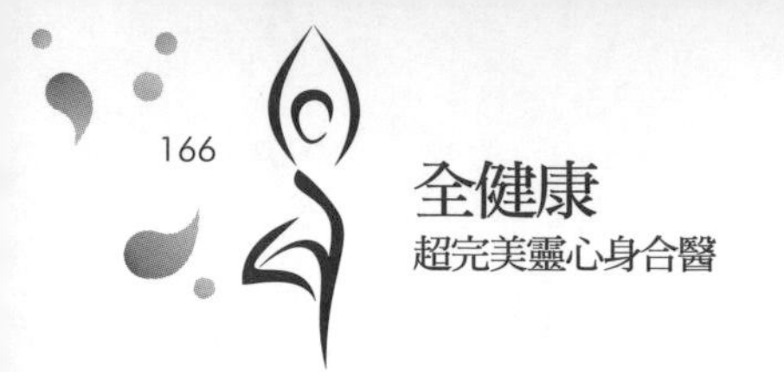

白開水就能搞定一些身體狀況

（1）**感冒**：要喝比平時更多的水量。因為當人感冒發燒時，人體出於自我保護機能會自身降溫，這時就會有出汗、呼吸急促、皮膚蒸發水分增多等代謝加快的表現，就需要補充大量的水分，可以促使出汗和排尿，有利於體溫調節，更能使體內細菌病毒迅速排掉。

（2）**便祕**：要大口大口地喝水。便祕原因：一是體內宿便沒有水分，二是腸道器官沒有排泄力。大口大口地喝上幾口水，吞咽動作快一些，這樣，水能夠儘快到達結腸，刺激腸蠕動，促進排便。千萬不要小口小口地喝，那樣水流速度慢，水很容易在胃裡被吸收，產生小便。

（3）**發熱**：要間斷性、小口補水為宜。此處的發熱是指劇烈運動後，身體溫度驟然上升，大量汗液排出。此時人會感到疲憊，但要注意猛烈補水會進一步增加心臟的負擔，所以運動中以間斷性、小口補水為宜。而運動前補水也是很不錯的保養方案。

（4）**肥胖**：餐後半小時喝一些水。身體的消化功能、內分泌功能都需要水，代謝產物中的毒性物質要依靠水來排出，適當的飲水可避免腸胃功能的紊亂。可以在用餐半小時後，喝一些水，加強身體的消化功能，有助於維持身材。

（5）**咳嗽**：要多喝熱水。遇到咳嗽、有痰時要多喝熱水。因為熱水可以稀釋痰液，使痰易於咳出；其次，飲水的增多增加了尿量，可以促進有害物質迅速排泄；另外，還可以撫慰氣管與支氣管黏膜的充血和水腫，使咳嗽的頻率降低。

（6）**煩躁**：要多多喝水。腎上腺素被稱為「痛苦荷爾蒙」，當一個人痛苦煩躁時，腎上腺素就會飆升。大腦製造出來的內啡肽被稱為「快活荷爾蒙」，多喝水可以將腎上腺素排出體外，消除煩躁感。

（7）**胃疼**：要經常喝點粥湯。有胃病或是經常感到胃不舒服的人，可以多喝粥。熬粥的溫度要超過攝氏60度，這個溫度會產生一種糊化作用，軟嫩熱騰的稀飯入口即化，下肚後非常容易消化，能有效地潤滑腸道，排出腸胃中的有害物質。

（8）**噁心**：要用鹽水催吐。有時噁心是對吃了不良食物的一種保護性反應，吐出髒東西可以讓身體舒服。如果感到特別難以吐出，可以準備一杯淡鹽水，喝上幾大口，促使汙物吐出。吐乾淨以後，可以用鹽水漱口，有消炎作用，也可以緩解患者虛弱的狀態。

（9）**失眠**：熱水的按摩作用是強效的安神劑。睡前洗個熱水澡和用熱水泡腳，都可以彌補體溫下降帶來的不適，催人入眠。而水對於身體有獨特的按摩功效，輕緩、柔和、滋潤的效果是最好的鎮靜安神劑。

（10）**心臟病**：睡前喝一杯水。心臟不好的人可以養成睡前一杯水的習慣，可以預防凌晨的心絞痛、心肌梗塞等疾病。因為心肌梗塞等疾病是血液黏稠度升高而引起的，因此睡前喝一杯水可以減少血液黏稠度，減少心臟病突發的危險。

（11）**色斑**：清晨一杯涼白開水。人體經過了一宿的代謝，體內的垃圾需要一個強有力的外作用幫助排泄，沒有任何糖分和營養物質的涼白開水是最好的。如果是糖水或放入營養物質的水，就需要時間在體內轉化，不能迅速沖刷我們的身體。

四、身健康第二步：多攝取優質胺基酸

蛋白質是很重要的基礎營養素，它是維持免疫機能最重要的主角，更是構成白血球和抗體的主要成分，也是一切生物體的重要組成成分。

蛋白質原文protein來自希臘文proteos，意思是「占第一位」，可見其重要性了。因為蛋白質是人體最重要的構築材料，我們每個細胞和所有重要組織器官，都要有蛋白質來參與。如果不足，無法生成足夠的白血球和抗體，

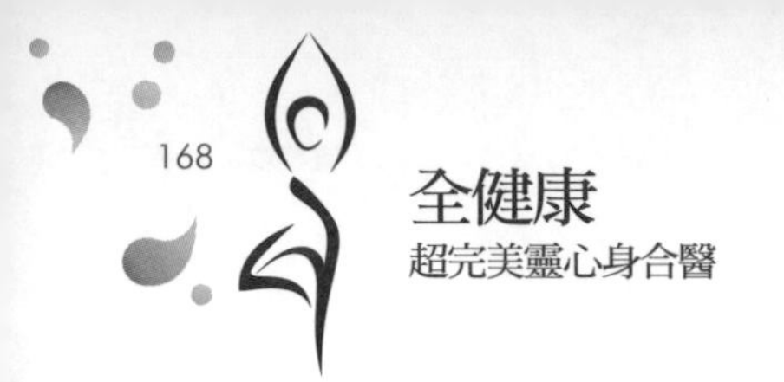

在臨床上的表現就是消瘦、體重下降、水腫等現象；也會導致兒童生長發育障礙，身體抵抗力降低，造成免疫機能的下降，重者會死亡。

地球上所有的生物從最大型的動物到最渺小的微生物，都是由蛋白質構成，而構成蛋白質的基礎單位就是「胺基酸amino acid」[172]，它是能刺激和控制人體生長的重要營養素，如果沒有適當的胺基酸組合，蛋白質無法存在，蛋白質就是構成身體的肌肉、血液、神經、骨骼、牙齒、皮膚、毛髮、指甲及腺體中所有活細胞的材料。

研究顯示，體重60公斤的成人，其中約10公斤是蛋白質，為了製造全身所需的蛋白質，必須包含有構成完美蛋白質的各種胺基酸。

一般來說，蛋白質約占人體全部品質的16～20%，即一個60kg重的成年人其體內約有蛋白質9.6～12kg。[173]

每天約有300克蛋白質分解，用來修補組織，約有75克用來使肌肉更新，所以每天要合成75克以上蛋白質才能滿足身體所需。很多病人在做腫瘤化療時，都會有免疫力下降的現象，這就是體內白血球數量銳減所致，也就是蛋白質不足了，如果白血球低於2000，通常都會停止化療，遇到此種狀況時，醫生總會打一劑提升白血球的針藥，病人才能繼續做化療，不然危險性極大。

但是遇到這種狀況的病人，我都會建議馬上吃一碗新鮮的牡蠣湯（鮮蠔湯），將裡面的牡蠣通通吃下去，連吃兩三天，保證白血球數量上升，根本不用打針，因為牡蠣含有豐富的蛋白質。

蛋白質正確吃法

老化本身即是一個逐漸營養不良的過程，老年人的新陳代謝率約比年

---

172 amino acid早期台灣譯為「氨基酸」，但後來改用「胺基酸」，大陸仍使用「氨基酸」。

173 http://baike.baidu.com/subview/15472/13245380.htm

輕人少了9～12%，因為老年人身體肌肉量減少了，新陳代謝速率也跟著下降，視力、聽力等功能又漸漸下降，所以常常變成老了之後容易不太動也不太想吃，那麼很多微量營養素也會跟著缺乏，所以說「老化本身就是逐步的營養不良」。

國際老年醫學界也認為癌症病人、慢性阻塞性肺炎、行動不便者，更要特別留意營養攝取，必須要強化營養的完整性，不過研究發現，不論碳水化合物或脂肪，一般健康老年人與年輕人整體的需求量差不多，沒有什麼特別。比較特別的是，老年人的蛋白質攝取就必須強化，因為攝取足夠的蛋白質可以改善很多健康問題。

根據研究小組的最新建議，一般老年人每人每天每公斤體重應攝取1.0～1.2公克的蛋白質，但若是有急性或慢性及病的老人可能要增加到每人每天每公斤體重攝取1.2～1.5公克蛋白質，若是罹患嚴重疾病的老年人甚至需要增加到每人每天每公斤體重攝取2公克的蛋白質。除了嚴重的腎功能不全者（腎絲球濾過率小於30ml/min/1.73m2）之外，這個建議量都不必調整。

假設你是60公斤的健康老人，一天要吃到約60～72公克的蛋白質，以蛋白質含量比例最高的雞肉來看，100公克的去皮雞肉約含有24公克蛋白質。以豬後腿肉來說，每100公克的肉僅約有蛋白質19.6公克而已，如果是五花肉，每100公克則內含蛋白質14.5公克，如果是大里肌肉，每100公克內含蛋白質約22.2公克。

這樣算起來，一天就要吃約250公克的雞肉，大約是一隻去骨大雞腿肉，如果是里肌肉片的話就得吃更多，但實際上很多老年人一天是吃不到那個份量的，所以都缺乏蛋白質。

現代人普遍都缺乏蛋白質，那麼要如何補充才是正確的？

（1）分散在三餐吃，比集中在單一餐好

英國Surrey大學營養醫學教授馬格麗特雷曼教授（Dr. Margaret Rayman）[174]2009年於《營養與代謝（Nutrition and Metabolism）》雜誌發表研究成果指出[175]：「三餐分散平均吃蛋白質」要比「只在晚餐吃蛋白質」要好。

（2）蛋白攝取集中於早餐和午餐效果更好

如果我們重視的是肌肉合成效率的話，集中在早餐與午餐攝取蛋白質又比分散在三餐更好，也就是說，早午餐吃的好處多於分散在三餐吃，又多於只集中在晚上吃大餐。

（3）動物性蛋白質較快合成肌肉

蛋白質分動物性蛋白質與植物性蛋白質，兩種蛋白質的攝取都會合成肌肉，但是動物性蛋白質的肌肉合成效率比較好，合成速度比較快。

（4）乳清蛋白比酪蛋白好

此外，肌肉合成比較快的「乳清蛋白」又比合成比較慢的酪蛋白好。所以老年人必須給予乳清蛋白，合成的肌肉量就較佳，並且要加些運動。

（5）運動後補充蛋白質比較好

現在很多人去健身房運動前要吃一大堆的蛋白質，站在加速蛋白質合成的立場來看，這是錯誤的。當激烈運動時，肌肉是有點發炎的狀態，若是這時去補充東西對身體是個負擔。如果今天健身吃蛋白質也是為了長肌肉，正確的是應該在運動之後吃，而且吃合成較快速的乳清蛋白。

（6）還要補充一些微量元素

此外，老年人攝取食物時常不足，而且腸胃的吸收能力也較低，如果想要得到好吸收好消化，只有補充蛋白質是無法達到預設的目標，因為蛋白質

---

174 http://www.surrey.ac.uk/nutrition/People/rayman_margaret/

175 http://m.commonhealth.com.tw/article/article.action?nid=69735

終究還是要消化成小分子才能吸收，所以很多研究團隊認為「補充胺基酸效果更佳」。

另外研究發現50歲以上的人普遍具有微量元素缺乏的現象，尤其是維生素D幾乎每個人都缺乏，亞洲地區部分國家的報告發現維生素D的缺乏可以高達70%，其他微量元素如銅、鎂、鋅以及鈣、維生素C也都不夠。所以，維生素與微量元素都需要加強攝取。

直接攝取胺基酸效果更佳

但是我們不提倡直接食用蛋白質粉，有兩個原因。

其一，以分子大小來說，蛋白質最大，胺基酸最小，數個胺基酸組成一個單位的胜肽，然後數個胜肽的連結又組成一段蛋白質。所以人體最小的單位是胺基酸，細胞最好吸收。如下圖，蛋白質像多股粗草繩，不好吸收。

	胺基酸	蛋白質
分子結構		
分子量	約120Dalton	約300,000 Dalton
吸收速度	中	低
熱安定性	中	低
酸安定性	低<-->高	低
溶解度	低<-->高	中

（繪圖：台灣全我中心）

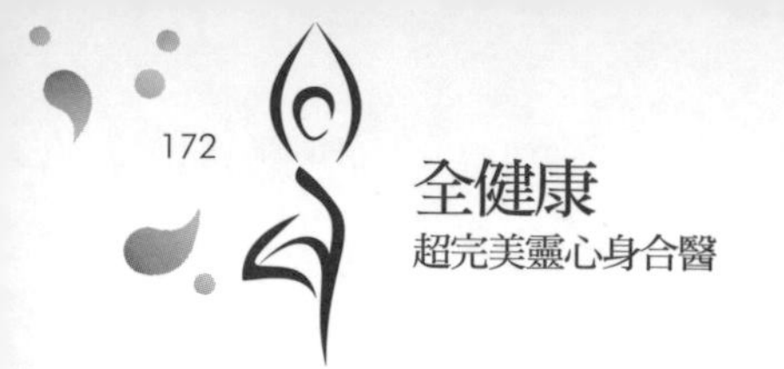

其二，吃進來的蛋白質必須讓肝臟分泌酵素來分解成胺基酸，人體才能吸收。所以我們提倡直接攝取優質胺基酸。

日本東京大學胺基酸運動營養學研究小組大谷勝博士[176]，以數名20～30歲乾燥與問題肌膚的女性為實驗對象，每天給予4000毫克的胺基酸營養補給品，連續進行兩週的實驗，意外發現肌膚的保濕性、光滑度、含水量、彈性等改善效果都非常顯著。

現代營養理念已經進入一個新的時代：人類必須尋求一種具有普遍性、基礎性、本質性的營養物質，它不僅適用於疾病狀態，也要適用於健康狀態。多年前我就提出《胺基酸營養學》[177]，認為營養物質必須要具備增強體質、加強抗體防禦機制、提升生命品質、延緩衰老的基本作用。

胺基酸是人體生命的基本物質，是最能夠刺激和控制人體生長的重要營養素。它是構成蛋白質的化學單位，通常被稱為「基石」或「堆砌磚」。如果沒有適當的胺基酸組合，蛋白質無法存在。

因此在2005年時，我的研究團隊伙伴就開始進行最佳胺基酸的研製，訂下的標準非常嚴格：

（1）原料來源必須選自天然植物及數種有益微生物菌發酵衍生物的複合體，無任何安全危害殘留問題。

（2）必須針對現代人的膳食習慣而設計，補充一般食物當中較缺乏或不存在的必需及條件胺基酸。

（3）必須是符合胺基酸種類最多、比例最符合人體需求的必需及條件胺基酸組成。

（4）屬於游離型態胺基酸，有別於一般非游離型態胺基酸商品，較易於體內的消化吸收作用。

---

176 http://www.books.com.tw/products/0010310961

177 搜尋鍵入「胺基酸營養學」就會看到我的網站內的相關資料。

（5）必須符合適用性最廣，無任何飲食搭配禁忌。

（6）必須做到是搭配天然保健營養品的最佳基底物質，能強化及協同營養物質的吸收作用，增進人體健康度。

多年來我不僅天天食用此種台灣唯一最高品質的、含有24種全效胺基酸營養品，也將此種全效型胺基酸運用在病人身上，發現能夠提高其他營養品的整體效果，做到身體基底的健康回復。所以遇到經濟能力比較弱的病人，我首先給予胺基酸營養品，先把全身細胞養健康，一些簡單的病症就會自然消失，同時再給予其他細胞營養矯正食用建議，能夠依照我指示實踐的病人，都回復完全的健康。

必需與條件胺基酸

人體不可或缺的24種胺基酸中，有8種是人體無法自行合成的，必須由日常飲食中攝取，稱為「必需胺基酸（Essential Amino Acids）」。而兒童為應付成長所需，要多一種必需胺基酸「精胺酸」。

一般所稱的「完全蛋白質」是以含有人體所需的必需胺基酸的多樣性來判定，多樣性愈多的蛋白質，其生物價值愈高，就稱為「完全蛋白質」。所以日本東京大學大谷勝博士在《胺基酸：請給我神奇的力量》書中說：「補充胺基酸食品時，最好是選擇含有這9種必需胺基酸成分者比較有利。」[178]

因此要選擇胺基酸營養品，必須先看看成分中是否含有9種必需胺基酸：色胺酸、纈胺酸（結氨酸）、酥胺酸（蘇氨酸、羥丁胺酸）、離胺酸（賴氨酸）、苯丙胺酸（苯丙氨酸）、白胺酸（亮氨酸）、異白胺酸（異亮氨酸）、甲硫胺酸（蛋氨酸）、組胺酸（組氨酸）。[179]

另外有一些胺基酸身體可以自行製成，而且用量足夠，稱為「非必需胺基酸（non-essential amino acid）」。但是若身體有疾病，不同疾病期常會

178 《胺基酸：請給我神奇的力量》，時報文化出版，2005
179 括弧內的名詞是大陸用語。

有特殊需求的胺基酸稱為「條件式必需胺基酸（conditionally essential amino acid）」，或是簡稱「條件胺基酸」，一般而言大約有16種，如精胺酸（精氨酸）、甘胺酸（甘氨酸）、胱胺酸、麩醯胺酸、牛磺酸、酪胺酸、丙胺酸（氨基丙酸）、絲胺酸（絲氨酸）、脯胺酸（脯氨酸）、天門冬胺酸（天門冬氨酸）等等。

因此身健康的第二步，是必須攝取「包含必需與條件的胺基酸」，也必須符合包林博士的分子矯正醫學，與狄菲立博士的營養藥學「能夠預防與治療疾病」的目標，先從把細胞養健康做起，身體就自然健康。

胺基酸療法才是最治本的方法

健康的人通常能經由適當的飲食攝取足夠的胺基酸，但當罹患憂鬱症或成癮症等時，身體就會缺乏不少胺基酸，此時就需要補充濃縮型的胺基酸前導物質。因此歐美出版很多胺基酸療法的書籍，可惜台灣沒有醫療界重視。

鄰近美國加州聖地牙哥的Ranch Creek復原中心，歐里恩醫師（Michael Orian）領銜一支在「胺基酸療法」方面占有重要地位的醫療團隊，負責提供嚴重成癮症狀的長期住院病人的治療[180]，其中胺基酸療法在他們的醫療成功案例裡占有重要地位。

在最近一次訪談中，歐里恩提到：[181]

神經遞質失調與多種疾病有關，包括帕金森氏症、憂鬱症、失眠、注意力缺乏過動症、焦慮、記憶力減退、體重增加及成癮症狀。這些神經遞質是由體內的胺基酸前導物質所形成；

胺基酸是蛋白質的組成要素，若是沒有正常含量的胺基酸，人即無法存活，因為蛋白質除了本身的功能之外，還負責組成細胞結構。

180 http://cht.naturalnews.com/chtbuzz_buzz000959.html
181 http://www.igotmail.com.tw/home/33471

補充了色胺酸、酪胺酸及麩醯胺酸等胺基酸前導物質，即能補充人體製造血清素、多巴胺、去甲腎上腺素及γ-丁氨基酪酸（GABA）等神經遞質所需的成分；

但若是要進行這段過程，我們也需要輔助酵素以及維生素C、葉酸及SAMe等輔助因子。

他們的研究證實，經由補充胺基酸以及維生素C、B群、礦物質及輔酵素Q10，通常就能恢復正常的神經遞質含量，從而減少或消除戒斷症狀的副作用。又經由補充胺基酸以及透過靜脈注射營養素、運動和腎上腺素的補給維持人體利用胺基酸的能力，即可幫助人體健康處於平衡狀態。

事實上，在國外「胺基酸療法（Amino Acid Therapy）」已經暢行多年，此方面的書籍也相當多。[182]

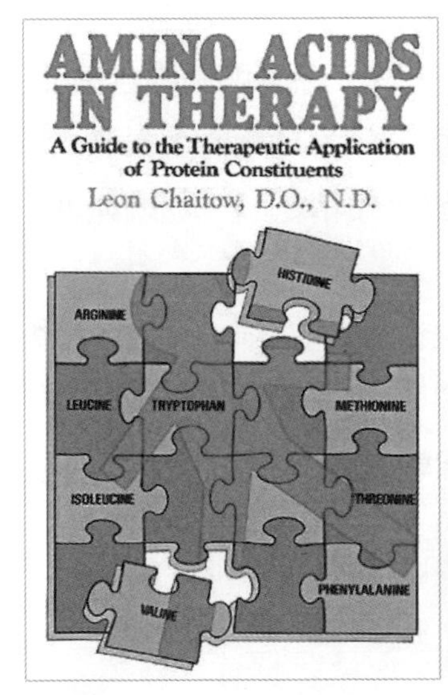

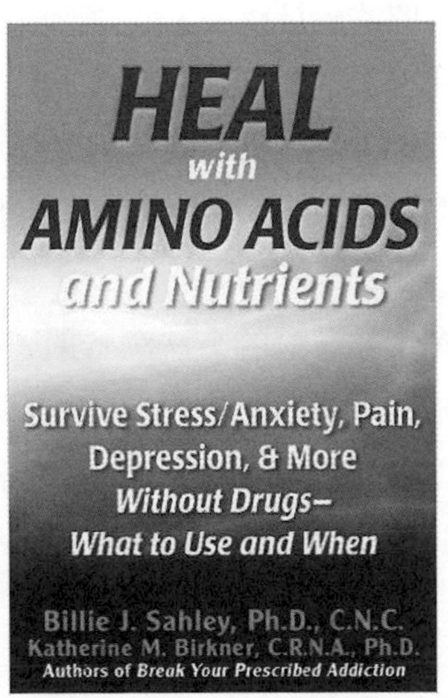

182 如http://www.amazon.com/s/ref=nb_sb_noss?url=search-alias%3Daps&field-keywords=amino+acid+therapy，http://books.simonandschuster.com/Amino-Acids-in-Therapy/Leon-Chaitow/9780892812875

胺基酸睡眠減肥法

「胺基酸睡眠減肥法」[183]又稱「懶人睡覺減重法」，原理是在睡覺前補充胺基酸來達到促進人體代謝的作用，在睡眠中就可以達到減肥的效果。

由於胺基酸可以促使體內過多的脂肪消耗轉變為體能，能分解脂肪，使其燃燒，促進新陳代謝，消除浮腫、刺激生長激素HGH（Human Growth Hormone）。

生長激素HGH是人體自行分泌的一種天然激素，由188個胺基酸組成，能提升腦下垂體的賀爾蒙釋放，增強身體免疫系統，恢復記憶力，促進骨骼及肌肉生長，加速體內脂肪燃燒。

但是HGH的分泌量會隨著年齡增長而下降，在青春期時，生長激素的分泌量到達顛峰，21歲後開始減少，當生長激素的分泌量越少，老化的速度就愈快。40歲以後每10年減少14%，因此人越接近中年，HGH分泌越不活躍，加上攝取的熱量過多，就會形成脂肪，容易造成肥胖。

科學家證實，補充「多種複合胺基酸」可提供體內合成生長激素HGH的原料，提供人體腦下垂體足夠的刺激，分泌足夠的生長激素使身體維持年輕時的水準，促進人類生長激素的釋放，如精氨酸、麩醯氨酸、離氨酸等胺基酸。

使用複合胺基酸的方法跟一般營養補充品不同，由於人體分泌HGH最多的時間是在晚上11點到凌晨1點之間，所以睡前補充高濃度的全效複合胺基酸，可以促進成年人HGH生長激素的分泌，即可燃燒體內多餘的脂肪，因此在睡眠中就能恢復美好身材。

---

183 http://www.thinkerstar.com/WSLF/AA/AA12.htm

五、身健康第三步：用對油脂

脂肪是組成人體組織細胞的重要成分，然而大家長久以來被誤導，一談到脂肪，就避之唯恐不及，馬上聯想到肥胖與心臟病，彷彿它是萬惡根源，其實這個觀念不正確，脂肪對人體健康具有積極的功能，如果缺乏脂肪，許多生理活動都無法進行，對人體反而有害。

不知何時開始，營養學界都告訴大家要減少脂肪的攝取，但是發表在2006年2月的《美國醫學會期刊》的三篇研究報告卻顛覆了低脂飲食有益健康的說法。

美國約翰霍普金斯大學（Johns Hopkins University）的一項研究發現，喝減肥飲料的人往往有較高的身體質量指數（BMI），且比經常喝碳酸飲料的人吃較多的點心，因此選擇減肥飲料的人，反而吃更多，無益於減重。[184]

由美國史丹佛大學醫學院研究團隊所主導的「婦女健康自主行動」研究指出，低脂飲食無益健康，長期降低脂肪攝取，採用低脂高纖的飲食，並未顯著地減低停經後婦女罹患乳癌、大腸癌、心臟病及中風等疾病的風險。這系列的研究結果讓醫界與營養界重新對脂質有了新的思維與定義的機會。

這是美國政府投注4億美元，進行長達8年的研究計畫，從全美40個臨床中心召集4萬8千8百多名50～79歲、停經後且沒有乳癌病史的婦女參與，實驗設計為減少脂肪攝取到原來的20%，且天天5份蔬果及6份穀類，但是統計分析之後，並沒有顯著的差異。

美國癌症學會的首席流行病學家桑恩（Michael Thun）說[185]，膳食脂肪原先被認為與乳癌有關，因為飲食油膩的西方國家罹患率高，然而近來的研究已無法找出兩者的關連。另一個目標是大腸癌，有些研究認為這與吃紅肉

184 http://www.epochtimes.com/b5/14/1/24/n4067802.htm
185 桑恩博士30年的職業生涯，致力於了解是什麼原因導致癌症和如何防止它。

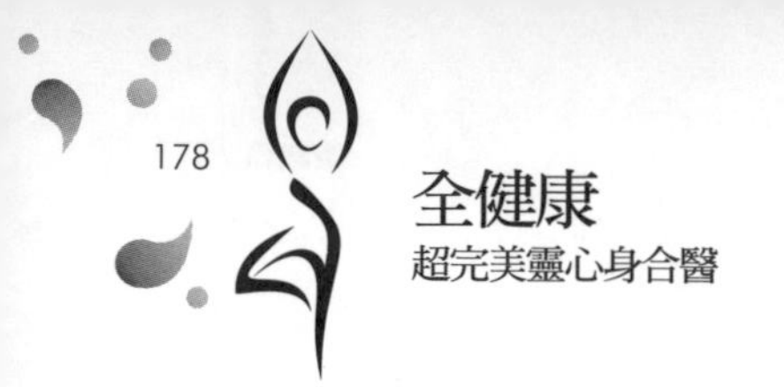

有關。但是桑恩說，膳食脂肪已不再是罹癌危險的焦點。也就是說減少脂肪攝取量，罹患乳癌、大腸直腸癌、心臟病或中風的危險並未降低。

位於美國教育重鎮波士頓的優秀大學塔夫茨大學（Tufts University）營養科學與政策學院以及波士頓兒童醫院研究員於2015年6月在《美國醫師協會期刊（Journal of the Medical Association）》上發表論文，認為增加脂肪攝取量有益健康[186]，應刪除脂肪總量攝取限制的規定。

他們指出，限制總脂肪攝取量並無科學根據，事實上，脂肪攝取量的標準只是消化生理學「做」出來的，食物中有許多健康的脂肪，如堅果、蔬菜油、魚類等，對健康尤其對心血管疾病患者有益，全脂牛奶和乳酪等所含的脂肪的負面影響也很少。許多低油脂食品如冷藏肉類、無脂沙拉醬、烤洋芋片等，內含成分比全脂食品糟得多。

吃錯壞油一百年

傳統台灣人在烹調時都是用豬油，而在上個世紀大約70年代，由於美國醫學主導全球宣說動物性「飽和脂肪酸」會增高膽固醇，於是食品業者就紛紛改用宣稱「不飽和脂肪酸」的植物油（如沙拉油）。但是不飽和脂肪酸很容易氧化，不能油炸太久，所以就在製造過程中加入氫化技術，讓植物油脂可以耐高溫，這就是「反式脂肪（Trans fat）」的起源，從此大為盛行，取代傳統好油。

諷刺的是，經過40年，近年研究卻發現，反式脂肪對血中膽固醇的危害比動物油更為嚴重。丹麥也研究發現，反式脂肪吃得越多，罹患心臟病的風險越大，約是一般人的2到10倍。因此美國心臟學會在2001年新訂的高血脂飲食指標中，除了重申降低飽和脂肪酸與膽固醇的攝取外，新增一個建議是減少反式脂肪酸的攝取。[187]

---

186 http://health.udn.com/health/story/6037/1027941
187 《反式脂肪酸與健康？》，國立師範大學，吳文惠教授。

2003年美國FDA就規定商店所有食物必須標明反式脂肪含量。2006年，美國紐約市衛生局宣布要餐飲業者逐步全面禁用反式脂肪，甚至將反式脂肪與香菸的危害列為同等級，計畫將禁令逐漸推行至全國。[188]

這項消息引起反式脂肪被熱烈討論，不過一般民眾還是搞不清楚什麼是反式脂肪？究竟有多可怕？它到底是什麼東西？

天然的反式脂肪：存在牛、羊等反芻動物的肉品、乳品中，這些天然的反式脂肪含有共軛亞麻油酸，對人體無害，甚至能預防肥胖及動脈硬化。

人造的反式脂肪：植物油「氫化」處理過程中，脂肪酸的結構會由順式變成反式，反式脂肪能讓加工食品不易腐壞，又香又好吃，所以被廣泛使用。

植物油氫化的革命技術是由德國化學家威罕諾門（Wilhelm Normann）在20世紀初發明的[189]，於1902年取得專利，1911年被食用油品牌Crisco首次使用，開始推廣第一個完全由植物油製造的半固態酥油產品。

氫化過程會改變脂肪的分子結構，由順式脂肪改變為反式脂肪，讓油更耐高溫、不易變質，能增添食品酥脆口感、易於長期保存等優點，於是被大量運用於市售包裝食品、餐廳的煎炸食品中。

很多人天天吃的加工食品都有反式脂肪，不管是洋芋片、洋蔥圈、爆米花、炸薯條、鹽酥雞、炸雞排、披薩、起酥、起司、早餐穀物、甜甜圈、奶精、巧克力派、巧達乳酪條、植物奶油、麵包、糕餅、蛋捲、鳳梨酥、休閒食品等，幾乎所有的油炸、烘焙、冷凍食品都是含反式脂肪的加工食品。

據美國FDA調查估計，平均一位美國人一年就吃進高達2.35公斤的反式脂肪，單一份速食所含的反式脂肪就高達10公克，而營養專家建議的攝取量是每份餐點不超過0.5公克，所以反式脂肪被用在日常食物中比我們想到的還

---

188 http://www.epochtimes.com/b5/6/12/6/n1547086.htm
189 https://zh.wikipedia.org/wiki/反式脂肪

要多得多，不知不覺就吃下有害健康的反式脂肪。

目前台灣的情況是，市售的食品包裝上都被要求標明反式脂肪的含量不得超過2%，而餐廳僅被宣導，並無法源強制禁用反式脂肪超過2%的食品或原料，還好部分速食業者已停用反式脂肪。

根據台北市衛生局抽驗市售桶裝酥炸油的結果，這些酥炸油全都含有反式脂肪，因為路邊攤的小販業者為了成本，大多重複使用可耐高溫油炸、卻含有反式脂肪的氫化食用油，最常用的就是桶裝酥炸油，他們銷售的香雞排、鹽酥雞又香又好吃。因為一般小販採購油品時，最注重的是盡量壓低成本，根本不知道「反式脂肪」是什麼。

反式脂肪又叫做「最壞的脂肪」，不是大自然給予人類的自然物，而是科技做出來的異類脂肪。《新英格蘭醫學期刊》於2006年刊登了一篇反式脂肪研究總結，指出只要攝取極低量的反式脂肪，就會大幅提高得冠心病的風險。該研究也說，美國因心臟病而死的人，每年有3～10萬人可以歸因於食用反式脂肪。[190]

嘉義大學食品科學研究所教授徐錫樑研究發現[191]，大豆油在室溫中含反式脂肪量在0.85%到1.47%，比酥油的1.82%到18.2%還低。但隨著油炸溫度增加，大豆油反式脂肪生成量大於酥油，到攝氏240度時，大豆油平均是1.88%，酥油是1.07%，且大豆油會產生兩種以上的反式脂肪。因此台灣必須也全面禁止使用反式脂肪，才能讓人民健康。

被美國有意誤導的飽和脂肪

百年來，美國人把造成心臟病、高血壓、腦中風的元兇指向豬油、牛油

---

190 Mozaffarian D, Katan MB, Ascherio A, Stampfer MJ, Willett WC. Trans Fatty Acids and Cardiovascular Disease. New England Journal of Medicine. 2006-04-13, 354 (15): 1601 - 1613. doi:10. 1056/NEJMra054035. PMID 16611951. PMID 16611951

191 《大豆油當炸油 易生反式脂肪》，自由電子報，記者鍾麗華、林秀姿、黃旭磊／綜合報導，2010-8-16

這些動物性油脂，因此才有人造奶油的發明與植物油精煉工業的興起，使得反式脂肪充斥食品加工業百年。

美國沙拉油廠在上個世紀為了讓各國接受沙拉油，便開始抹黑豬油，說豬油是飽和脂肪，會升高膽固醇，造成血管阻塞，會得心臟病。這是從一開始就有意誤導的研究，目的只為傾銷他們大量生產的大豆沙拉油，從世界各地賺更多的錢。[192]

美國很多人年紀輕輕就肥胖，心臟病更是他們的國病，肯定是吃不飽和脂肪的沙拉油，不會是吃豬油的。而且美國速食盛行，其所使用的油都是一再重複使用的反式脂肪，使得食物品質更差更毒。[193]

反觀法國人與東南亞各國的人們，每天所吃的都是椰子油、棕櫚油，這些油和豬油、牛油一樣，都是美國人避之唯恐不及的飽和脂肪。然而法國人比美國人多吃兩三倍的奶油、豬油、牛油這些飽和脂肪酸，但罹患心臟病的只有美國人的三分之一。吃傳統油膩食物的法國女性，罹患心臟病的機率竟是西方國家中最低的。

2013年10月號《英國醫學雜誌（British Medical Journal）》[194]以「飽和脂肪不會引起心臟疾病，反而有助於預防它」為標題，指出醫學已經錯誤了超過半世紀。

該篇報導倫敦克羅頓大學醫院（Croydon University Hospital）心臟病學專家馬赫特拉博士（Dr. Aseem Malhotra）的研究，食物的飽和脂肪如乳製品和紅肉，不會引起心臟病，反而有助於預防它。真正的罪魁禍首是加工食品、速食品、烘焙食品和人造奶油中的反式脂肪。

---

192 《吃錯了，當然會生病！》，陳俊旭，新自然主義出版。

193 http://www.hantang.com/chinese/ch_Articles/heartdis4.htm

194 英國醫學雜誌British Medical Journal，2013，347：f6340

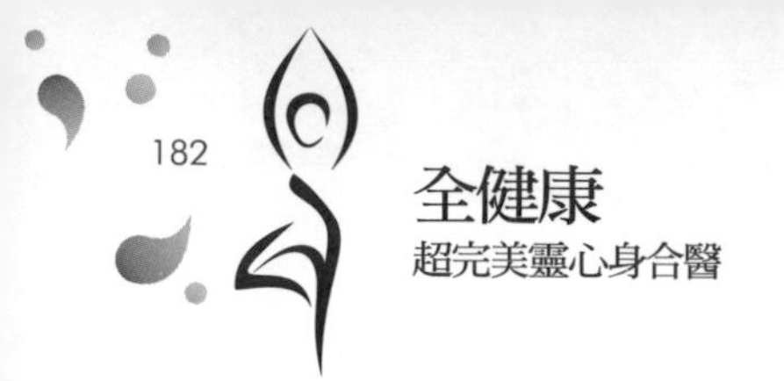

馬赫特拉博士說：「雖然我們被告知要減少反式脂肪，也同樣被建議少用飽和脂肪，但是最近的研究表明，飽和脂肪具有保護作用。乳製品中的脂肪能降低血壓和防止糖尿病。紅肉也有類似的保護作用，但它的加工肉品會造成傷害，可能是因為它們含有防腐劑如硝酸鹽和鈉。」

椰子油、豬油之類才是好油

橄欖、芝麻、花生、茶籽這些含油量高的種子，是用傳統的冷壓方法，將油從種子裡直接壓榨出來。這些壓榨出來未經精製處理的油都是好油，冷壓也是世界各國傳統的製油方式，更是台灣傳統人家喜愛的食用油。[195]

但是大豆、玉米、菜籽這些含油量低的種子，用冷壓是壓不出油，必須先曬乾，再用化學溶劑（己烷或汽油）浸泡，將油脂萃取出來，再把化學物質除去，這樣成本會低很多。所以市面上常見的大豆、玉米與菜籽這類油品，價格低廉。但可想而知，使用的化學溶劑具有毒性。

我多年研究脂肪的心得認為，自從美國為了向全球推銷他們盛產的大豆油，大力推廣食用所謂「不飽和脂肪酸」，扭曲研究結論，讓一般人以為不飽和脂肪酸才是好油，造成現在全球沙拉油充斥，商店用此種油來炸食物，卻造成現代人脂肪肝盛行，肥胖盛行，心臟疾病叢生。

我認為古老傳統的食用「豬油」才是健康的好油。反而是現在人人都改吃大豆油，疾病卻一大堆。沙拉油產生的油垢非常黏，抽油煙機很不容易清洗。還有婦女們時常發現廚房水管堵塞住了，請水電工來修，他們一取出堵塞部分的水管，就發現都是沙拉油垢。所以憑常識就可以知道，會堵塞水管與抽油煙機的沙拉油垢，當然也會堵塞血管，造成心臟疾病。

冷壓的油裡面除了90%的脂肪，還有10%是食材本身的營養素。像苦茶籽，含有豐富的蛋白質、維生素A、E及山茶柑素等，對於口腔或胃部的黏膜

195 但是有些橄欖油是用初搾過的殘渣，再經過化學萃取，用這種方式來降低油品成本，所以選購橄欖油必須詳細看標示。

組織有很強的修補能力，抗氧化能力也很高，還能殺掉造成胃潰瘍的幽門螺旋桿菌。橄欖油也富含對身體很好的維他命A、E、D、K和橄欖多酚，抗氧化、抗骨骼疏鬆的效果很不錯。

在此一定要還給豬油一個公道。豬油一直是台灣農業社會的主要食用油，以前台灣的阿公阿嬤，吃了一輩子的豬油也沒有聽說有什麼問題。產生的油煙汙垢，只要用熱水就可以把廚房清洗得很乾淨，完全不需要使用強力去垢清潔劑。豬油反而比精煉大豆油、氫化植物油（反式脂肪酸）來得令人放心。

因為豬油的性質是甘、微寒、無毒，它的第一個功能就是「解毒」，比如說河豚或者海魚，肝臟毒素很強，誤食就有性命之虞，此時可以立即服豬油1升即可解毒。第二個功能是「解五種疸疾」，即黃疸、穀疸、酒疸、黑疸、女勞疸，以及這幾種疸疾帶來的水腫。這五種疸疾其中包括了現代的癌症，所以說癌症水腫用豬油也可以化解。因為豬油能夠「利腸胃、通小便、利血脈、散宿血」。比如說小便不通，現在科學的作法就是要插尿管。中醫的作法就是用肥豬肉1斤、水2升，煎三沸之後喝，立即通尿。[196]

女人婦科炎症，白帶惡臭，用豬油60毫升、酒100毫升，煎沸食三餐服用。老人家年紀大了總是咳嗽，用肥豬肉四兩，煮沸數次，之後切片沾醬醋食用，就能消除。產婦產後虛汗，用豬油、薑汁、蜂蜜各200毫升，酒100毫升，煮沸10次，每次服用1茶匙就改善。

古名醫孫思邈的經驗方，豬油加人參，煎煮後，每天1勺，可以治老人癡呆症。總之，豬油是個好東西，古代醫書敘述的很多。

現代研究，豬油其實是優秀的高密度脂蛋白膽固醇（HDL），這是對人體有益的膽固醇，以前西方片面研究就說簡化地膽固醇高會堵塞血管，輕則

---

196 http://madelinechen056.pixnet.net/blog/post/390731915-放棄傳統的豬油導致國人健康每況愈下！

中風，重則心臟病急發而死。但是近年西方科學界已對膽固醇開始有了新認識，開始反思對膽固醇的非理性恐慌反而造成身體健康的負面影響。

2013年在美國出版一本暢銷書，叫做《Grain Brain》，中文書名為《無麩質飲食，讓你不生病：揭開小麥、碳水化合物、糖傷腦又傷身的驚人真相》[197]，其中就專門深入研究膽固醇對人體的作用。

該書作者博瑪特醫師（David Perlmutter, MD）[198]發現，膽固醇對於我們大腦的正常功能至關重要，它是大腦內具有保護作用的抗氧化物質之一。人體以膽固醇為原料合成維生素D，也是維護大腦健康的重要物質。此外，膽固醇還是人體內主要性激素的前趨分子，包括雌激素、孕激素及雄激素，它們都與我們大腦的功能有著很重要的聯繫。

儘管大腦只占人體重量的2～3%，但是，大腦中的膽固醇卻占了人體總膽固醇量的25%之多。不難想像，膽固醇在維護大腦功能的健康中扮演著極為重要的角色。簡單的說，沒有膽固醇就沒有腦汁，沒有腦汁就沒有智慧，沒有激素也就沒有性福。

藥王孫思邈說豬油能夠「破冷結，散宿血」，就是有腫瘤及有瘀血時，豬油能夠把它消掉。所以現在這麼多女人有子宮肌瘤，是不是科學界對豬油進行了妖魔化有很大關係？

另外西醫一直提倡每天服用阿司匹林來預防心臟病，事實上每天吃豬油

---

197 http://www.books.com.tw/products/0010663262

198 博瑪特醫師（David Perlmutter, MD）是美國神經科專科醫師、美國營養學會會員，佛羅里達博瑪特健康中心總裁，也是博瑪特腦部研究基金會的共同創辦人及會長。在營養對神經病症的影響這個研究領域是世界公認的權威。曾獲多項獎章，包括邁阿密大學醫學院頒發的朗翠研究獎（Leonard G. Rowntree Research）、美國營養學會頒發的年度人道精神獎，以及以創新方式治療神經病症而獲鮑林獎（Linus Pauling Award）。已出版的著作有《健腦書The Better Brain Book》、《五歲前的IQ大躍進Raise a Smarter Child by Kindergarten）和《當薩滿巫士遇上腦神經醫學Power Up Your Brain》。《無麩質飲食，讓你不生病！》一書在美國甫出版即躍上《紐約時報》書籍銷售排行榜第一名。

就行了，所以綜上所述，要想不得老年癡呆症、要想不得癌症、想要不長子宮肌瘤、要想得到性福，就把家裡的食用油改成豬油吧！

豬油、牛油這些飽和脂肪裡面，雖然含有會促使身體發炎的花生四烯酸（Arachidonic Acid），但如果多吃蔬果，少吃精緻澱粉，就可自然抵銷它的壞處。

而且豬油、椰子油、棕櫚油中含有月桂酸（Lauric Acid），它可以抗菌、抗病毒、提升免疫力，這是其他不含月桂酸的植物油所沒有的優點。

豬油、牛油、椰子油在常溫下是固態，穩定性高，可耐久保存，不易變質，較能耐高溫烹調，比葵花油與沙拉油等更適合用來炒菜，更不容易氧化產生自由基。

美國著名科學家已肯定豬油是好油

1957年，初出茅廬的庫默羅醫生（Fred Kummerow）[199]請求當地一家醫院給他一些心臟病人的血管樣本做研究。不出意料，他發現這些心臟病人的血管充滿了脂肪堆積，但這不是一般的脂肪，而是一種特別的脂肪，也就是我們今天所熟知的反式脂肪（trans fat）。

庫默羅醫生因此深入研究，得出結論，證明了反式脂肪和心臟病的直接關連。但是，他的研究結論並沒有得到廣泛接受。直到50年後，美國的FDA才正式決定在食物中去除反式脂肪。

庫默羅醫生今年99歲，至今仍然繼續為伊利諾亞大學工作。過去兩年，他連續發表了幾篇研究，矛頭直指「造成今天廣泛的心臟病的元兇，是多鏈不飽和脂肪酸的植物油，例如，大豆油、玉米油、葵花子油」。

庫默羅醫生指出，「問題不在於膽固醇，甚至不在於壞膽固醇（LDL），膽固醇和心臟病毫無關係。問題只在於膽固醇的被氧化。而那些高溫油炸的烹飪過程是最容易把植物油氧化的。」

199 http://www.nytimes.com/2013/12/17/health/a-lifelong-fight-against-trans-fat.html?_r=3

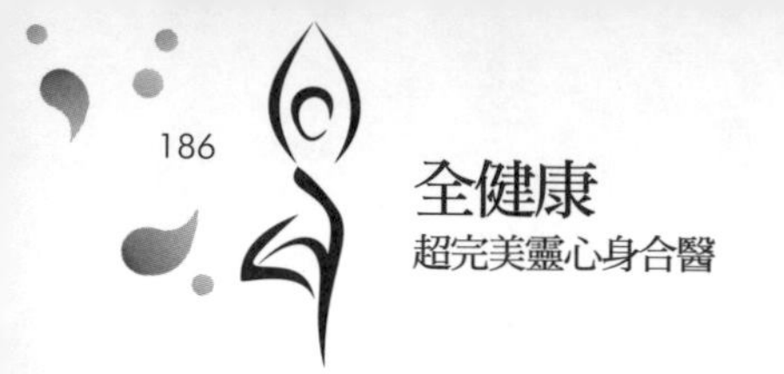

庫默羅醫生的研究很好的解釋了為什麼半數的心臟病病人體內的膽固醇是正常的，甚至是低的。他自己的飲食也證明了這點，除了吃新鮮的蔬菜水果外，他還每週吃幾次紅肉，飲用全脂牛奶。他已經不記得最後一次吃油炸的東西是什麼時候了，也從未吃過人造奶油，但是他會用黃油（Butter）來炒蛋。

庫默羅醫生說：「雞蛋是大自然賜給人類的最好的食物，包含了9種必需胺基酸，還有多種維他命和礦物質。吃雞蛋只吃蛋白不吃蛋黃真的是瘋了。」

庫默羅醫生的研究因為太過超前，所以他早期曾受到很大困難，甚至連研究經費都很難拿到。科學界一直都認為如豬油、牛油之類的飽和脂肪才是心臟病的元兇。

雖然今年已經99歲，但是庫默羅醫生的飽和脂肪飲食（黃油／豬油）令他仍然擁有完美的記憶力，他仍然清楚記得所有的人、時間、地點，更令人驚歎的，還有那些複雜的科學概念。

重點不在飽和不飽和，而在中鏈與長鏈

營養學界對於脂肪好壞一向只說「飽和」與「不飽和」，簡單地告訴大家飽和的不好，不飽和的才好。這是營養學界長期以來的迷思。

事實上油脂好壞重點不在「飽和」或「不飽和」，而是由「長鏈」與「中鏈」來決定。中鏈脂肪酸易吸收、無害人體。長鏈脂肪酸會屯積在血管。

大豆沙拉油是長鏈脂肪酸，會以體脂肪方式囤積在體內，而且會使抽油煙機沾滿油垢，很難清洗。而臨床營養治療上使用的是中鏈脂肪酸（medium-chain fatty acids），代謝途徑是經由肝門靜脈快速送達肝臟分解成熱量，不會囤積在體內。

飽和與不飽和脂肪酸的比較簡表

<table>
<tr><td>飽和脂肪酸
Saturated fatty acid</td><td>大多數
動物油</td><td colspan="3">性質穩定，在低溫下會凝固成半固體或固體。
分為中鏈及長鏈，中鏈飽和脂肪酸的心血管疾病風險低於長鏈飽和脂肪酸。</td></tr>
<tr><td rowspan="3">不飽和脂肪酸
Unsaturated fatty acid</td><td rowspan="3">大多數
植物油</td><td rowspan="2">順式
脂肪酸</td><td>單元不飽和
脂肪酸</td><td>相對穩定，利於預防心血管疾病。</td></tr>
<tr><td>多元不飽和
脂肪酸</td><td>不穩定，不耐熱，不應該用於高溫烹調，而且必須要小心保存。</td></tr>
<tr><td>反式
脂肪酸</td><td colspan="2">利用氫化過程將順式結構改變成為反式脂肪酸，
可變成半固體或固體狀，容易運送，性質較穩定，不易變質。見於人工產品，如人造奶油。
比飽和脂肪酸更容易導致心血管方面疾病，對人體害處最大。</td></tr>
</table>

1999年美國營養學家菲佛博士（Dr. Bruce Fife）[200]出版《椰子療效：發現椰子的治癒力量（The Coconut Oil Miracle）》一書[201]，指出東南亞居民很少患有心臟病，原因是椰子油雖然是飽和脂肪酸，其所含的月桂酸屬於中鏈，化學結構與有害血管的動物性飽和長鏈脂肪酸不同。

---

200 菲佛博士是全世界第一位針對椰子油，與人體健康相關醫療學術研究的發起人，如今也是世界上在椰子領域，最具權威的學者專家。寫了20多本書，包括Coconut cures：preventing and treating common health problems with coconut、The Coconut Oil Miraclc和Eat Fat Look Thin等等，擔任非營利機構——椰子研究發展中心（Coconut Research Center）主席一職，始終積極奉獻，教育民眾有關椰子和健康營養方面的知識。

201 http://www.books.com.tw/products/0010405851

台北醫學大學保健營養學系教授陳俊榮指出，油脂依其碳鏈數目，有短、中、長鏈之分[202]。橄欖油、葵花油、芥菜油等食用油的脂肪酸都比較長，通過淋巴管或靜脈運輸到心臟，經由動脈累積儲存，根據身體需要再分解，因此身體就會以體脂肪的形式將多餘的能量儲存下來。若吃進去的是短中鏈脂肪酸，身體就會將其快速送達肝臟，經吸收代謝高效分解，不易囤積成體脂肪。

多攝取亞麻籽木酚素

近年衛生署調查發現，國人「必需脂肪酸」的缺乏現象日趨嚴重，退化性疾病患者的組織和血液都有必需脂肪酸不足的現象。

1986年第315卷《新英格蘭醫學期刊》一項報告指出，omega-3脂肪酸是癌症和心臟病罹患率低的重要營養，而此種必需脂肪酸最佳來源是亞麻籽油（flaxseed oil）。[203]

亞麻籽含有身體不能自造的所有必需脂肪酸，只要有一種缺乏，便會產生嚴重的疾病。亞麻籽富含重要的油溶性維他命A、D、E和水溶性維他命Bl、B2、C，這些是有效處理必需脂肪酸所需的養分。其中又含有所有主要礦物質及豐富的微量元素，也是極佳的纖維質來源。

研究證實當百萬分之一克的亞麻籽油導入癌症患者的血液裡，天然的脂肪酸很容易和氧與蛋白質結合，在4～6小時內，癌症患者的血液便有了改善。世界各國對於亞麻籽油的研究結論如下：

（1）波蘭：亞麻籽油的有效成分將試管內的癌細胞完全消滅，對正常白血球則無損。另一研究證實亞油酸在人、畜體內有抗阻塞的功效。報告的結論說道：「以亞油酸取代飽和食油，降低心肌梗塞的風險及心臟病死亡率。亞油酸降低膽固醇的功效明顯地表現出

202 2006-04-20/民生報/A10版/健康100分《油脂分長中短鏈 橄欖、葵花油屬長鏈》
203 http://www.dhammarain.org.tw/books/health/5health.3.htm

來。」

（2）德國：每天攝取30cc亞麻籽油，四星期後，血清的亞麻油酸含量加倍，EPA（二十碳五烯酸）含量增加1.5倍，DHA（二十二碳六烯酸）增加70%。人體似乎能轉化亞麻酸成EPA。血小板凝固物質的產生顯著減少。

（3）澳大利亞：餵以亞麻籽油的動物，腎脂肪的花生四烯酸，和尿液中攝護腺素的排泄量明顯降低，同時也持續降低腎血管的搏動。另一研究指出，補充必要脂肪酸後，腎功能和血壓控制回復正常。

另有研究，有抗藥性的葡萄球菌正在世界各地醫院擴散，病人手術後感染或從其他管道感染的風險增加。資料顯示，這類葡萄球菌對水解亞麻籽油和亞油酸敏感。水解亞麻籽油可能用來防治葡萄球菌感染。

《英國營養期刊（British Journal of Nutrition）》[204]刊登的一篇研究發現，連續四週服用亞麻籽的受試者，不僅能增加他們的Omega-3脂肪酸濃度，也會減少約9%的膽固醇及27%的血糖濃度。

亞麻籽是木酚素（lignan）的豐富來源，被稱為「溫和的腸道清潔夫」[205]，它是與人體雌激素十分相似的植物雌激素，對於維持骨骼健康及減少更年期婦女的潮紅症狀和因陰道乾澀引發的真菌感染十分有效，還被用來治療可能由荷爾蒙失調引起的經前症候群，同時也具有抗癌症、抗細菌、抗黴菌以及抗病毒等特質。

亞麻籽已經在西方使用有1500年了，但在東方一向不熟悉。近年來，以美加英澳為主的西方發達國家，對亞麻籽木酚素做為功能食品的研究和開發

---

204 https://smartfish.no/nyheter/british-journal-of-nutrition-publishing-smartfish-study/

205 http://relativehumanity.tieus.com/web/cm/cm657.htm

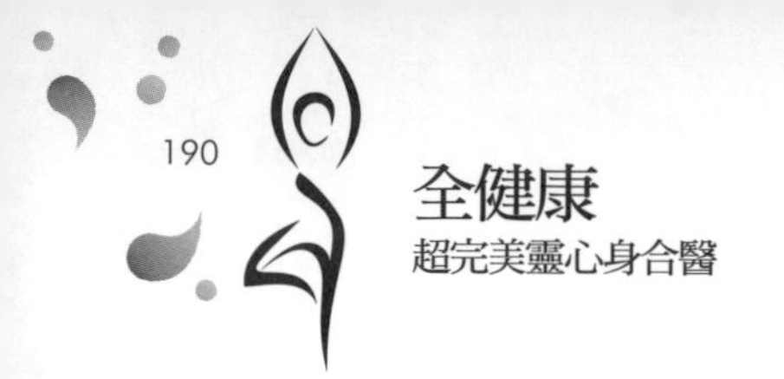

作了大量的工作[206]，各種研究已經證實亞麻籽木酚素有對抗乳癌與類風濕性關節炎、狼瘡、增加腸蠕動、預防心血管疾病、降低膽固醇、癌症、便祕、免疫系統功能不全等很多功效，已成為中、老年人的常備保健品。

六、身健康第四步：正確攝取維生素

維生素（Vitamin，音譯「維他命」）是生命活力的動力，也是維持人體正常生理功能必需的一系列有機物的統稱，它們不提供熱量，也不是人體的構造成分，又無法由生物體自行合成製造，一定需要通過飲食來攝取。若是缺乏某種維生素，即可引起代謝紊亂或出現障礙，就會產生疾病。

人類最早認識的是維生素C，從兩百多年前就開始了，而1930年代發現維生素D迄今[207]，科學家對維生素的研究從未終止，特別是在上個世紀的最後20年裡，人們對維生素的認識發生了深刻變化，一些非常重要的發現改變了醫學界以前輕視維生素的傳統觀點，更為重要的是，維生素正在越來越多地被應用於大眾日常保健之上，維生素與健康的密切關係已經成為學術界和時尚界的共同新熱點。

上個世紀以來，幾乎所有的維生素都已經被確認研究過，但沒有真正被重視過。直到70年代，諾貝爾化學獎及和平獎得主包林博士首次提出遠超過人體正常需要量的大劑量維生素C可以預防和治療感冒理論[208]，引起學術界對食用超過生理需要量的維生素的重視，帶動了世界各地大量的同類研究。

80年代以後，一些重要的研究成果更多了，人們對維生素的認識也就更加深入了。其中最引人注目的是發現了維生素C、E、β-胡蘿蔔素（維生素A的前趨物質）的抗氧化作用，並明確了它們能在體內從不同環節上對抗自由

---

206 http://baike.baidu.com/view/640786.htm
207 http://www.zwbk.org/MyLemmaShow.aspx?zh=zh-tw&lid=159657
208 http://lpi.oregonstate.edu/mic/vitamins/vitamin-C

基，保護細胞被氧化的損害。

要維持人體最佳免疫機能，只靠攝取蛋白質是不夠的，還要其他許多維生素來幫忙，例如維生素A（β-胡蘿蔔素）、維生素B群、C、E等，都是維護免疫機能不可或缺少的最重要營養素。缺乏任何一種都會影響到免疫機能失調，也就容易生病。

維生素可以分為「脂溶性」及「水溶性」兩大類。

脂溶性維生素

包括維生素A、D、E、K四種，它們在腸道內的吸收與脂肪類似，吸收後可在體內儲存，過量容易發生中毒。

維生素A：以及存在於植物中的β-胡蘿蔔素，是維持人體上皮及黏膜細胞阻絕病原體入侵的第一道防線，使眼睛適應光線的變化、保護表皮及黏膜使細菌不易侵害、促進牙齒和骨骼的正常生長。

有人為了補充β-胡蘿蔔素而喝紅蘿蔔汁及生食紅蘿蔔，要注意的是生食紅蘿蔔，β-胡蘿蔔素的吸收率不佳，油炒或略加些油煮熟反而可以得到更好的利用。而且過量的β-胡蘿蔔素會使皮膚偏黃，使人誤以為患了皮膚病或是有黃疸。其實吃熟的紅蕃茄或是飲用罐頭蕃茄汁是攝取β-胡蘿蔔素最好又簡便的方法。

維生素D：又稱陽光維生素，協助鈣、磷的吸收與運用；幫助骨骼和牙齒的正常發育；為神經與肌肉正常生理上所必須。

維生素E：可減少維生素A及多元不飽和脂肪酸的氧化，控制細胞氧化，維持動物生殖機能。能保護細胞膜的完整並增加抗體的數量，並具有加強免疫系統功能、減少得心臟病風險、抗癌症作用、延緩老年性癡呆症等性質。

市售的維生素E製劑中，屬天然製劑者在商品包裝上通常成分標示為d-α-tocopherol，來自小麥胚芽，而化學合成的標示為dl-α-tocopherol（多一個英文l字）。由於製程的關係，化學合成的維生素E的抗氧化能力只有天然的20～

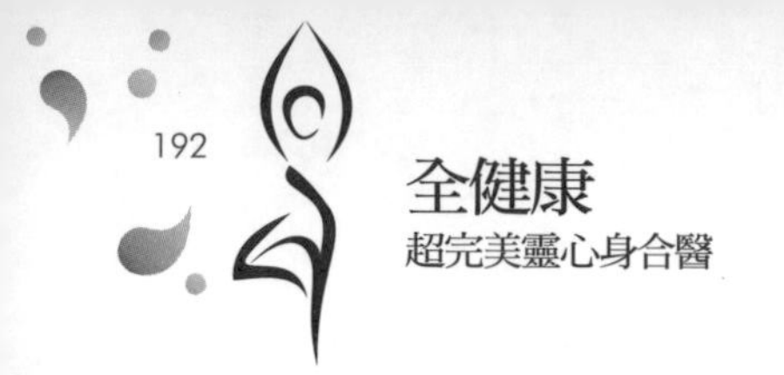

90%不等，因此必須服用雙倍以上的製劑才能達到和天然製劑同樣的功效。而食用維生素E最好是在飯後，因為讓它隨同脂肪經由腸道吸收，效果比較佳。

維生素K：構成凝血酶元所必需的一種物質，可促進血液在傷口凝固，以免流血不止。

水溶性維生素

水溶性維生素包括維生素B群及維生素C兩種。易為身體吸收，組織達到飽和後，多餘的會隨尿排出，一般不造成中毒。

維生素B群與細胞正常的新陳代謝與生長分裂有關，缺乏維生素B群會使細胞活力下降，使人感到體力不繼。以國人的飲食來說，維生素B群的攝取量一定不夠，因此容易在口腔內產生發炎，或是嘴唇上長個紅孢，這就是中醫所說的火氣大，最簡單的方法就是立即食用高單位維生素B群。

但是一般的維生素B群多是化學合成的，吃了小便會很黃濁而且難聞，天然食物萃取的維生素B群就不會有這種現象，這一點很重要，任何營養補充品最好是買天然蔬果萃取的，雖然價格較高一點，為了身體健康，也是值得投資的。

B群有：B1、B2、B5、B6、B12、菸鹼酸、葉酸、泛酸、生物素。

B1：增加食慾，促進胃腸蠕動及消化液的分泌，預防及治療腳氣病、神經炎，促進動物生長，能量代謝的重要輔酶。

B2：輔助細胞的氧化還原作用，為能量代謝的重要輔酶，可防治眼血管充血及口角炎。

B6：為一種輔脢，幫助胺基酸的合成與分解；與血紅素的合成有關，缺乏亦會產生貧血。

B12：可促進核酸的合成，對醣類和脂肪代謝有重要功用，可治療惡性貧血及神經系統的病症。

菸鹼酸：為輔酶之一種，主要參與醣類的代謝，輸送氫；其對於皮膚健康有幫助，也有益於神經系統的健康。

葉酸：可幫助血液形成，防治貧血，促成核酸及核蛋白合成。

維他命B群往往具有提神的作用，對大多數人而言不適合睡前吃，可能影響睡眠。

維生素C：細胞間質的主要構成物質，使細胞間保持良好狀況；加速傷口的癒合；增加對傳染病的抵抗力；具有抗氧化功能。缺乏會引起壞血病。必須一提的是肉類缺乏維生素C。

缺乏維生素C，病原體侵襲人體成功的機率就會提高，也更容易感染疾病。包林博士曾大力提倡維生素C具有抗癌及抗老化的作用，必須大量服用。而且維生素C另一項最被重視的效果在於其預防癌症的功用。

世界上已有數百篇營養學研究發現，攝取越多維生素C，癌症發生率越低，其中尤其與胃癌及食道癌的關係最為顯著。荷蘭曾進行一項12多萬人的大規模飲食調查，再次證明由飲食中得來的維生素C有減少胃癌發生的效果。但是要由食物中獲取夠量維生素C，每天必須攝取500毫克以上，這個量約等於每天要吃14顆柳橙才能做得到，所以每天額外服用天然維生素C，就有其必要性。

誰需要服用維生素

從90年代以來，服用大劑量維生素的作法已日益流行了。美國癌症研究協會曾經調查，有43%的人服用多種維生素來防癌，其中55至64歲的人有24%在這麼做；65歲以上者有54%在食用[209]。在美國等一些發達國家，維生素製品被擺在食品超市中出售。在中國一些城市的某些人群，例如白領女性、某些患者、老年知識份子、醫護人員、兒童、健康愛好者等服用維生素也相當普遍。

---

209 http://www.uuuwell.com/thread-520463-1-1.html

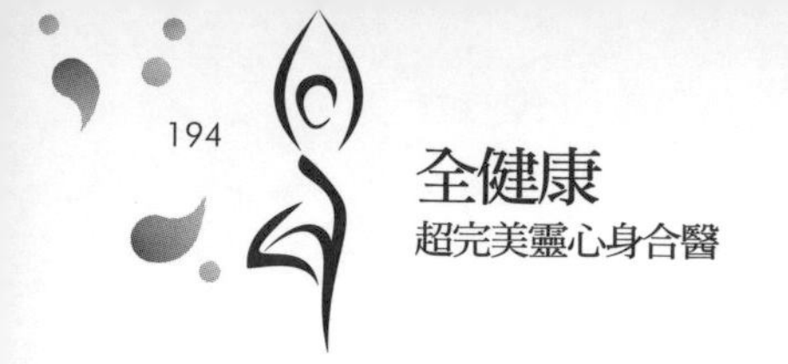

從理論上來說，原本人類完全可以從食物中獲得充分的維生素，只要飲食結構達到理想的平衡就行了，但問題是，達到這種平衡並不很容易，實際上相當多的人飲食並不均衡，維生素缺乏的人也相當多見，此時補充適當劑量的維生素是有益的。

中國預防醫學科學院營養與食品衛生研究所曾主持一項包括一萬名兒童的大規模研究表明，補充生理劑量的多種維生素可以促進兒童的生長發育，提高免疫能力。

經由很多研究統計，一些常見癌症的確與缺乏某些營養素有很大的關係，所以必須從「心」體會，平時就要多多補充這些營養素，罹患癌症的機率就會降低。

癌症名稱	缺乏的維生素
口腔癌	β-胡蘿蔔素（維生素A前趨物）
子宮癌、卵巢癌	β-胡蘿蔔素、維生素E、葉酸
食道癌、胃癌	維生素C、維生素E、菸鹼素
肺癌	β-胡蘿蔔素、維生素A、維生素C
胰臟癌	維生素C
攝護腺癌	維生素A、維生素C
大腸癌、直腸癌	維生素A、維生素C、維生素E

綜合上表可以看出，幾乎所有的癌症都和缺乏營養素有關，其中維生素A、C、E及B群是各種疾病最缺乏的。看了這個表，再看政府公告的預防慢性病的每日最高攝取量，我們就能夠清楚地知道自己應該如何食用了。

很多人都會擔心維生素攝取過量的問題，幾乎所有病人在我提供攝取建議後，都會問：「吃這麼多，會不會過量？」

的確，若是化學合成的維生素絕對會過量，舉例來說，維生素A、D是兩種比較危險的維生素，確是有很多過量中毒的案例。因此食用這兩種維生素時一定要嚴格掌握劑量，不可隨意吃。其他的幾種有抗氧化作用的維生素，包括維生素C、E、β-胡蘿蔔素等，以及維生素B群的毒性都相當低，即使過量一些也不會導致什麼嚴重後果。

值得注意的是，幾乎所有研究維生素保健作用的實驗中，應用的維生素劑量都遠超過生理需要量的數倍或數10倍，然而在日常飲食中，並不需要這麼大的劑量。但是仍然讓一些專家擔心會造成維生素的濫用，並反對服用大劑量維生素延緩衰老，預防疾病或癌症。

不過有更多的專家仍然支持服用大劑量抗氧化維生素，因為實際應用時幾乎沒有人會幾近瘋狂地服用1萬國際單位的維生素E，所以這些副作用通常只是在動物實驗中「做出來的」。

市面上營養品充斥，我在南華大學任教時，曾經發動三班二百多位選修我的《營養醫學》課程的學生，去做台灣市售營養品調查與比較分析，發現能夠通過我的「量子態細胞基因營養矯正醫學」標準的沒有幾種，很多美國很有名的直銷品牌品質是不及格的，它們的有效劑量都很低，每天要吃很多才算有效，然而大多是化學合成的，品質不是很好，吃這麼多顆，其化學成分會累積在肝臟及腎臟，反而損害身體健康，所以，如何選擇正確的營養品就是一個大學問。

可惜我不能公布這個結果，因為一公布出來，那些化學合成直銷營養品公司一定會來找我麻煩。所以，我只能在培訓師資班的課程中揭露市售營養品的真相，讓學員們能夠恍然大悟，從此不碰那些差的營養品。

化學合成維生素的害處

目前市面上絕大多數維他命都是依照美國藥典（USP）容許的化學合成方法製造，稱為「第一代維他命」，都是以石化工業副產品為原料製造的營養品。

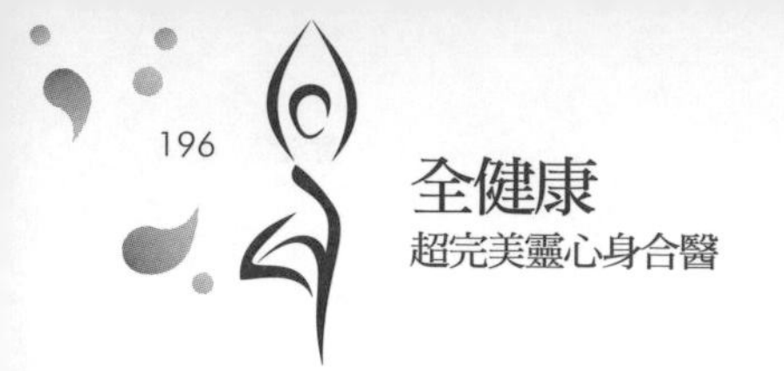

已經有很多研究顯示，化學合成營養品的生物活性、生物吸收度方面，都比天然原料差，而且不少化學維生素易堆積體內而中毒。

下表是天然維生素與合成維生素的原料區別：

種類	天然維生素原料	人工合成維生素原料
維生素 A	胡蘿蔔	甲醇、苯、石油酯類、乙炔
維生素 B1	營養的酵母，米糠	瀝青、酸性氯化氫、丙酮氨
維生素 B2	營養的酵母，米麩	醋酸合成物
維生素 B3	營養的酵母，米糠	瀝青衍生物、氨、酸
維生素 B5	營養的酵母，米糠	甲醛和異丁烷的濃縮物
維生素 B6	營養的酵母，米糠	石油酯類與用甲醛和異丁烷
維生素 B8	玉米，米糠	硫酸和氫氧化鈣的水解產物
維生素 B9	紫花苜蓿芽，米糠	酸和瀝青衍生物，乙炔
維生素 B12	營養的酵母	鈷胺素與氰化物反應
維生素 C	西印度櫻桃，柑橘	丙酮製的氫化糖
維生素 D	營養的酵母	動物脂肪／牛腦抽出物
維生素 E	玉米，大豆，蔬菜油	三甲基氫　、植物醇與精緻油

看看右側的化學營養品的原料，全是石化工業副產品，也就是全部由「塑化劑」製成，所以天天服用化學合成營養品等於天天攝取各式各樣塑化劑，絕對有害。

所以我經常告誡大家不要食用一般市售化學原料合成的營養品，用心良苦呀！

最佳的食物型態營養素

營養品的製造經過數10年的改進，分為下列三種方式，第三代就是本書一直在強調的天然食物型態營養品。

特性	第一代	第二代				第三代
	化學合成	螯合型	天然萃取	天然濃縮	天然混合	食物型
原料	石油衍生化學物	化學合成＋胺基酸	天然原料	天然原料	天然原料＋化學物	天然原料＋蛋白質載體
製程	運用化學反應複製合成相同化學結構	運用正負極性將兩者相吸結合而成	以溶劑或分離法提煉出純化維他命	只將水分去除，保留原始狀態	將天然物與化學物兩者混合	萃取純化再用蛋白質載體螯合
吸收率	5-20%	10-30%	20-50%	60-90%	10-30%	70-90%
利用率	10%	10%	10-20%	80-90%	10%	100%
單位量	高	高	普通	低	高	高
體內保留時間	2hr	2hr	2-6hr	18hr	2hr	18hr
殘留負擔	5 級	5 級	2-3 級	1 級	5 級	0
安全性	低	低	普通	普通	中低	高
農藥殘留	0	0	4 級	5 級	4 級	0
接近天然結構程度	無	低	中低	中高	低	高
單位價格	3-10	10-20	60-100	40-80	10-30	25-40

食物型態營養素都是以天然酵母菌培養，以豐富而充足的營養素，在酵母細胞體內進行新陳代謝，讓酵母細胞逐漸成長，注入不同的單一元素，又會產生不同的營養成分。並且運用高科技將酵母細胞外層的細胞壁打破，內部營養素即為人體所需的營養成分，如同食物一般，能被人體辨識與吸收。

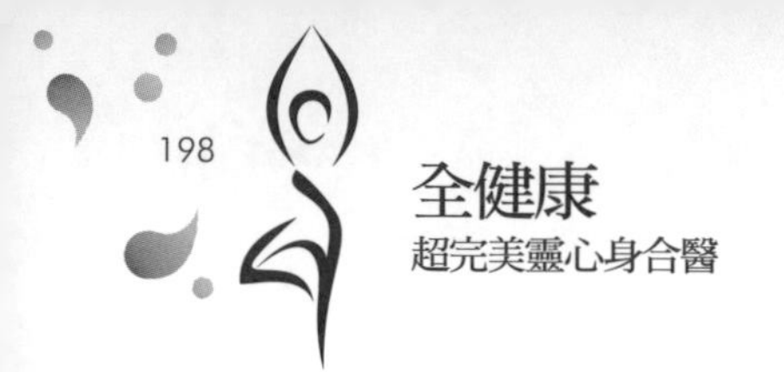

這個技術稱為「還原天然製程」，其中之一就是利用麵包酵母的技術，首先將目標維生素或礦物質與特殊的蛋白質載體（protein carrier）混合後，蛋白質載體會將營養素帶入酵母細胞中，轉而和細胞中其他分子形式複合體，再利用酵素將酵母細胞消化後，即製成維生素產品。

因此不但含有高濃度的複合態營養素，再加上酵母細胞本身豐富且完備之營養成分，會和所添加的營養素確實發揮相互協調的雙重效果，所以此種食物型態營養素可以表現出驚人的生物可利用率的機密所在。

多攝取食物型態維生素C

1970年代，美國卡美隆博士（Ewan Cameron）與包林博士出版《癌症與維他命C》，提到定時服用大劑量的維生素C，可以預防癌症在體內孳生，對已得癌症的人也有效果。

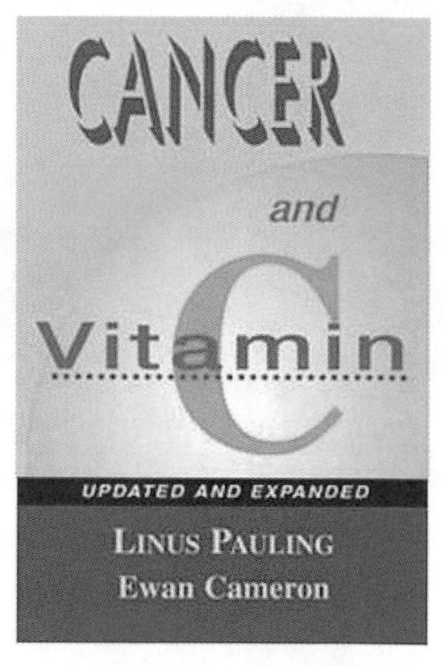

他們也發表論文[210]，指出一個人是否會得癌症，得了之後是否惡化與好轉，與本身抵抗力的強弱有很大的關係，假如能增加身體的抵抗力，則對癌症治療必有改善，而維生素C正有此功效，可以增強病人的抵抗力，抑止腫瘤的擴大，防止轉移，增強免疫力，改善健康狀況等。

實驗指出，維生素C極度缺乏時，身體會變得非常衰弱疲倦。癌症患者體內的維生素C含量若是很低，容易導致身體惡質化。

維生素C又可提高放射療法的效果，可保護正常組織，會減少皮膚及骨髓受到放射線的傷害，也可減少化學療法的副作用。

合成的維他命C成分標示都是「抗壞血酸（Ascorbic acid）」，絕大多數市售維他命C營養品屬於此類。天然的維生素C的原料大多為天然柑橘類，

---

210 Cameron, E. & Pauling, L. (1976) Proc. Natl. Acad. Sci. USA 73, 3685-3689

或是加入一些水果萃取物。除了能保留多樣天然維生素C有效成分之外，還必須含有5：1的生物類黃酮。

七、身健康第五步：正確攝取礦物質

包林博士說過：「You can trace every sickness, every disease and every ailment to a mineral deficiency.（你可以追溯任何疾病、任何病痛以及任何症狀，都指向礦物質缺乏）」[211]，可見礦物質的重要性。

礦物質占人體約4.4%，量很少卻是人類不可缺少的營養素。

礦物質中的鐵、鋅、硒、銅、錳等微量元素是與免疫機能有關的超氧化岐化酶（SOD）的核心元素，它們富含於海藻、綠藻、小麥草、全穀類、蔬果之內。可是現代人的飲食型態趨於精緻，較少食用糙米與全麥，經常吃速食，青菜攝取又少，因此微量元素很容易不足，間接影響到免疫機能。

微量元素的重要性

微量元素含量雖微，但與生長、發育、營養、健康、疾病、衰老等生理過程關係密切，是非常重要的營養素。

1925～56年間，科學家發現鋅、鈷、鎂、鉬等是家畜家禽正常發育不可缺少的營養素，缺乏時就會出現生長停滯、產仔困難，甚至死亡。

1957～80年間又相繼發現除碘、鐵、鋅、銅、鈷外，硒、鉻、釩、氟、矽、鎳等也是人體必需的。

1999年諾貝爾獎醫學生理學獎得主布洛貝爾博士（Dr · Gunter Blobel）與美國營養學會會長考瑞爾博士指出[212]：

211 https://paulingblog.wordpress.com/2008/10/28/clarifying-three-widespread-quotes/

212 http://ldh201302.pixnet.net/blog/post/130677662-【預防文明病，從補充礦物質微量元素開始】

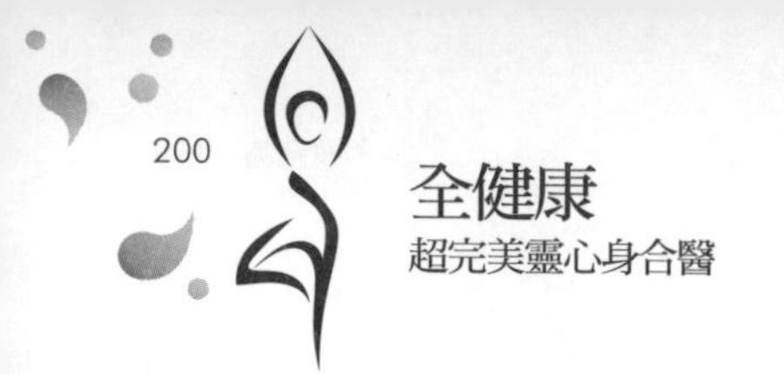

現在的土壤貧瘠，又受到化學物如：農藥、除草劑、酸雨……等的汙染，因此所有植物已失去原有的養分，動物吃了這些植物，牠們的肉、奶、蛋也不可能有原來的養分，在這種情形下，即使營養師懂得食物搭配，也無法吃出健康。因為土壤中各種生物體必需的微量元素受到破壞，而影響到整個生物鏈的健康。

微量元素研究之父貝瑞斯（Bieres）的《By Right of the Last Word（最後忠告）》[213]即說：「現代人只有補充人體嚴重缺乏的微量元素，才能達到真正的營養均衡，否則營養不均，機能失衡，永遠無法健康。因為健康就是平衡。」

當今研究已知微量元素以王者之姿，幾乎控制所有營養素的轉化、吸收與利用。蛋白質、脂肪、醣類、維生素、酵素，人體內幾乎所有的營養素的生化反應，都需要礦物質的參予才能起作用，所以稱「微量元素為營養素之王」也不為過。

然而我們今日的飲食中已嚴重缺乏微量元素，因此吃得再豐富也是白費，喝得再乾淨也不能健康，生病了只有接受最好的醫療，也是痛苦的事，這些正是現代人的無奈，微量元素的缺乏也是文明病的由來。

礦物質包括：

硒：缺乏會造成心肌病變，包括心律加快、心電圖異樣、充血性心臟衰竭、心臟組織的多病灶壞疽等，以及癌症。嚴重缺乏時會導致生命危險。

鈣：構成骨骼和牙齒的主要成分、調節心跳及肌肉的收縮、使血液有凝結力，維持正常神經的感應性、活化酵素。

鎂：為構成骨骼的主要成分，可調節生理機能，也是組成幾種肌肉酵素的成分。

---

213 http://www.thinkerstar.com.tw/WSLF/TrinityMed/20080224ChiMei.pdf

鐵：為組成紅細胞中血紅素的主要元素，以及體內部分酵素的組成元素，參與氧的運輸及許多酶的功能。

鋅：能促進生長激素的合成、加速損傷組織修復、改善味覺增加食欲、提高免疫功能、促進腦蛋白質和核酸的合成。

鉻：是葡萄糖耐量因子的組成部分，能調節體內糖代謝、維持體內正常的葡萄糖耐量。

磷：促進脂肪與醣類的新陳代謝、體內的磷酸鹽具有緩衝作用，能維持血液和體液的酸鹼平衡。為組織細胞核蛋白質的主要物質。

鉀、鈉、氯：為細胞內外的重要陽離子，可維持體內水分及體液滲透壓的平衡；可保持pH值不變，使動物體內的血液、乳液及內分泌等pH值保持常數；調節神經與肌肉的刺激感受性。

硫：與蛋白質的代謝作用有關，是構成毛髮、軟骨、（肌腱）、胰島素等的必需成分。

鈷：維生素B12的一種成分，製造成紅血球的必要營養素。

銅：銅與血紅素的製造有關，可幫助鐵質的運用。

氟：構成骨骼和牙齒的一種重要成分。

碘：甲狀腺球蛋白的主要成分，以調節能量的新陳代謝。

人體如果少了部分礦物質和維生素這些生存的基本條件，重則在10天內死亡，輕者導致多種致死疾病發生。

缺少維生素和礦物質，會導致各種疾病的發生，實際上，許多原因不明的身體不適症，如乏力、情緒急噪、皮膚粗糙、牙齦出血、頭部沉重等，幾乎都是維生素和礦物質缺乏的表現。

文明越進步，礦物質越缺乏。由於食物在製作過程中已喪失原始應有的養分，再加上環境汙染、飲食作習不當等惡質條件，現今的人類慢性疾病和癌症的發生率已經比10年前平均提高40～50%。雖然不能將患病率升高完全歸咎於礦物質的缺乏，但是兩者之間確實有密切的關連性，因為當人體內礦物質降低時，疾病發生率就會提高。

美國醫學研究曾做過一份《慢性疾病與礦物質含量》的抽樣報告[214]，以每一千名病患為單位，就缺乏礦物質鉻、鎂、鉀、銅、硒的心臟病罹患率而言，由西元1980年平均75.4人提高至1994年平均89.47人；其次，缺乏銅、鐵、硒、鎂、鋅的慢性支氣管炎患病率則在14年間提升約50%；再者，因為缺乏鈣、鎂、氟、銅而產生骨骼畸形的患病率也提升約47%。

衛生署曾經調查全國人民營養狀況，表明人民營養素攝入量普遍偏低。其中以鈣的缺乏最為明顯，僅達每日供給量的49.2%，鋅的攝入量僅為每日最低標準的85.6%。兒童膳食中，維生素及微量元素的攝入普遍偏低。兒童嚴重缺乏的維生素有：A、B2、B1、B6、C，普遍缺乏的礦物質有：鈣、鋅、鐵、硒。

顯見，何以台灣人越來越不健康，確是營養不足所致。期望所有人都要用「心」理解，用「心」改進，不要走向「平日不養生，以後養醫生」的窘境。

如何正確補充鈣質

大家都知道缺鈣會得骨質疏鬆症，因為99%鈣存在骨骼與牙齒內，其餘的1%鈣分散在全身各處。事實上缺鈣的症狀高達15種左右，會有過動、亢奮、神經質、心跳過快、神經傳達不良以及體液濃度失衡的很多問題。

美國乳品委員會給大家的建議是每日攝取鈣的劑量以1000毫克最適宜。衛生署在其修訂攝取量的公告文字中特別說：「以鈣質為例，成人原來建議量為600毫克，此次修訂時以足夠攝取量來表示，成人每天為1000毫克，而上限攝取量為2500毫克，即所攝取的鈣質無論由食物或補充劑等獲得，一天的總攝取量以不超過2500毫克為宜。」

舊的鈣質每日攝取標準只有600毫克，但是衛生署也有做過統計，國人

---

214 http://sandia168.pixnet.net/blog/post/54320116-我們為什麼要補充營養素？

每日攝取的鈣質平均只有約507毫克，現在改為至少1000毫克，每天都幾乎不足一半的量。另外，財團法人千禧之愛健康基金會報導：「鈣質尤其嚴重，成年人一天鈣質的建議攝取量是1000毫克，調查發現國人一天攝取鈣質的平均值約在500毫克左右。」[215]可見國人每天缺鈣500毫克，長久下來對生理機能及骨骼系統有著深遠的影響。[216]

鈣除了是人體骨骼中的重要成分外，包括神經的傳導、肌肉的收縮、血液的凝固、荷爾蒙作用都少不了鈣。成長中的青少年，需要大量鈣質以強壯骨骼增長；孕婦也應攝取足夠鈣質，以滿足胎兒生長和母體需要；中老年進入更年期後，要加強鈣質攝取，避免骨質疏鬆症的問題。

台灣《常春月刊》曾經和中華民國骨質疏鬆症學會合作，進行「骨本IQ大調查」[217]，結果顯示，台灣人對於骨質疏鬆症的認知與知識，正確率僅達6～7成。關於「骨質疏鬆症治療藥品與營養補充品」的認知方面，就有很大的誤解，調查報告中說：

> 台灣市面上流行的維骨力、阿鈣、固樂沙敏、善存、綜合維生素、骨頭湯、深海魚油、維生素E、維生素C等，與骨質疏鬆症的預防並無關連。

可見大多數人的補鈣觀念並不正確，而且不會選購營養品，都是吃了很多有效度、吸收度很低的營養品。

一般市面上的鈣製品，多是動物性的「碳酸鈣」，號稱天然鈣，全是取自動物骨、牡蠣殼、貝殼或是珊瑚等，人體吸收率大約只有25%，大部分都結合脂肪排出體外。而且在食用後容易產生胃脹氣不舒服，必須飯後服用，

---

215 http://www.1000-love.org.tw/user/article.aspx?SNo=0000670
216 http://0123456789.tw/?p=2543#sthash.Vv9G1GQB.dpuf
217 https://clarkhuangusa.wordpress.com/2005/09/24/骨本大調查報告解析-常春月刊/

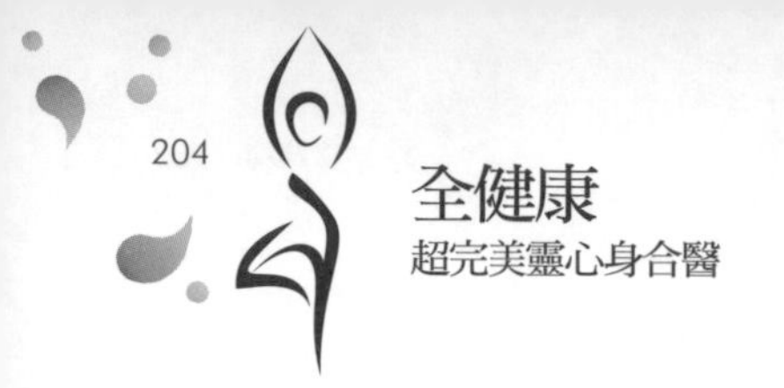

否則沒有胃酸就很難吸收。

由於碳酸鈣是取自廢棄甲殼或牡蠣殼的動物性鈣，如果原料處理不小心，極容易發生重金屬汙染或殘留菌等危險，由於它的製程成本非常低，利潤空間比較大，所以市面上充斥動物性的碳酸鈣營養品，選購時必須認清。

美國德州大學西南醫學中心從事內分泌、糖尿病及代謝研究的學者希勒博士（Howard J. Heller）[218]早在1999年11月號《臨床藥理學Clinical Pharmacology期刊》發表論文指出：「檸檬酸鈣的吸收度為碳酸鈣的2.5倍，高出76%的人體吸收率」[219]，植物性鈣又可以不用擔心體內結石問題。比較常見的是「檸檬酸鈣」及「葡萄糖酸鈣」。

近年還有一種新的「米蛋白水解胜肽鈣」，利用米蛋白水解胜肽將鈣質包附，進入人體隨著消化系統對營養素的吸收代謝反應，順利透過腸胃道吸收，因此人體利用率大幅提高至80%以上。

還有一種是取自海藻的鈣，透過酵素型胺基酸使海藻鈣改變型態，重新鍵結成「胺基酸螯合酵素鈣」，具水溶性小分子狀態，吸收率可達95%。

如何正確補充微量元素硒

在上個世紀，硒並不被視為營養素，反而被當作和鉛等重金屬一樣的有害物質。直到1979年在中國東北、西伯利亞、朝鮮半島等地區流行一種克山症（Keshan disease），被證明是硒元素不足所造成[220]，其重要性才逐漸為世人所知。

隨後又發現硒具有很強的抗氧化功效，可以抗老化，從動物實驗中又發現，缺硒會造成微血管脆弱，也容易引起肌肉無力、心臟受損，從此含硒的營養品及健康食品就在歐美市場大行其道。又經過數10年的研究，有上千篇

---

218 http://health.usnews.com/doctors/howard-heller-301834
219 http://onlinelibrary.wiley.com/doi/10.1177/009127009903901106/abstract
220 http://onlinelibrary.wiley.com/doi/10.1111/j.1600-0773.1986.tb02772.x/abstract

論文證實硒是具有顯著抗癌功效的微量元素。

硒在土壤中的含量本來就不多，而大部分土地又經過幾10年來的化學肥料與農藥的摧殘，可以說已經極度缺乏硒元素。而台灣又屬於高汙染地區，更可悲的是台灣的土壤本來就屬於低硒土壤，各種農作物、畜牧肉類中硒的含量都非常少，所以台灣人每日攝取不足的硒，也是疾病好發的原因之一。

根據科學研究成果表明，有40多種疾病都與缺硒有關，如癌症、心腦血管疾病、糖尿病、心臟病、高血壓、胃腸道、前列腺癌、男性生育能力差等[221]。這也是台灣10大死亡疾病榜上所列的，可見，硒與健康之關係極為密切。[222]

硒營養狀態也與癌症密切相關，血中硒含量低的人的癌症發生率和死亡率都較高。所以美國人防癌採取的措施是每人每天必須補充200微克，研究證實只要每天攝取200微克就可以減少50%患癌症的風險。[223]如果是癌症病人則可以攝取到400微克，或是更多。

礦物質硒是如此的重要，可是直到最近40年，人類才開始重視它。科學家已經發現硒有很多神奇功能，如中老年人服用，可以抗衰老；青年男人服用，可以提高精子活力；任何人都可以服用，防癌排毒。既然硒是如此的重要，可是地球上並沒有天然的含硒豐富的食物。

天津醫科大學營養學王篤聖教授曾經在中國營養學會提出，成年人每天對硒的適宜攝入量是50～250微克，安全攝入量是400微克，但是中國約有72%地區缺硒，因此每人每日對硒的攝入量無法達到40微克的水平。這主要是由於食物裡的含硒量不是很高，如一公斤小麥的含硒量是0.034毫克，一公斤大米的含硒量是0.051毫克，一公斤豬肉的含硒量也只有0.106毫克。[224]

---

221 http://www.ncbi.nlm.nih.gov/pubmed/20812787
222 http://serich.com.tw/index.php?page=selenium&act=detail&ctl=warticle
223 http://drsircus.com/medicine/selenium-medicine-e-book-launch
224 http://blog.sina.com.cn/s/blog_881f184c0100ystv.html

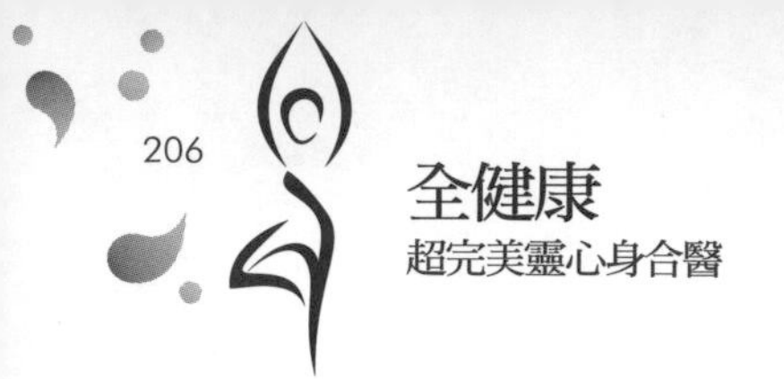

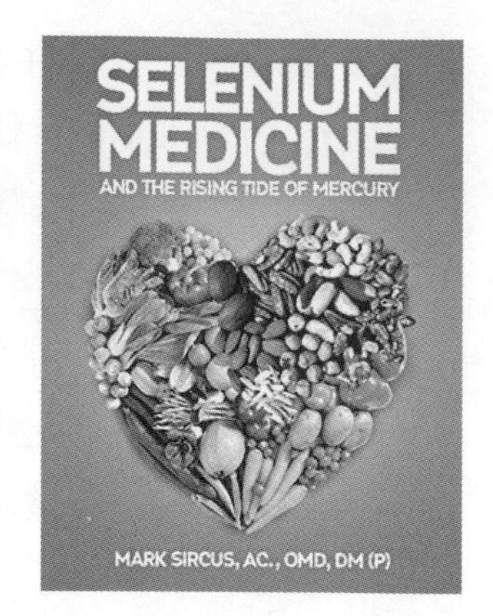

美國哈佛大學公共衛生學院也在美國癌症協會與國家衛生研究院支持下，證實硒與維生素E共同作用，能誘導體內免疫系統與抗體，達到預防攝護腺癌罹患機率。[225]權威《科學》雜誌也報導有機硒可吸收太陽紫外線，使人體不受紫外線傷害。早在1998年的《營養學刊》就有硒與癌症預防的基礎研究。[226]硒的重要性已經儼然成為一門專業的「硒醫學」了[227]。

不過無機態的硒鹽是有毒的，不能多食。要判別硒營養品是否安全並不難，只要看成分表上寫著「Sodium Selenite（硒酸鈉）」就是化學合成的，成分劑量通常標示50微克。安全的有機型態的硒會寫「Selenium Yeast（硒酵母）」，每日食用200至400微克也不會中毒，且能讓腫瘤細胞邁向自動凋零死亡（apoptosis），是克服癌症不可或缺的微量元素。

硒酵母是讓微生物釀酒酵母菌生長在富含硒的介質中，它會吸收硒並將其轉換成食物中天然存在形式的硒，就成為硒強化食物或是硒補充劑。如果標示寫為selenium yeast，就是具有活性的成分。[228]

缺乏礦物質導致的慢性病

近年越來越多的研究顯示，幾乎各種慢性疾病都和礦物質的缺乏有關，而這些年來癌症、糖尿病、高血糖、骨質疏鬆症等患者增加，又有更多的人有慢性疲勞的跡象，甚至越來越多的人有憂鬱症與躁鬱症傾向，事實上全是因為體內微量礦物元素缺乏所致。

---

225 http://europepmc.org/abstract/med/1100438

226 Ip, C (1998). "Lessons from basic research in selenium and cancer prevention" (PDF). The Journal of nutrition 128 (11): 1845 - 54. PMID 9808633

227 http://drsircus.com/medicine/selenium-medicine-e-book-launch

228 http://www.livestrong.com/article/229192-what-is-selenium-yeast/

文獻已經明確指出缺乏微量元素會導致的疾病很多，現列出如下：

疾病	缺乏的礦物質	疾病	缺乏的礦物質
癌症	硒、鍺、鎵	心血管疾病	硒、鎂、鉀、銅、鈣
陽萎	硒、鋅、鉻、鈣、錳	免疫衰退	硒、鋅、鉻、銅
貧血	硒、銅、鐵、鈷	慢性疲勞症	硒、鋅、鉻、釩
氣喘	鋅、鎂、鉀、鉬、碘	肝功能失常	硒、鋅、鉻
脫髮	鋅、銅	鏈珠菌病	硒、鋅、鉻
水腫	鉀	肌肉萎縮	硒、鉀、錳
坐瘡	鋅、硫	纖維化囊腫	硒、鉀、錳
濕疹	鋅	氧化衰老	鋅、鐵、銅、錳
痙攣	鈣、鎂、錳、鈉	齒齦萎縮	鈣、鎂、鉀、硼
便祕	鎂、鉀、鐵、	骨質疏鬆症	鈣、鎂、錳、硼
畸形兒	硒、鋅、鎂、銅、鈷	抑鬱症	鈣、鈉
不孕症	硒、鋅、鉻、銅、錳	手腳冰冷	鎂
過動症	鋅、鎂、鉻、鋰	神經不安	錳
糖尿病	鋅、鉻、釩	甲狀腺腫	銅、碘
高血糖	鋅、釩、鉻	肌肉下垂	銅
失憶症	鋅、錳	皮膚皺紋	銅
脆指甲	鋅、鐵	灰髮	銅
關節炎	鈣、鎂、鉀、硼、銅		

由上表可以看出「硒、鍺、鎵」是防癌抗癌必須品；「鋅、鈣、鎂」的出現率也極多，可見這些都是我們每日要勤於補充的礦物元素。

八、從衛生署提高每日營養攝取量談起

2002年10月15日當時的衛生署（現為衛生福利部）重新修訂過去的《每日營養素建議攝取量》，名稱也改為《國人膳食營養素參考攝取量》，我們由公告的文字就可以建立新而正確的營養攝取觀念，了悟「營養不足」才會生病呀！公告文字說：

包括熱量、蛋白質、13項維生素及7項礦物質的國人膳食營養素參考攝取量已定版，……國人每日營養素建議攝取量（Recommended Daily Nutrient Allowances, RDNA）上次於民國82（1993年）修訂，惟隨著時間之改變，對於營養素建議量之定義及計算方式均有改變，……此次修正除參考美國、日本、中國大陸之資料及相關之研究報告外，我國第三次國民營養調查之本土資料，更是此次修正的主要依據。

以往訂定營養素建議量時，係以避免因缺乏營養素而產生疾病之方向考量，此次則將預防慢性疾病發生之因素亦列入考量。

最重要的句子在此：「以往訂定營養素建議量時，係以『避免因缺乏營養素而產生疾病』之方向考慮，此次則將『預防慢性疾病發生之因素』亦列入考慮。」

可見以前的營養攝取量只是「避免缺乏營養素而產生疾病」的最低量，如維生素B2是10mg、維生素C是60mg，這是每天的最低攝取量。

但是實在令人費解，美國FDA把這個「避免缺乏營養素」的最低量訂為RDA100%，讓所有醫學界營養學界都認為這個量是每天攝取的最高量，也讓大家都認為不能攝取超過這個量。

我在演講時常說：「例如將維生素C每日最低要攝取60毫克的最低量，解讀為最高量，時常告訴大眾不要攝取營養過量，當然就使得所有人都營養

不良了。」

延用數10年的錯誤營養知識，造成現代人疾病叢生。現在衛生署已經修訂了，調高了標準，但是美國的營養品標準仍然錯到底。讀者去任何一家營養品店，拿起任何一瓶營養品，只要看Vitamin C一項，上面寫60mg，後面就有RDA 100%。

如今衛生署將「預防慢性疾病發生之因素」考慮進來，這就告訴我們一項很重要的新觀念，那就是：要預防慢性病發生，每天必須攝取這麼多營養量，如維生素C每日新標準為100mg，但是這也只是「預防慢性疾病發生的量」，你每日吃200mg維生素C也沒有關係，因為維生素C的上限量提高為2000mg，也就是說你在健康的狀況天天食用1000mg都是容許的。

但如果已經生病了呢？就表示營養缺口很大，就必須攝取更多的營養量才能讓細胞回復健康，細胞才有能力矯正疾病。這就必需要依靠營養醫學專業來做食用建議了。

曾經有位住在台北的陳小姐，她是乳癌患者，也有胃潰瘍又失眠，在還沒有做化療前看到我的書，立即打電話給我，我就提供一些資料給她，她非常有概念，立即依我的指示食用正確的營養素，然後開始做化療。兩個月後一個下午她打電話給我，很高興我提供的建議，讓她的情況很好，在電話中聽她的聲音，真是中氣十足，她自已說：「不像是一個在治療癌症的人」，更重要的是她要讓我分享她的喜悅，同時謝謝我。

她又說：「我不會寫書，你可以把我的高興寫在書裡，讓更多人知道。」這位小姐在往後的治療過程中，仍然情況非常好，沒有太大副作用，整個過程相當順利，最後把腫瘤完全消除了，同時也把一些其他的身體不適去除，她說：「有如脫胎換骨。」

因為我是依據衛生署新的營養攝取的上限量做疾病矯正的營養配方原則，將「預防慢性疾病發生」提高為「抑制已發生的慢性疾病」的需要量而已。可見，要消除疾病並不難，只要用對營養素以及吃夠量。

在此必須交待的是，衛生署的標準是以一般化學合成的營養品為規範，我絕對不建議吃太多化學營養品，所以很多醫護人員交待病人不要隨便吃營養品，也是有道理的，因為他們認知的就是一般化學營養品不能多吃。

但是，若是天然蔬果為原料濃縮的食物型態營養素，就不會有過不過量的疑慮了，大可放心食用。

九、醫生不願公開的營養素療法

畢業於德國漢堡大學醫學院的瑞斯博士（Matias Rath）是國際知名學者，1990年，他來到美國，成為包林研究所（Linus Pauling Institute）心血管研究的第一位主任。他也是美國紐約科學院院士。2001年，瑞斯獲得美國預防醫學會和全國替代醫學基金會頒發的布瓦克自由獎（Bulwark of Liberty Award）。

他領導「營養和細胞醫學」研究發展機構，集中在動脈粥樣硬化和心腦血管疾病的研究，目前研究團隊已經確定了以下常見的慢性疾病主要是因微量礦物質的缺乏所造成的：動脈硬化、高血壓、心臟衰竭、心跳不規則、糖尿病、骨質疏鬆、癌症、免疫缺陷、各種感染性疾病（包括愛滋病）。[229]

另外也設立「瑞斯博士研究所」與「瑞斯博士健康基金會」[230]，前者進行天然保健品的尖端研究，後者在建立新的全球健康照護系統。

瑞斯博士10多年來遭到製藥業、利益媒體和政治利益相關團體的不斷攻擊後，不但沒有事情，他的成就現在已被國際所公認，最近又被邀請擔任幾個國際科學期刊的編審[231]，證明他所提倡的理念是正確的。

---

229 http://www4.dr-rath-foundation.org/THE_FOUNDATION/About_Dr_Matthias_Rath/dr_rath.htm

230 http://www.drrathresearch.org/

231 http://www4.dr-rath-foundation.org/THE_FOUNDATION/About_The_Dr_Rath_Health_Foundation/about.htm

瑞斯博士在授受媒體訪談時說：「我是一名醫生和科學家，對人類的第一個貢獻是在自然保健和治療心血管疾病方面的發現，可以確實根除心臟病、心臟意外、高血壓、心力衰竭、心率不整及其他各種相關的疾病。」

他又說：「我對人類的第二個貢獻是：揭露製藥業這個世界最大的投資行業及他們對人類的欺騙行為。製藥行業表面上是保護大眾的健康，實際上疾病的存在才是他們真正的市場。」

瑞斯博士與包林博士早在1990年代就確認細胞缺乏營養會導致疾病，當時包林博士對他說：「你的發現非常重要，但卻威脅到整個製藥工業，有朝一日，製藥業為了避免這一發現被普遍地接受，甚至可能爆發戰爭。」

現代醫學忽略了健康或疾病並非在於臟器，也不光是細菌病毒，而是在於構成這些臟器的細胞弱化，細胞功能損害導致疾病發生的最重要原因乃細胞缺乏「生物能量」，其中最重要的就是維生素、礦物質、微量元素和胺基酸。

瑞斯博士10多年來受到製藥產業及政客的攻擊，但是他的成就已經受到國際公認[232]。以下是接受訪談的部分內容，用第一人稱表述：

1.膽固醇藥物是市場謊言

在降低膽固醇藥物的製藥商影響下，醫生被告知膽固醇高會破壞血管壁，這是一個製藥業的市場行銷謊言。如果膽固醇高會破壞血管壁，那麼我們全身的血管系統包括鼻、耳、膝蓋、肘、手指及身體任何器官將全面阻塞，而不僅僅發生在心臟或大腦血管。

動物不會患心臟病，原因是牠們能夠在自己體內產生足量的維他命C，人類體內不能產生這種維他命，食物中又經常缺乏。所以「膽固醇偏高的原

---

232 http://www.drrathresearch.org/drrath/biography.html：「After having been attacked for more than a decade from the stakeholders of pharmaceutical medicine, media and politics, his achievements are now being internationally recognized.」

因是體內缺乏維他命C」。

維他命C是維持血管及器官（包括心臟）穩定的主要營養成分，它負責膠原、彈力蛋白及其他結締組織的分子合成。維他命C越多，膠原蛋白就越多，血管壁就越穩定，心臟病的發病率也就越低。

人體數以百萬的細胞都需要維生素、礦物質、胺基酸做為生物體的燃料，我的研究機構與世界各地的科學家、醫生合作，發現「疾病是由於長期缺乏營養素（維他命、礦物質等）所造成的」。

2.胺基酸的重要

若干年前，我曾經發表一些報告，說明無論什麼癌症，所有的癌細胞都是以同樣的方式擴散，就是使用「生物剪（膠原蛋白消化脢）」來穿過人體的組織分子（膠原蛋白），達到擴散的目的。

一般而言，癌症類型越具侵略性，就會產生越多這樣的「膠原蛋白消化脢」，如果多食用胺基酸中的「賴胺酸（離胺酸）與脯胺酸，並結合維他命C和其他某些微量元素，可以減少或完全阻斷癌症消化脢對身體組織構成的破壞」。

在癌症領域中，從我發表使用賴胺酸和其他微量元素來自然阻斷癌細胞的這一發現到將它公諸於世，經歷了大約10年。世界上發行量最大的報紙《USA Today（今日美國）》於2002年3月8日以整版的篇幅刊登了這一科學突破。2002年《國際癌細胞（Cancer Cell International）》期刊也提出賴胺酸的抗腫瘤效果。[233]

3.製藥業的真相

在科學界的領域內，我所提倡的沒有遇到任何反對的意見，但是來自製藥業的反對意見卻很強烈。製藥業將天然的、非專利的健康療法極力地加以封鎖並禁止，透過政治力制定法律保障他們「只有藥品可以宣稱療效」的獨

233 http://www.victory-over-cancer.org/studies/index.php?p=1

家利益，目的是為了他們數萬億美元的全球疾病事業。因為疾病一旦消除，藥物市場隨即消失，製藥業就要倒閉。

20世紀初，洛克菲勒集團控制了美國和許多其他國家大部分的石油市場，在獲利數萬億美元的利潤下，這一投資集團在二次大戰後重新發展了一個新的市場——人類的身體。短短幾10年間，這些利益集團透過其在醫院、媒體和政界的影響，逐漸地控制了整個醫藥業。

目前全球市場上80%的藥物沒有可供證明的療效，只有掩蓋症狀，只能治標不能治本。這一事實導致當今最常見的疾病（如心血管疾病、癌症、愛滋病和許多其他疾病）並未有效受到控制，只是繼續不斷地漫延。

在1920至1935年間，科學界發現了維他命和基本營養素是使細胞新陳代謝處於最佳狀態所需要的，如果細胞的新陳代謝缺少了這些基本分子，細胞就會衰弱而將導致疾病。製藥業的老闆們意識到這一點，便開始阻礙這種挽救生命的訊息傳播給全世界的人們。

另外，製藥業在美國透過私立醫學院（包括長春藤聯盟大學，如哈佛、耶魯、梅約醫院等），很容易地就將藥物醫療觀點傳播到全世界，醫療教學越來越強調依靠藥物。

4.醫師缺乏營養學知識

過去幾10年中，沒幾個醫生知道1937年針對維他命C在細胞新陳代謝中的作用，獲得諾貝爾獎。半個多世紀以來，醫學院畢業的醫生竟沒有修習任何有關維生素、礦物質、微量元素在挽救生命中的作用和有益健康方面的知識，足見製藥業對全球醫學教育有著很強的控制性及深遠的影響。

全世界60億人口沒有幾個人知道人體不能製造維他命C，它是預防心臟病、心臟意外和其他心血管問題的主要因素。也幾乎沒幾個人知道人體不能製造的必需胺基酸，這是蛋白質的基本組成成分，同時也是預防癌細胞在人體內擴散的重要元素之一。

癌症是目前工業化社會的第二大流行病，癌症末期病人所需的藥物也是製藥業高利潤的市場之一。製藥業為了使製藥事業能夠繼續運作，他們在業務方面所花費的金錢是研發費用的兩倍，同時不惜花費數10億美元建立一個醫藥才是造福人類的假面具，因此用盡方法禁止所有關於預防疾病的自然的、非專利的健康訊息。

十、醣類不能攝取太多

醣類也叫碳水化合物，主要功能就是為人體提供隨時可用的能量，所以是人體最重要、最健康、最便宜的能源。我們的身體要動、心臟要跳、腸胃要消化、大腦要思考，全都需要能量，也都要依賴醣。

碳水化合物的供應的能量是以葡萄糖（血糖）的形式。可分為兩大類，第一類是簡單型碳水化合物，也就是可以容易靠消化分解的糖，其可以只由一個單位糖組成，又名單醣，包括葡萄糖、果糖、以及半乳糖。也可以由二個單位糖組成，又名雙醣，包括麥芽糖、蔗糖，以及乳糖。簡單的碳水化合物如葡萄乾、糖果或蜂蜜等。

第二類是複雜碳水化合物，即包含多醣（由數以百計的簡單糖類串連而成），就是澱粉和纖維。複合碳水化合物需先靠烹調經消化過程分解為葡萄糖才能為身體所用，包括穀類、核果、種子、麵包、麵食、米飯、馬鈴薯等。

早期，美國農業部建議人們避免脂肪的攝取，但要多吃富含碳水化合物的食物，例如麵包、穀類、米與麵食。其目標在於降低飽和脂肪的攝取，因為它會提高膽固醇的量。然而近年研究發現，大量食用精製的碳水化合物如白麵包或白米，會擾亂體內的葡萄糖與胰島素濃度。因此營養學家已提出新的飲食金字塔觀念，鼓勵人們食用有益健康的脂肪與全穀類食物，但要避免精製過的碳水化合物、奶油及紅肉。

所以從營養學的觀點，人體每天攝取的醣類已經過多了，食用糖和其他甜味劑會提供大量體內不需要的熱量，對健康有害。總之，要身體健康必須儘量少吃甜食，以免導致身體偏酸性。所以，本書對於醣類的攝取並不強調。

十一、如何正確攝取各種營養素

曾經發生過一件讓科學家跌破眼鏡的維他命事件，就是有研究者針對β-胡蘿蔔素對吸菸者的防癌效果評估試驗中發現，服用β-胡蘿蔔素的吸菸者，罹患肺癌的比例反而高於未服的吸菸者，這個結果曾經震驚全世界，也使得β-胡蘿蔔素補充劑的市場大受打擊。

不久另一群科學家研究發現，前項試驗的人所使用的是合成的β-胡蘿蔔素，於是改用天然的β-胡蘿蔔素來重複試驗，結果得到與前項試驗完全相反的結論。

此項實驗證實了「石化原料合成」與「天然原料」的營養品對人體生理健康確實有極大不同的影響。這其中的差異在於，天然的β-胡蘿蔔素與化學合成的含有不同的「旋光異構物」，天然的是All-trans（全反式），而化學合成的則為All-cis（全順式）。

這個在顯微鏡下的微小差異，竟會對人體生理形成如此相反的效應，令科學家覺得驚訝。另外，維生素E也有類似的情形，《美國臨床營養期刊》曾報導一個實驗，口服天然的維生素E，其血中維生素E濃度比口服人工合成的維生素E高出兩倍，天然維生素E比起合成的吸收率高出3.5倍，天然維生素E在體內的作用能力比合成品高出3～8倍，在體內保存時間也比較長，與合成品相比，天然維生素更符合人體的需要。[234]

可是我們要如何分辨天然的營養食品？從維生素本身及或外包裝上是無法分辨出來的。美國有一家品牌名稱寫著NatureMade的維生素，其實不全是

234 https://www.top1health.com/Article/20382

天然的，NatureMade只是那家公司的名稱而已，卻讓大家以為產品就是「天然製造」。

雖然科學家未對所有營養素的合成物以及天然萃取物對人體生理作用的機轉做出全面性的評估，但越來越多的實驗證明顯示，由天然物萃取的營養素的確優於人工合成的營養素。因為天然的大部分都只存在一種光學活性的異構物，而人工的則有兩種，人體通常只能利用其中一種光學活性的物質。

而且天然蔬果中含有天然維生素C及生物黃酮類物質，後者可以增強維生素C的作用，適當維生素C與生物黃酮類物質的比例為5:1。而人工合成的維生素C是純製劑的抗壞血酸，效果當然不如天然維生素C。而且大量長期服用合成維生素C製劑，比較會在體內形成草酸鹽結石。而天然的蔬菜水果中的維生素C，不會導致草酸鹽結石。

近年來預防保健的觀念相當風行，許多營養品充斥市場，人們也有食用各種營養劑的習慣，但是經常會看到不同結果的報導，令人莫衷一是。以維生素E為例，很多人相信吃維生素E可以預防心血管疾病，它也是愛美女性的抗老聖品，藥局裡的維生素E，不管是哪個國家製造的都賣得很好。

然而2006年3月間《美國醫學會期刊》的一份報告指出，自1999年至2003年間美國學者曾分析維生素E攝取量與死亡率，發現如果每天攝取100毫克的維生素E有助健康，但是超過這個數字，就會提高死亡的危險性。加拿大的研究，追蹤心血管疾病患者7年，也發現每天服用268毫克的維生素E，發生心臟衰竭的機率，會比一般人高出1.13倍。[235]

這樣的報導又讓大家議論紛紛，然而一份發表在2004年9月號的《糖尿病照護雜誌》，針對80名年齡介於31～65歲的成年人所做的臨床研究，一開始3個月的時間，每天投與800IU的維生素E，接下來的三個月則改投與1200IU，這些擁有高糖尿病危險因數的肥胖者，其細胞對遺島素的敏感度都

235 http://www.sciscape.org/print_news.php?news_id=1747

有明顯的改善，同時在肝臟部分扮演著糖分與遺島素代謝關係的丙胺酸轉化酵素的濃度也有明顯的下降，但是必須持續食用維生素E，若是服用劑量下降後，也會使這些危險因數再度升高。

針對此種一則不要多吃，另一則要多吃的報導，讓大眾徒生困擾，到底我們要如何取捨？

又如許多心血管病人日常服用維生素B6、B12及葉酸，因為先前的研究認為對心血管有益，可降低心臟病的風險，因此，許多高危險群的病人都服用高單位維生素B群，以及改吃添加葉酸的早餐燕麥。

然而，美國心臟學會第55屆大會上，研究人員隆恩報告名為〈預防心臟病評估（HOPE 2）〉的研究[236]，這項研究的物件是55歲以上的慢性穩定心血管病患，實驗組每天服用2.5毫克葉酸、1毫克維生素B12及50毫克B6，對照組則吃安慰劑。5年後，兩組病人心臟病、心血管疾病死亡與中風的比例沒有顯著差別。這項研究認為，這些營養補充品對慢性穩定的心血管病患，不具有預防效益。

然而2005年第135卷《營養學期刊（Journal of Nutrition）針對400名沒有大腸息肉問題及360名出現腸腫瘤的患者所做的研究報告發現，平日飲食中較多葉酸、維生素B6、維生素C的族群，較少出現大腸息肉及腸腫瘤。

又讓我們看到這樣結論相反的研究，也令人迷糊了。以前認為多吃維生素B群有益於心臟血管，現在又說沒有幫助，但維生素B群又可以降低大腸息肉及腸腫瘤的機率，那麼到底我們要如何食用維生素B群？

十二、破解營養報導的新聞矛盾

上述經常出現的相互矛盾的維生素研究報導，媒體都只當作一件新聞報導一下而已，並未有教育機構或研究單位的解惑。而且醫師們有時也有不同的意

---

236 http://www.hantang.com/chinese/ch_Articles/heart19.htm

見，媒體只求刊登兩造的說法，美其名為平衡報導，卻讓大眾更加迷糊了。

現在就讓我來破解上述媒體報導的迷障，大眾就會恍然大悟，原來任何研究都有偏頗。

1.實驗室研究人員都是採用石化原料合成的維生素來做研究，費用較低。

他們不會採用價格較高的天然蔬果萃取的維生素，因為成本較高。

以維生素E為例，天然的是萃取自小麥胚芽，為d-α-Tocopherol型態；合成的石化製品為dl-α-Tocopherol型態。

天然維生素E的生體可用率約為合成的1.5倍，而且合成維生素E的成本不到天然維生素E的一半，研究者為了節省成本，用化學合成的做實驗，當然研究結論會有相反的差異。而研究者一有小小的成果，便急著發表，所以經常發生相同維生素在不同實驗室得到不同的結論。

2.再以貧血時醫師開的鐵劑為例，吃過鐵劑的病人都知道排便變黑色，因為人體吸收度只有7%，絕大部分都排出來了，而且有的人吃了會有噁心、胃腸不適的感覺，因為醫生開的是化學藥品的硫化亞鐵。

然而好的鐵劑是植物性鐵離子，人體吸收率達70%，食用後排便不會黑色，而且腸胃也不會不適。化學的鐵劑成本低，植物性鐵離子成本高，所有醫院都用化學合成的，效果當然差。

3.要食用複方的營養素，不要食用單方營養素。

馬偕醫院營養課課長趙強也針對《美國醫學會雜誌》有關大量食用維生素E會為心臟帶來危害的報導指出，人體的抗氧化能力並非單靠大量的某一種營養成分就能達成。

台北醫學大學保健營養學系助理教授楊淑惠建議，不能高劑量服用單一營養素，最好是選擇低劑量複方（含數種據有交互作用的維生素與礦物質，透過其交互作用加強吸收）補充品，才能達到補充及安全攝取的目的。

傳統中草藥絕對沒有只用單方的，這就是五千年來中草藥的智慧，不是只會用單方西藥來治病的西方研究者能比。所以在此又要請讀者明辨：所有的維生素研究都是用單方純化的化學維生素，研究者不會用複方的天然維生素，所以研究結果會有極大差異，報導當然會誤導大眾。

4.維生素的攝取必須要依個人量身訂作，不是聽說誰吃好了就買來吃，也不是聽銷售員說好就相信。因為每個人的體質有差異，病況也不一樣，治病處方一定不會一樣。

例如簡單的感冒去看醫生，醫生也會詳細地問，然後開適合你的處方，下一次去看醫生也會調整處方，才是正確的作法。維生素的攝取也必須依個人病況及飲食狀況來作補充，這樣才是正確的回復健康的方法。

十三、營養品判別法

很多人都知道平日要補充一些營養品，但是大家都不會判別營養品的品質。我也曾在中華民國能量醫學會及中華自然醫學教育學會裡頭，看到不少醫師在運用營養品給病人，我都會很好奇看一看他們診所內使用的營養品的品牌與成分標示，通常會發現醫師其實對營養品並不熟悉，很多是由在做營養品銷售的朋友介紹的，朋友說不錯，他們就採用，根本不會判別。

甚至我曾經在各有一家自然醫學診所看到他們竟然是使用某美國直銷化學合成營養品。

陳思廷藥師[237]的一篇文章說[238]：

美國地區對於健康食品的管理，並沒有特別的規範，連生產工廠也不需

---

237 http://search.books.com.tw/exep/prod_search.php?key=陳思廷著&f=author

238 http://www.thinkerstar.com/WSLF/Famous/news-dir-nutrition.pdf

通過GMP標準，就連鐵皮屋搭建、沒有空調的開放式空間，都能生產健康食品，廠商可以任意上市、販售、開發新產品，產品成分只要是沒有超出食品成分管理範圍，就不需另行申報，美國食品藥物管理局也不會對健康食品做任何的查驗或核可的工作。

仔細看完這一段文字，不禁令人毛骨悚然。所以我會建議不要買美國的營養品，不如買台灣的，或是買歐盟的。

以下就介紹初步的天然蔬果萃取的營養品和石化原料合成的營養品的判別方法：

天然蔬果原料的營養素	石化原料合成的營養素
聞起來有蔬果香味	聞起來有藥味
不加糖衣，表裡顏色一致	常有糖衣，表裡顏色不一
顏色自然，不含色素	顏色非自然色，加有色素
開封後容易變色、變質	開封後不會變色、變質
放入水中溶解迅速	放入水中不易溶解
溶解後會有沉澱	溶解後呈混濁狀

在此再依據官方公告的食品添加物表，列出給大家參考：

1.防腐劑：能夠不加是最好的，若是添加也當然越少越好。

此類有：己二烯酸鉀Potassium Sorbate、安息香酸Benzoic Acid、安息香酸鈉Sodium Benzoate、己二烯酸Sorbic Acid、己二烯酸鈉Sodium Sorbate、苯甲酸Benzoic Acid、苯甲酸鈉Sodium Benzoate、己二烯酸鈣Calcium Sorbate、丙酸Propionic Acid等。

2.著色劑：這些添加物也當然是不要添加最好，否則還是越少越好。

最常見的是「各類編號食用色素」，另外就是二氧化鈦Titanium Oxide，又稱鈦白粉，具有高亮度及漂白功能，國際癌症研究中心將二氧化鈦致癌性列為2B等級。

3.**黏稠劑**：打成錠劑用，在容許範圍內可以添加的，但還是越少越好。

如：微晶纖維素MCC、羧甲基纖維素鈉Sodium Carboxymethyl Cellulose、羧甲基纖維素鈣Calcium Carboxymethyl Cellulose、甲基纖維素Methyl Cellulose、羥丙基纖維素Hydroxypropyl Cellulose、羥丙基甲基纖維素Hydroxypropyl Methylcellulose、聚糊精Polydextrose、糊精、各式澱粉等等。

4.**抗氧化劑**：這些是沒有關係的，不過還是少一點好。

如：抗壞血酸鈉Sodium Ascorbate、維生素C棕櫚酸脂L-Ascorbyl Palmitate、二丁基羥基甲苯Dibutyl Hydroxy Toluene（BHT）、L-抗壞血酸鈉Sodium L-Ascorbate、生育醇（維生素E）dl-α-Tocopherol。

5.**其他**：這一類也沒有關係，但也不能太多。

如：硬脂酸鎂Magnesium Stearate（做潤滑劑及防止結塊劑）、二氧化矽Silicon Dioxide（乾燥劑，有90%的鎖水功能，可以做為抗粉末結塊用）、檸檬酸鈉Sodium Citrate（可改善食品的保藏性並除臭，在乳製品中則可做為安定劑）、明膠gelatin（天然乳化劑）、甘油glycerin（或glycerol，透明而黏稠的液體，不是油，是醇類，保濕效果很好），這些食品添加劑也都是容許的，不過就看廠商的良心來添加了，當然還是添加少一點的比較好。

總之，如果是以天然蔬果萃取的優質營養品，必定不會添加防腐劑及著色劑，膠囊的也不會有黏稠劑（錠劑的會有）。

如果看到號稱天然的營養品，仔細看其成分，卻含有防腐劑與著色劑，就必須要抱著存疑了。

十四、實例解析營養品成分標示

現就以美國某大直銷營養品的「葡萄籽」為例解析給大家了解。

依照全球營養品規定，成分標示要從多到少依序寫出，這個品牌依序

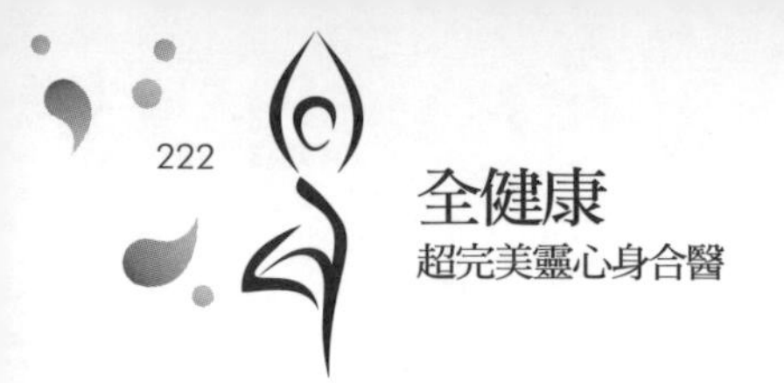

是「微晶纖維素、抗壞血酸鈉、維生素C、葡萄籽萃取物、西印度櫻桃萃取物、玉米澱粉、維生素C棕櫚酸酯、交聯羧甲基纖維素鈉、二氧化矽、糊精、葡萄糖、大豆卵磷脂、羧甲基纖維素鈉、檸檬酸鈉」。

對照前一節可知：「黏稠劑」有微晶纖維素、玉米澱粉、糊精、交聯羧甲基纖維素鈉、羧甲基纖維素鈉；「抗氧化劑」有抗壞血酸鈉、維生素C棕櫚酸酯；「乾燥劑」有二氧化矽；「安定劑」有檸檬酸鈉。

由以上添加成分就可以知道這是錠狀的。

真正有用的營養是：維生素C（可惜是化學合成的抗壞血酸）、葡萄籽萃取物、西印度櫻桃萃取物、葡萄糖、大豆卵磷脂。

瓶身上註明「1瓶重量是44公克，含56錠」。在格子內的營養標示寫每1錠維生素C300毫克、葡萄籽萃取物100毫克。沒有標明「西印度櫻桃萃取物、葡萄糖、大豆卵磷脂」含量，可見是低到小數點二位可不用標示。

大家都知道葡萄籽的抗氧化是不錯的，但是你們本來花錢是要買「葡萄籽」萃取物，卻只買到葡萄籽5.6克（100毫克x一瓶56錠），也就是說，在整瓶44克內只有5.6克是你所要的葡萄籽萃取物，只占12.7%。

退而求其次，將化學合成維生素C也加進來吧，300毫克x56錠是16.8克，占38.1%。與葡萄籽萃取物加起來總共占50.8%一半。這也就是說，你本來想要買的是葡萄籽萃取物，卻含有3倍的維生素C，以及一半的各式各樣添加物。

你會不會失望的說：「怎麼會這樣？」是的，所有美商直銷營養品就是這樣。在我發動學生做市售營養品調查時，就發現這個現象，也發現台灣廠商的營養品品質比美商的要好。

所以，懇請國人不要迷信美國直銷營養品（只有10%以上含天然成分就可以宣稱nature，他們說石油也是天然的，石化副產品也是天然的），不要迷信美國大品牌（真正有效含量都不會超過20%）。所以你們花的錢大都當做別人的獎金了。

要不要深思？「一切來自你的心！」

十五、我的分子矯正臨床營養作法

自從2001年9月出版《我的腫瘤不見了》之後，每年都有新書出版，協助無數病人獲得正確回復健康方法。很多病人或家人也會希望我能夠進一步直接指導。初期一年我都會公開電話或是傳真，但不久發現每個打電話來的問題都一樣，我每次都要花很多時間重複回答，太浪費時間。

因此便整理出病人一般會問的問題放在網站http://drlv.0800.tw內的「智慧型健康諮詢方法」，請大家先進入閱讀。

裡面文章都有順序，第一步要閱讀〈千萬不要死於無知〉一文，這是聯合國所講的，請病人全家人先細讀這一篇，澈底思考健康的道理，認同我的看法後，再繼續進行第二步。

第二步，請對方將下列文章統統列印出來，全家人詳細閱讀，建立回復健康的正確觀念。文章有很多篇：〈呂教授給大家的第一封叮嚀信〉、〈疾病久治不癒的兩個根源〉、〈對待癌症如慢性病〉、〈要健康必須選對營養品〉、〈美國對癌細胞的新研究〉、〈不可忽視的癌症患者營養問題〉、〈病人應遵守的飲食原則〉、〈醫師不願公開的營養療法〉、〈有信心就能克服疾病〉。

你們都閱讀了，能相信我的作法，希望找我進一步協助，就可以將病人相關資料用email回給我，我會先仔細了解對方疾病狀況，然後做出精確的細胞分子矯正營養品的食用建議。

同時又會提供下列文章，要印出全家人仔細閱讀：〈呂教授的第二封叮嚀信〉、〈不要食用化學合成的營養品〉、〈一些好轉反應的說明〉、〈請轉換內在負面思維〉、〈心靈狀態反應出來的疾病〉、〈實踐身心靈健康的練習〉。

甚至另外提供〈實踐身心靈健康的練習〉、〈成功病人的七大策略〉、〈最健康的食物排行〉等多篇文章，盡量協助。

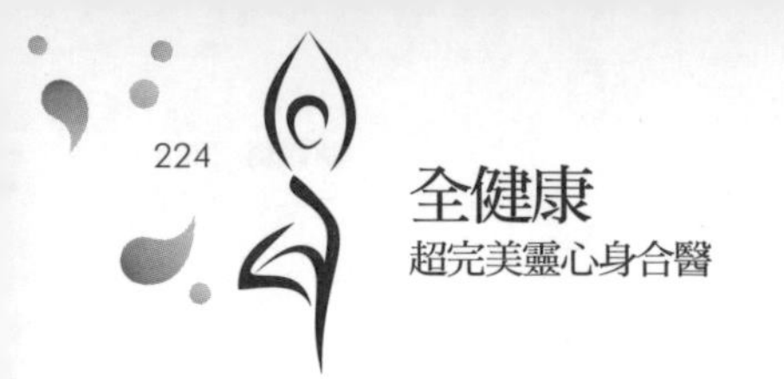

病人要找我協助，必須閱讀10篇以上的文章，因為我做的健康教育，希望大家都擁有正確的、完整的健康知識。

依據10多年來的經驗，能夠全然相信且努力照做的人，都能夠順利的回復健康，因為「一切來自你們的心」，相信就會成功，很多人日後也變成了朋友。

事實上我做的不是神奇的事，在我出書的2001年，世界衛生組織也於這一年在北京召開世界自然醫學大會，他們知道現代醫學藥物沒有能力解決慢性疾病的問題，「疾病治療」靠營養，「急症搶救」要找醫生，正確的營養保健品是可以治療慢性病的。

我只是從2000年起就做對了方法而已，就是運用優質營養品把自己回復全然健康，又協助大家的細胞獲得該有的營養，自然就健康了，疾病自然消失了。如今聯合國與中國大陸提倡了「臨床營養治療」，正是這個正確方法的證實。

不過，長久以來，營養品市場良莠不齊，我個人非常不贊成食用化學合成的營養品做為營養治療之用，必須謹慎。

再次強調，必須用「心」相信營養治療能夠解決慢性病，這樣才會成功。如果抱著半信半疑的心，大約只能成功一半。

一切來自你的心！想要解決疾病問題的人，可以先上網閱讀前述文章，然後用email：prof.Lv@hotmail.com寫信給我，就會協助大家。

不過，一切隨緣，你們來詢問，我會提供文章，但是不會主動問候，因為「一切來自你們的心」，你們必須主動相信，我才會協助！

十六、消除疾病重要五步驟

第一步：轉思維　換心念

想要健康，最重要的第一步是當事人必須先「轉念」，轉換自己所有負面、僵化、固執的個性與心念，如果做不到，那麼沒有人能夠幫忙。

就曾經有一位小姐寫電子信給我，說她爸爸得腫瘤，在我和她用電話詳細瞭解之後，她表示父親非常頑固，脾氣又不好，也聽不進子女的建議，怎麼辦？如果是這樣的話，我也沒有辦法，只好回答：「如果是這樣的話，我無法幫忙。妳爸爸必須改變他的個性，才有希望。」

10多年來和病人互動的經驗，發現病人要不要回復健康，完全取決於「他自己的心」，家人再如何著急也是沒有用的。我們也發現大多數乳癌女性，疾病原因就是來自家庭壓力、婆媳關係緊張，或是她自己的個性造成的。

就曾經有一位住在台南的女性，多次在電話中述說她的心理壓力，我們也花不少時間向她開導。但是，我們知道問題癥結完全在於她自己，有一次這位女士的先生遇到我，非常高興，然而他卻說一件事，前幾天他到大賣場買了一個39元的包心菜，看起來有些不新鮮，結果回家後被他太太叨唸了2個小時。這就令人恍然大悟，為何她會得癌症了？為了39元包心菜，有必要向先生叨唸2個小時？先生也是一番好意的買回家。所以，會得疾病完全是個性與念頭使然。

為了健康，必須改掉一些個性與脾氣，絕對不能說：「我就是這個個性，改不了。」那麼你的健康就回不來了。

第二步：排毒素　清體內

第二步是把長久以來累積在體內造成疾病源的毒素排掉，這也就是中醫的「袪邪」。建議：每天早晨漱洗完畢，空腹先喝約400CC的「優質活水」。而一天喝水總量要達到1500～2000CC。

然後吞服優質的複方「大小麥苗」膠囊，不過由於「大麥苗粉、小麥苗粉」非常寒性，很多人不宜空腹飲用，所以必須要找有添加熱性的「芝麻粉」產品比較好，若是還加有「卵磷脂、燕麥苗粉、苜蓿芽粉、螺旋藻」等等的就更佳了。

因為麥苗含有豐富的天然植物素、胺基酸、維生素、礦物質、酵素、胡

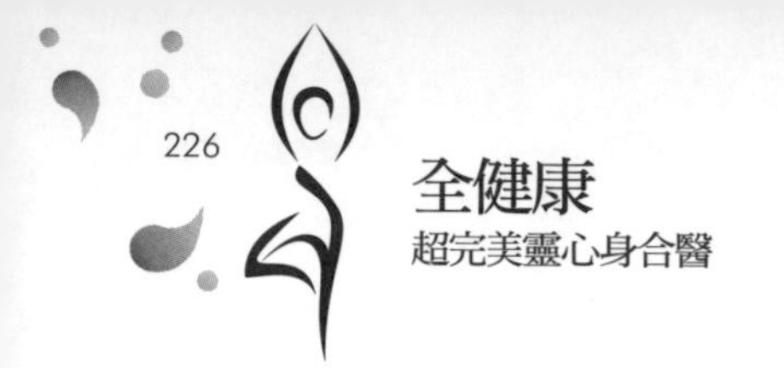

蘿蔔素、葉綠素等抗氧化成分，其營養價值及對健康的幫助遠勝過其他綠色植物，是調整體質、調整生理機能、增強體力、維持精神旺盛、協助排毒、潔淨體內的最佳鹼性配方。

但是大家不知道，市售麥苗營養品的製程有很大不同。

市面上最常見的也是品質最差的麥苗營養品，是將整株麥苗乾燥後直接磨成粉，裝成鋁箔包或是裝在瓶子裡，其有效劑量非常低，粗纖維含量高，也會傷腸胃。

較佳的是將麥苗冷凍後用二氧化碳噴霧乾燥萃取，但由於過程中有加熱，會降低麥苗的活性。

最好的是將大小麥苗榨成汁，去除粗纖維，用有機認證二氧化碳凍晶乾燥法萃取，能夠保留天然活性佳，成分也十足。

第三步：整胃腸　增吸收

第三步是把腸道內的菌種加以調整，消除壞菌，增加好菌，讓身體營養吸收力提升，才能增加免疫力與抵抗力，這也就是中醫「扶正」的基本功。

我會在每天早餐前口含「天然左旋麩醯胺酸」的營養品。

醫師都會告訴正在做化療或是放療的病人補充「麩醯胺酸」，以修復細胞黏膜。因為麩醯胺酸能減輕化療副作用，也能減輕口腔潰瘍、嘴巴疼痛，並提升病患的生活品質。不過，市售的大多是化學合成的，顏色白白的，味道不是很好，所以國外也有醫學界提出不建議食用的呼籲。

我食用的是除了含有「天然」左旋麩醯胺酸之外，還含有3種益生菌、6種植物穀粉（薏仁粉、芡實、蓮子、茯苓、淮山、蕎麥）以及「薑黃粉」的綜合營養品。因為優質益生菌能維持小腸良性菌群，可提升免疫，降低急性腸胃感染率與抗生素造成的腹瀉。

多年來協助病人的經驗，很多各式各樣的病人，凡是涉及黏膜的毛病，如鼻腔、呼吸道、腸胃道等等，都可以用此種獨家配方的營養品，反應都出奇的好。

第四步：固基礎　健全身

第四步是攝取足量且優質的胺基酸，我的名言是「將細胞養健康，身體自然就健康」，用的就是優質胺基酸。

我都會在早餐前及睡前空腹時，吞服一粒「植物型態」完整的胺基酸，含有24種人體必需與條件胺基酸。此營養品源自屏東科技大學一位退休教授的40年研究經驗，採用多種種子類與葉菜類為原料，運用有益微生物菌群（Probiotics）發酵純化，以低溫酶解及真空濃縮技術，保存天然蔬果的活性。而且分子量極小，介於75～330道爾頓（Dalton）之間，最易被細胞直接吸收消化。

第五步：全方位　再加強

除了以上優質營養品外，我每天還會不定時穿插食用下列營養素：

（1）含有「黃金亞麻籽木酚素、卡姆卡姆果C、綠茶兒茶素、薑黃素、朝鮮薊」的獨家配方營養品，1天1粒。

越來越多的研究顯示「木酚素」是一種很強的抗氧化劑，其抗氧化能力甚至超過維生素E，具有極為豐富的EPA與DHA，可取代魚油。綠茶兒茶素（茶多酚）也是強力天然抗氧劑。薑黃素在古印度阿育吠陀就是常用草本植物。朝鮮薊是法國傳統貴族食用的自然醫學蔬菜。

（2）酵母硒：必須是「食物型態」，含有200微克酵母硒及柑橘檸檬濃縮精華，每天食用1～2粒。

國外已有大量研究證實，體內硒元素不足會引發心肌損傷、動脈硬化、細胞膜變性、癌症等一系列約40多種疾病。我自已得過癌症，當然不能忽略這個微量元素。

（3）酵母B、天然C：維生素B群是現代人工作負荷大的必須營養補充品；維生素C的作用更是重要。都是也都必須符合美國FDA唯一認證「還原食物型態」的第三代優質營養品。

（4）到了睡前，為了補充每個人都會缺乏的鈣，我又會食用2粒「胺基酸螯合酵素鈣」，是採自愛爾蘭西南沿海無汙染的大西洋海域之有機紅藻鈣，為100%植物性鈣，吸收率達95%。

除此之外，有時每隔幾天我會另外補充食物型態綜合維生素，或輔酵素Q10，或攝取優質薑黃素（種植3年才採收的，不是只種1年），或其他用途的營養產品。

十七、必須視症狀做營養矯正配方

前面所談的「細胞分子矯正營養醫學」，強調要視各人身體狀況做適當的營養配方，一方面要做到最大的效果，二方面讓病人不要胡亂花錢。

有一位住在高雄的蕭先生因大腸癌手術，也做了化療。之後就力行生機飲食，喝小麥草汁、蔬菜湯、吃全麥麵包、沙拉等等，相信很多讀者都認為這樣是很健康的，可是兩年來沒有更健康，反而在兩年後病情更加嚴重。當蕭先生的女兒找我時，我就問病人平常如何飲食，她告訴我上述的生機飲食後，我馬上說：「錯了。」

她很驚訝，市面上不是很多在人在推廣生機飲食嗎？當我進一步問為何要喝蔬菜湯時，她說：「一位鄰居表哥以前脖子長腫瘤，看過醫生後便力行喝蔬菜湯，結果腫瘤縮小了，所以她父親也喝。」我又回答：「錯了。」蘇小姐急著問：「為什麼？」

相信大家都和她一樣，會認為很多人喝蔬菜湯都把腫瘤控制住了，不知道為何我說是錯了呢？其實很簡單，腸胃系統長腫瘤，表示腸胃極度欠佳，再喝生冷果汁類以及吃纖維質多的食物，會造成腸胃負擔更大，甚至體質屬於冷底的人會經常腹瀉，身體一定更加虛弱。而她的鄰居表哥是脖子淋巴腫瘤，不是腸胃系統，所以喝蔬菜湯有效，換成腸胃系統腫瘤就沒有效，且會更糟糕。

所以，別人吃好的，換另一個人不一定吃好，絕對要視病人的狀況做營養矯正配方才對，這也就是「對症下營養」的道理。

細胞分子矯正營養配方具有非常專業的學理，不能隨便自行購買食用。很多人罹患癌症後，就會有一些直銷營養品的朋友來找，說他們家的營養品很好，病人心急就亂投醫，於是每個月花好幾萬買這些化學合成營養品來吃，甚至有一位女性病人寫email給我，說她的親戚吃一家直銷營養品，兩個月花將近40萬。也有不少找我的病人說：「有的一種一天要吃到12粒，整個加起來每天都要吃一大碗營養品，實在受不了。」

我都會這樣回答：「如果營養品品質很好，一天一種只要1～2粒就夠了，要你們一種吃到12粒，表示成分非常低，也表示直銷商會賺更多錢。你們自己判斷吧。」

另外就是病人必須依照配方劑量天天食用，才能有效回復健康，也就是說病人自己必須主動叮嚀自己，如果吃一天停一天，縱使給你仙丹也是沒有用的。所以，在此請讀者要叮嚀自己，健康是自己的責任，連自己都不認真看待，別人是無法幫忙的。

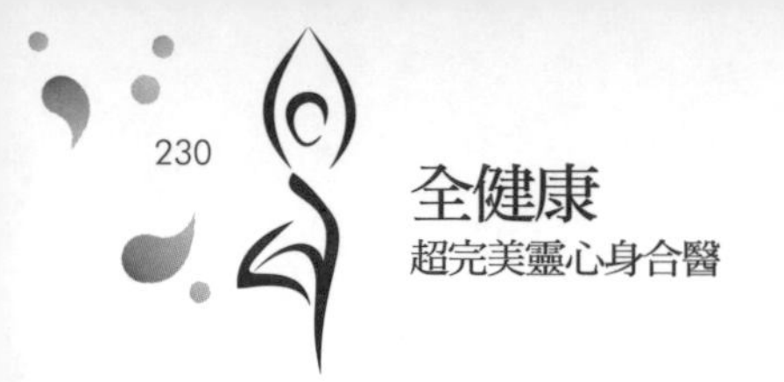

用心去做：
身健康——物理面療癒法

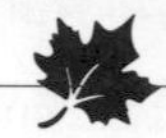

美國國家輔助整合健康中心的「心身操作（Mind-Body Practices）」所列的項目包括：瑜伽、整脊、整骨、冥想、按摩、針灸、放鬆技巧、太極、氣功、觸療、催眠、運動療法等。

經過多年觀察與考量，做了一些去蕪的篩選，如「運動療法」在西方有很多人提出不同的方法，但是很多項目經不起考驗，甚至有本身是提倡人，自己就在運動中猝死了，所以摒除在外。

「瑜珈、整脊、整骨、按摩、針灸、催眠」等或是「經絡按摩、足部按摩、脊柱推拿」等，應該算是屬於「身」方面的「物理性」矯正法，市面上已經有很多師傅在操作，只要能找到手藝好的師傅就能夠進行療癒。

經過自己多年的實踐經驗，幾經思考，綜合並簡化東西方輔助健康方法，認為「音樂療法、精油療法、能量療法」，這三者符合培育現代健康管理顧問的為法，除了操作方法必須正確之外，更重要的是要了解它們背後的影響。

所以我在運用包林博士於1968年首創的「分子矯正醫學」的經驗之後，認為包林博士當年提倡的只是用優質營養品改善身體的狀況，我稱之為「生物性」分子矯正醫學（Biological Orthomolecular Medicine）。

而在我累積15年的協助病人健康的經驗後，將音樂療法、精油療法、能量療法等等，結合成為「物理性」分子矯正醫學（Physical Orthomolecular Medicine），這是一個更為完美的健康法。

一、音樂療法

「音樂療法」不是聽吵雜無旋律的所謂重金屬現代音樂，要聽的是如梵唄、聖樂，或悠揚的古典音樂等，或者聽五行音樂，讓自己的身體頻率能調整與這些好的音樂相和鳴。

音樂對健康有很大的幫助，有報導說畜牧業者讓牛聽音樂，可以增加牛奶的產量；也有漁業養殖者報告說，讓魚聽音樂可以促進魚類排卵。電視專訪曾經報導中部地區有位花農，在廣大的苗圃花圃間裝設擴音機，自己拉小提琴給花聽，他說這些花都開得很好。

這樣的事例不勝枚舉，所以用餐時如果能夠來點背景音樂，不必用心聽，讓音樂的流暢自然舒適地結合美味，會使人放鬆心情，產生用餐愉快、消化良好的情境，絕對有益健康。

2006年，嘉義天主教聖瑪爾定醫院引進日本「加賀谷式音樂療法」[239]，利用每週五下午教導護理之家的80多位老人舒展肢體，手裡拿著搖鈴、木棒、響板、雞蛋沙鈴、三角鐵等簡易樂器，在指揮的帶領下，喊出整齊而有精神的口號；伴隨著音樂旋律，做出各種手勢、互相擊掌、擁抱、擺頭、扭腰等動作，樂在其中。

負責策劃音樂治療的聖瑪爾定醫院護理之家副主任曹孟如表示，他們在年初引進日本加賀谷式音樂療法，由經過訓練的社工人員和護理人員帶領老人們，用毛巾或各種能簡易上手的樂器，配合日本樂曲及世界名曲的節奏，帶動老人們舒展肢體。

這群平均年齡超過75歲的老人，在治療成果發表會中，表現得活力十足。曹副主任表示，許多醫學報告已經指出，音樂對於人的身心都有治療效果，像是某些音樂的旋律及節奏，能夠使人的血壓降低、基礎代謝和呼吸的

239 https://www.sabcc.gov.tw/informationshow.aspx?mid=24&pid=1407

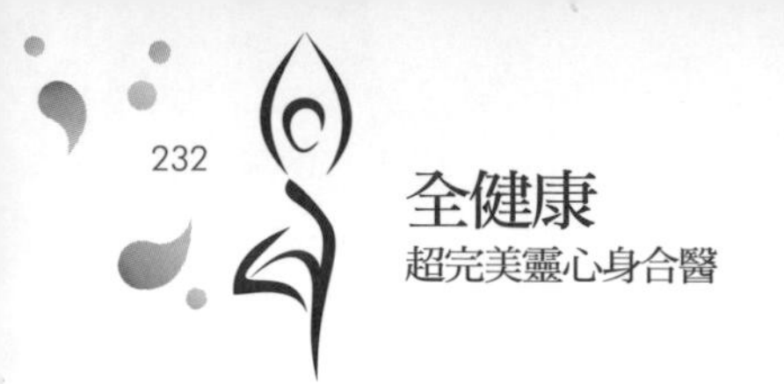

速度減慢，並可以促進睡眠。

此外，音樂也具有主動、積極的功能，能提升創造思考的能力；藉由音樂治療，讓老人們活動肢體，對於推遲退化也有相當大的幫助。

芬多精音樂與五行音樂

現代人整天忙碌，每天坐在辦公桌前，腰酸背痛、消化不良、睡眠不佳等毛病已經成為常態，又加上工作壓力，精神負荷很大，產生焦慮、失望、不安等各種時代病，所以台灣人10大死因之中，除了「意外死亡」與「自殺」兩項，其他8項全是各種慢性病，實在是有其因。

外國近年提倡一種治療的新理論，就是「回歸自然」，要身心疲憊的現代人走進山林裡，吸收芬多精，這是大家都已經知道的健康法則。不過，沒有時間走入大自然的人怎麼辦？不妨聽聽「芬多精音樂」，就是像貝多芬的田園交響曲之類的音樂，或是日本音樂家喜多郎的系列作品。近年市面上逐漸流行的美國國家公園音樂系列以及心靈音樂系列，都是很好的芬多精音樂。

不管是什麼音樂，只要能讓人產生愉快、安定或美好的感覺就會帶動身體的各種功能，因而使一個人免疫力增強、抗壓性增高，如果一種音樂能讓我們去想像大自然，本身就會讓我們走出狹隘的心胸，所以一定會有治療的效果。

自古以來，人類就意識到輕柔、平和的聲音有助於降低壓力，欣賞音樂會讓人的情緒隨節奏而波動，和諧的樂曲可以讓人神魂安詳而寧靜。

另外，「五行音樂」也是很好的治療音樂，因為音波可以對人體產生共鳴的振動，而達到按摩五臟的效果。《黃帝內經》早在兩千多年前就提出「五音療疾」的理論，五音是指「角、徵、宮、商、羽」五個不同調式的音樂。在黃帝內經的《素問・五常政大論》及《靈樞・五音五味》等篇章中，就將此五音分別與人體的五臟「肝、心、脾、肺、腎」對應起來，並認為五音與五臟之間有著密切的聯繫。

五音、五行、五臟的對應效果如下表：

五音	五行	五臟	效果
宮	土	脾胃	調理脾胃系統、提高食欲、滋補氣血
商	金	肺臟	提振精神、去除畏寒、增強呼吸系統抵抗力
角	木	肝臟	強化肝臟功能、去除焦躁、增益智力
徵	火	心臟	強化心臟功能、通暢血脈、消除胸悶
羽	水	腎臟	增強腎功能、利水滋陰、寧心降火

依據《五行音樂療法對情緒與經絡影響之研究》論文，在探討五行音樂對情緒狀態上的影響，以及探討五行音樂對經絡的影響，顯示音樂治療前後測量對情緒狀態有顯著的幫助，經絡的生理能量與自律神經平衡度也有顯著的優化，證明了五行音樂療法對改善憂鬱情緒和生理狀態有正向的幫助。[240]

所以我自己就有好幾套五行音樂、芬多精音樂、心靈音樂等，經常小聲播放，當做背景音樂，一邊工作一邊浸在優質的音樂聲中，不亦樂哉！

但在我的研究經驗裡，很多自然療法只是具有不同效果的單一輔助方法而已，任何自然療法都有它的效用範圍，也有局限性，如經絡按摩、芳香療法、瑜珈等都有其各自的應用領域，絕對不是萬能的，絕對不能當做唯一的療法，音樂療法也是一樣。

所以，如果有人把單一的音樂療法說得癌症也治好了，或是把單一保健品說得能治百病，最好是持保留態度，以免花了大錢得不到效果又拖延了病情。

音樂療法不在於好聽與否，而是在樂曲的頻率是否能對應我們的臟腑，也就是說，音樂是否和臟腑發生「共振」才是重點，和營養品有沒有具備無形的頻率共振效應是一樣的。

---

240 台北醫學大學醫學資訊研究所學位論文，https://libir.tmu.edu.tw/bitstream/987654321/4544/1

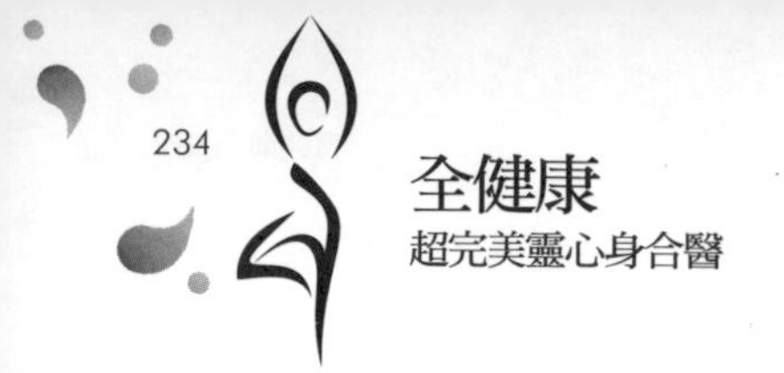

五音進入人體，會引起人體細胞組織發生和諧的「同步共振」，進而調節人的生理節奏。合適的聲波能使細胞組織的生理機能處於一種和諧的狀態，如脈搏起伏、心率快慢、呼吸節奏、胃腸蠕動，甚至肌肉的收縮舒張，都能得到良好的調節。

音樂聲波也是一種「能量」，可以激發人體潛在能量的發揮，使人體更加生氣蓬勃。其次，音樂聲波對中樞和內分泌系統，也具有良性的刺激作用，能促進內分泌系統分泌有益健康的荷爾蒙、酵素等物質，從而促進人體的新陳代謝。[241]

除了中華古典五行音樂以外，另外可用的就是梵音「唵音」的相關梵唄音樂。唵是宇宙母音，是宇宙原始生命能量的根本音，含有無窮無盡的功能。有研究者認為若是能以純正古梵音來唸唵音，就可以開發身體中的輪脈[242]。

和唵有關的是「嗡Om、阿Ah、吽Hon」三字明，這是藏密教主金剛總持普賢如來的根本咒，也代表佛的三密，「嗡」字代表身密，「阿」字代表口密，「吽」字代表意密。

還有就是「六字大明咒——唵嘛呢叭咪吽」，這是佛教最常見的真言，是觀世音菩薩願力與加持的結晶，全句應表「向持有珍寶蓮花的聖者敬禮祈請，摧破煩惱」。[243]

我經常在工作時，或開車時都會放此種音樂。另外還可以去選購市面上非常多的「心靈音樂」。總之，音樂療法重點要在音樂的節奏與人體節律相和諧，聽起來非常和諧才行，這也是音療能促進人心奮發，令人健康的奧祕所在。

---

241 http://site.douban.com/lhxg/widget/notes/1522444/note/125919053/

242 http://www.buddhanet.com.tw/zfrop/tibet/ggab-105.htm

243 https://zh.wikipedia.org/wiki/六字真言，網路上可以搜尋到很多各種唱頌。

宇宙最協調的音頻

著名科學家尼古拉特斯拉（Nikola Tesla，1856～1943）[244]說：「如果你想要找到宇宙的祕密，往能量、頻率和振動方面找。」

愛因斯坦也說：「我們稱為物質的東西是能量，它的震動頻率降低到感官可以察覺就是物質，所以沒有物質。」又說：「The mass of a body is a measure of its energy content.（一個物體的質量就是其所含的能量）」[245]。

越來越多的先進研究顯示，宇宙間所有的東西包括我們的身體都是不同頻率的震動，頻率影響實體世界。所以，對於疾病也要抱著這樣的看法。

大家都知道聲音是因物體快速振動而產生，但是只能讓耳朵聽見，幸好發展出「顯波學（cymatics）」，可以讓聲音形象化，聲波會將介質產生疏密不同的圖形，例如把沙子撒在金屬板上，摩擦板子產生共振時，沙子就會逐漸聚集在「波節」處，形成各種漂亮的不同的「克拉德尼圖形（Chladni Pattern）」。[246]

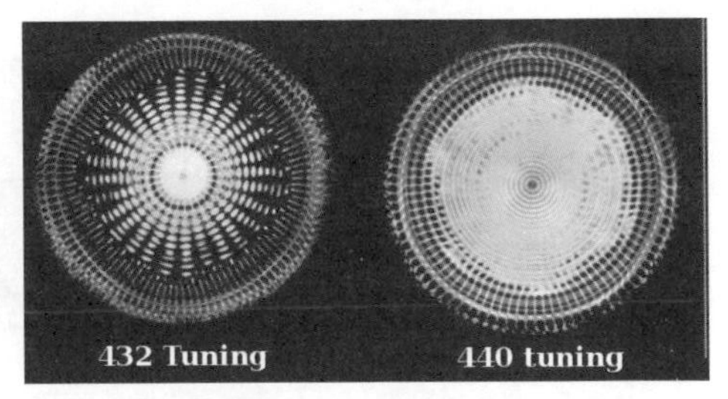

1953年起，國際標準組織定義所有音樂設為440赫（440Hz）[247]，不過新近研究顯示這與自然不和諧，也可能對人類的行為與意識有不良的影響。因此，新近研究者提出把音樂改

---

244 https://zh.wikipedia.org/wiki/尼古拉・特斯拉。塞爾維亞裔美籍發明家、物理學家、機械工程師、電機工程師和未來學家。他主要設計了現代交流電力系統而最為人知。特斯拉也被認為對機器人、彈道學、資訊科學、核子物理學和理論物理學等各種領域都有貢獻。更被稱為「創造二十世紀的人」。

245 https://zh.wikiquote.org/zh-tw愛因斯坦

246 http://blog.xuite.net/iwantout1999/jazzpiano/64591680-Cymatics聲音形象化

247 簡寫為「赫」，是電、磁、聲波和機械振動週期循環時的頻率單位，也就是每秒的週期次數（週期／秒）。此單位是紀念發現電磁波的德國物理學家海因里希・魯道夫・赫茲（Heinrich Rudolf Hertz）而得名。

為432Hz比較好。[248]

432Hz的音頻在數學上與宇宙的模式最吻合，研究顯示把音樂調為432Hz能產生跟宇宙的「黃金比例1.618」同樣的效果。

2014年12月5日英國《每日郵報》報導，科學家發現「黃金比例」見於宇宙時空的拓撲結構，因而波及整個宇宙。黃金比例1.618可將宇宙中的一切事物聯繫在一起，從時空、光、時間、空間、物質、引力、磁力、生物與DNA編碼與意識。[249]

發表研究論文的科學家、南非Pretoria大學的布因思博士（Dr. Jan Boeyens）和Witwatersrand大學的薩克里博士（Dr. Francis Thackeray）說：「黃金比例的數值是1.618，這不僅僅是一個數學常數，還與物理、化學、生物和時空的拓撲結構有關，而且黃金比例可能決定了宇宙中具體事物形狀的構成。令人驚嘆的例子就是，漩渦星系、菊石、鸚鵡螺貝殼、颶風颱風以及太陽系中行星、衛星、小行星和行星環的分布，都遵循黃金比例。」

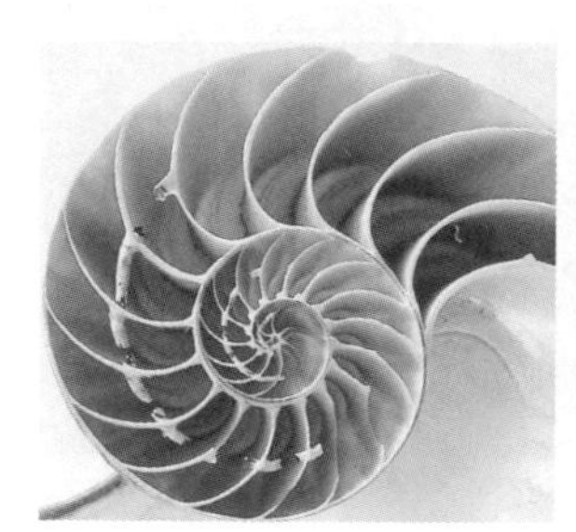
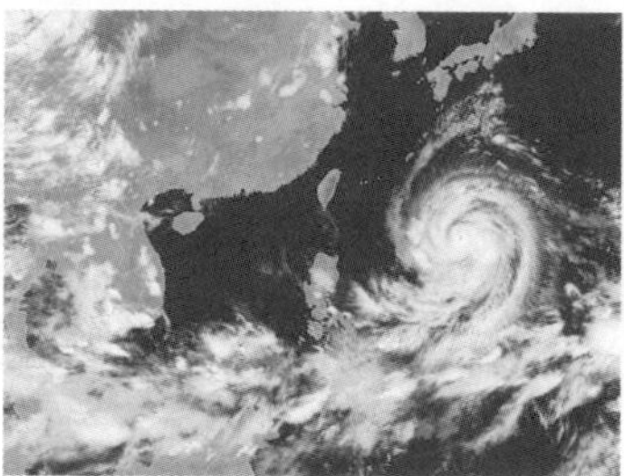
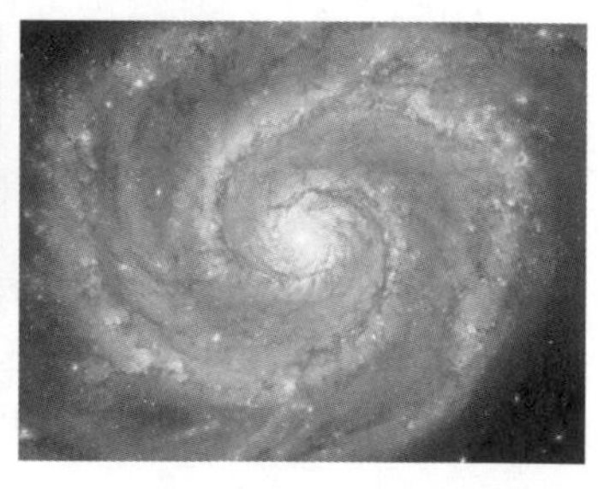

248 http://hssszn.com/?p=5142
249 http://www.epochtimes.com/b5/14/12/9/n4314704.htm從貝殼到星系「黃金比例」遍布宇宙時空.html

音樂家發現432Hz與440Hz的最大差別是，432Hz不只對耳朵比較柔和，人體內的心臟與脊椎也感覺得到。440Hz比較是大腦外的感覺，只能定向或是直線傳播。432Hz比較是非局部性的，而且能夠布滿整個房間，比較溫暖、清晰、順耳。

所以，我建議「音樂療法」也必須以432Hz的溫暖、清晰、順耳為原則。有一些人對我說過，他們去聽市面上一種音樂療法協會的CD，令他們很不舒服，有一位學生說想吐，有人跑到窗邊想要跳下去。於是我就說：「只要你們感到不舒服的音樂，就立即避之，因為我們的細胞自己會選擇它們要的音樂，這就表示這種音樂不符合人體所需。」

二、精油療法

「精油療法」是芳香療法的一種，是指藉由芳香植物所萃取出的精油（essential oil）做為媒介，以按摩、泡澡、薰香等方式，經由呼吸道或皮膚吸收進入體內，來達到舒緩精神壓力與增進身體健康的一種自然療法。[250]

精油療法是法國化學家蓋提佛斯（Rene M. Gattefosse，1881～1950）於1928年在科學刊物上發表研究成果時創新使用的一個名詞Aromatherapy[251]。他也證實了植物精油在科學上的立論點及其根據，亦即：「植物精油具有極佳的滲透性，能達到肌膚的深層組織，進而被細小的血管所吸收，最後經由血液循環到達被治療的器官。」

有趣的是蓋提佛斯在一次實驗爆炸中，手不慎被嚴重灼傷，情急之下，隨即將手浸入身旁一盆液體中，灼傷的疼痛竟然一下子好了許多，而且事後的水泡與傷口也復原得相當好，這盆就是「薰衣草精油」，又稱為「萬用精油」，是我目前常使用的精油之一。

---

250 https://zh.wikipedia.org/wiki/芳香療法
251 http://www.gattefosse.com/zh/our-origin

芳香療法是運用單方或複方的精油，依照薰香、按摩、泡澡、沐浴、蒸氣吸入、噴霧等等搭配基底油或不搭配基底油，謹慎控制使用劑量後，將精油的功能透過空氣與水，或手的接觸來治療、調理、修護、保護與調理身心靈，以獲得身心靈之整合性療效。這是輔助療法中被護理人員排名第二位最常使用的療法。[252]

優質的精油分子量極小，透過鼻子嗅吸，在22秒內就能進入前額葉，進入腦部、中樞神經，2分鐘就能進入血液，20分鐘就會充滿全身。

自然的香氣能喚醒細胞的記憶，也反射至腦部的下視丘（潛意識區），繼而改善並調和一些負面情緒與心境。另外，精油分子極微小，能穿透皮膚，經由淋巴與細胞、血液傳到身體其他部位，因此將精油塗抹於皮膚上，會刺激皮膚表層的末梢神經，繼而將反應再傳送到腦部，經過一連串身體內的化學反應與腦部反應、控制而產生放鬆、鎮定、消炎等等功能。

不過精油市場非常混亂，必須注意英文名稱標示「essential oil」的才是真正的芳香精油，其他的標示如「pure botanical perfume（純植物香料）」或「pure fragrance essence（純香精）」等產品，不要以為看到產品有個英文pure就以為是「純」精油，其所含的主成分為油精，製程簡單，也是化妝品或食品的香料成分。台灣的商家也習慣將化學芳香料的產品都稱為精油，更不可不慎。

有一個台灣精油網站上面就說：「純精油（pure essential oil）這個字眼已經被整個芳香療法產業給濫用了[253]。要知道，所謂的『純精油』可能是由品質不好的植物中萃取出來，也可能是在倉庫盤點或是貨架中放了好幾年，商家保存封裝稍有不當也可能會傷害到了這些『純精油』。所以消費者切勿自誤，即便在購買精油時看到標示有『純精油』字樣，也要仔細挑選。」

---

252 http://www.baike.com/wiki/芳香療法
253 http://www.jyzj.org/identi/

一般而言，精油大約分成四種，即：人工合成（synthetic）、改良品質（extended or altered）、天然油或有機油（natural oils, organic）以及治療級精油（therapeutic-grade）。我提倡的「物理性分子矯正醫學」必須採用「治療級精油」方能符合本書一貫的精神。

治療級精油主要是通過水蒸氣蒸餾法，用最純淨的精油使藥性發揮並提供快速和有效的生理與心理改善。可惜的是台灣精油品牌很多，市場很亂，根本沒有多少人知道學理，品質差異很大，不可不慎。

台灣全我中心常用的精油大約5種，視需要的人的狀況由專業健康生活教練指導使用：

1.薰衣草（Lavender）精油

薰衣草精油又稱為萬用精油。如果在搭配使用精油時有疑問，就直接使用薰衣草，不會有錯，這是經驗法則。在臨床評價方面，其放鬆效果非常顯著，它可以用在身體的燙傷、擦傷，能加速傷口癒合、促進細胞再生、舒緩肌肉疲勞、收斂暗瘡皮膚等，也可以用在心理上的平撫心靈創傷、舒解情緒、消除沮喪、消除失眠、解除憂慮沮喪、放鬆和平衡。

治療級薰衣草精油的使用方法：

（1）輕微燒燙傷，將2～3滴薰衣草精油滴在傷口上，輕輕均勻塗抹，可減少疼痛，並有助防止形成疤痕。

（2）滴薰衣草精油在割傷傷口上，可止血。

（3）針對濕疹和皮膚炎，可混合數滴薰衣草精油與橄欖油或椰子油，塗抹在患處。

（4）緩解暈車症狀，將薰衣草精油滴1滴在舌根，並塗抹在肚臍週圍或耳朵後面。

（5）制止鼻血，將1滴薰衣草精油滴在冰塊上，放在鼻下人中，直到舒服或不出血停止。

（6）乾燥或皸裂的皮膚，直接塗抹薰衣草精油在皮膚上。

（7）滴2～3滴薰衣草精油在疹子上，會停止搔癢並自癒皮膚。

（8）擦幾滴薰衣草精油到頭皮，可幫助消除頭皮屑。

（9）被蚊蟲叮咬，擦1滴薰衣草精油，止癢及減少腫脹。

（10）擦在你的脖子、胸部和鼻樑，可減輕鼻竇，鼻竇炎，過敏。

（11）擦在頸部，可減輕壓力和焦慮。

（12）把薰衣草精油擦在腳底，對身體有鎮靜的作用。

（13）滴1滴在手上很輕地揉搓，然後抹在枕頭上，可幫助平靜好眠。

（14）擦2滴薰衣草精油在腋窩區，可做為除臭劑。

（15）擦薰衣草精油在手掌間，深深地吸氣，可幫助緩解花粉熱的症狀。

（16）將滴過薰衣草精油的棉球，放在衣櫥或床旁，可擊退飛蛾和昆蟲。

位於英國Hereford的Worchester皇家醫院，醫師曾經在一個為期六個月的研究裡，將薰衣草精油擴香到空氣中，發現薰衣草的蒸氣可改善病人的睡眠習慣，並使他們在白天較不具有攻擊性。對大腦也有鎮靜效果，有些患者甚至因此戒掉鎮靜劑。[254]

2.檸檬（Lemon）精油

檸檬精油也是應用廣泛的一種精油，早就被認可在消化系統的醫療價值，如祛脹氣、幫助消化、清新口氣，甚至對清血、對抗敗血症都有不錯的效果。日本研究指出，吸入檸檬精油有助集中注意力；在現代的醫院中，使用檸檬精油除了淨化空氣外，還可去除醫院中令人不悅的藥水味道。

我所使用的檸檬精油除塗抹外，也可以泡水稀釋飲用，但必須是有機栽種和不用化學農藥的純檸檬精油，因為所有柑橘類精油的萃取方式都是用冷溫壓榨，如果檸檬的果皮上有農藥殘留，就會直接流進精油瓶裡。所以，不

---

254 http://wzaobao.com/p/yeejta.html

是宣稱可以飲用的就能讓人放心。

治療級檸檬精油的功效：

（1）免疫系統：刺激白血球，活絡免疫系統，幫助身體抵抗傳染性疾病。

（2）骨骼系統：檸檬精油有對抗身體酸性的特質，能減輕痛風、風濕和關節炎，抵抗傳染病。

（3）皮膚：可去除老死細胞，使暗沉的膚色明亮，緊實微血管，促進膠原蛋白產生、淡化黑色素，對油膩的皮膚有淨化功效。可軟化結疤組織、預防指甲叉裂。

（4）情緒：感覺煩躁時，滴檸檬精油3滴在手心，放在鼻下薰香，可帶來清新的感受，幫助澄清思緒。

（5）呼吸系統：可抗菌、減輕喉嚨痛、咳嗽等所有呼吸器官感染；發燒時，能使體溫下降。流行性感冒時可用吸入蒸氣法，以檸檬期油2滴＋尤加利精油2滴＋乳香1滴。

（6）消化系統：能抑制酸性，使胃中的鹼性增加；能促使胰島素分泌，可用來治療糖尿病以及解除肝腎的充血現象；對全身有清潔淨化的功能，消除便祕。

（7）循環系統：使血液暢通，減輕靜脈曲張部位壓力。當強心劑，升高血壓，可恢復紅血球的活力，減輕貧血的現象；刺激白血球，活絡免疫系統，幫助身體抵抗傳染性疾病。

使用方法：

（1）添加數滴檸檬精油到地板及窗戶等的清潔溶液中，能使你家充滿新鮮歡愉的香氣。（注意，不要使用在花崗岩或石頭，可能會蝕刻表面。）

（2）將檸檬精油添加到你的護膚保養品中，可修復皮膚的瑕疵。

（3）青少年們也可以使用，只要滴1滴到晚間乳液，有益於皮膚保濕。

（4）將其添加到頭髮乳液中，塗抹頭髮，會使你的頭髮更平順光滑亮麗。

（5）可以口服飲用，只要在250cc溫水杯中滴入1～2滴檸檬精油，攪勻，當做檸檬果汁喝，有提升抵抗力的效果。

檸檬精油還有一個很好的使用法，就是「泡腳」，方法是：將泡腳水桶（最好的是陶製品）裝滿超過小腿的熱水，將5滴檸檬精油滴在一湯匙礦鹽上，然後倒入水中，拿一條浴巾整個將膝蓋及桶邊包住，不要讓熱氣散出。

每天早晚各泡一次，能很快排除化療毒素，幾天就有感覺，連續一個月最佳。若是要用浴缸泡全身，就要用10滴檸檬精油。

3.乳香（Frankincense）精油

乳香是最古老的精油之一，也是應用面很廣的精油，具有高靈性的一面，可用於冥想來提高內心的平衡。3600年前古埃及紙草上已有已知最古老的醫療紀錄，當時就已經使用乳香做為醫療用品，被用來治療如哮喘、關節炎、潰瘍性結腸炎、腸躁症等，也用來塗抹木乃伊。

在印度的阿育吠陀療法當中，乳香是著名的療養用品，用來抑制發炎和傷口消毒，更是常用的按摩油。乳香是種東方的珍品，新約聖經也記載，耶穌出生時由三位東方智者帶來的三種禮物就是「乳香、沒藥、黃金」。

乳香一直是人類歷史的一部分，從公元前16世紀的已知最古老的醫療紀錄上，古埃及已經使用乳香在數以百計的食譜和藥方內。乳香一度被認為是比黃金更有價值的珍品，盜墓者往往從埃及古墓盜走乳香，而不盜取黃金。

乳香是一種生長在沙漠中的樹木，取自樹皮流出的乳汁去做成精油。對於精神情緒有莫大的助益，不但能緩和情緒，對於自律神經失調、焦慮、緊張、失眠、更年期症候群都有不錯的調節作用，是一種全面芳療的應用精油。也具有淨化心靈，高靈性的一面特色。

乳香精油與基底油混合稀釋後，用在皮膚按摩上，具有回春效果，可對抗皮膚的乾燥細紋，也可撫平較深沉的皺紋，相當適合35歲以上熟齡婦女使用。尤其適合與茉莉、橙花、薰衣草搭配調合成臉部或身體按摩油，都具有保濕及活化細胞的作用。

在此要特別提一位出生與成長於台灣的林學恭博士，旅美長達30年，任職於奧克拉荷馬大學醫學院[255]。林博士15歲時，其母因罹癌逝世，促使他開始對癌症長達30年的研究，卻一直找不到源頭。

於2007年轉向研究乳香精油，發現乳香精油中保存了對多種健康問題有正面反應的生物活性物質。為了證明療效，他在培養皿中開始觀察癌細胞和正常細胞。他說：「乳香精油能辨別正常細胞與癌細胞，消滅癌細胞的同時並不會影響正常細胞，具有降低癌細胞分裂的效用。」

林博士也進行了基因表現分析，來驗證乳香精油如何對癌細胞產生作用。研究結果顯示，精油會藉由制止細胞週期分裂從而抑制癌細胞生長，並透過活化多種細胞死亡路徑誘使癌細胞自動死亡。[256]

英國廣播公司也曾報導乳香精油是否能夠治療癌症的議題。[257]林博士表示：「在美國治療癌症約需30萬元美金，至於乳香精油，一個療程大約需要5至10公升，所需僅為3萬元美金。」對於癌症患者來說，乳香精油療法或許是一種更為合宜的另類療法選擇，但他強調並非所有精油都能治癌，只有經過萃取的全天然治療級乳香精油，才具有治療效用。[258]

林博士說：「精油療法的採用方式、分量和次數都因人而異，必須視個人狀況及體質而定。令人欣慰的是，幾乎所有癌症患者在7至10天內就會出現正面反應，生活品質得以大大提高。但對胰臟癌患者效果最微，乳腺癌療效則較慢，至於其他癌症患者甚至到末期都能看到正面效果。」

---

255 http://www.oumedicine.com/urology/general-program-info/faculty/research/hsueh-kung-lin
256 Frankincense oil derived from Boswellia carteri induces tumor cell specific cytotoxicity，http://www.ncbi.nlm.nih.gov/pmc/articles/PMC2664784/
257 http://news.bbc.co.uk/2/hi/middle_east/8505251.stm
258 http://lifemagazines.com.my/node/105?tid=1

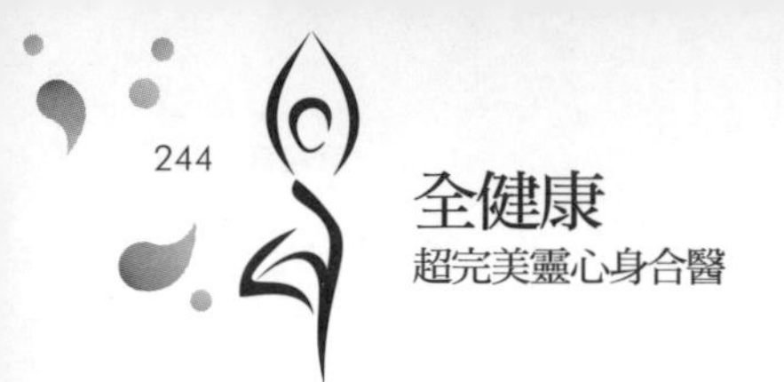

在此特別建議，如果有任何健康問題可以每天喝一杯「乳香水」[259]。因為「乳香水」是中東地區數千年來年長者習慣的飲品。中東地區衛生專家表示，這也就是為什麼該地區癌症發病率較低的原因。乳香水的好處確實很多，它能增強免疫系統，改善皮膚，緩解肌肉疼痛，有助發燒降溫等等。

乳香水的作法很簡單，加2滴乳香精油在一杯210毫升水裡，放一個晚上，一天只要喝70毫升。現在已經成為我每天晨起必喝的水分了。

現在要探討的是，精油真的在醫學界中已經被使用嗎？確是，在法國，精油已在醫學實踐中被接受，並在專業的一些醫院、療養院和養老院使用精油除臭及清潔他們的設施，平息他們的病人情緒，減少院內交叉感染，而且已減少使用精神科藥物，幫助患者增進食慾，提高了活下去的意願，並提高整體健康的患者報告。[260]

位於英國牛津的丘吉爾醫院，許多老年癡呆症患者使用精油治療已經得到改善。在倫敦的聖約翰與聖伊莉莎白醫院，大部分的助產護士都接受精油香薰的訓練，他們都會指導孕婦從懷孕開始至生產的過程中使用精油。

在美國明尼蘇達州的Minneapolis醫院，他們使用精油以減少老年患者的徘徊行為。在密蘇里醫院，在辦公室、手術房和加護病房使用精油，以防止和消除黴菌。在威斯康新州的聖克羅伊谷醫院，精油用在護士站和緊急候車室以發揮緩解焦慮的作用。在紐約的紀念史隆克特林癌症中心，他們發現測試那些呼吸芬芳香油的患者有63%減少焦慮程度。

---

259 http://simpleorganiclife.org/frankincense-water/
260 http://balanceway.org/精油已在醫學實踐中接受並建立專業的地域/

而在美國，選用精油的醫院已超過50間[261]，相信未來會有更多的醫院使用精油來改善治療。

乳香精油在心身方面的效用，可放鬆身心，有平靜感覺，能緩和情緒，對於自律神經失調、焦慮、緊張、失眠、更年期症候群都有不錯的調節作用，對精神上有很大的助益。不但能淨化心靈，其散發出黃色光芒，也有招財的另一種意義。

當你感到有壓力時，可以簡單地在脖子後面擦幾滴混合基底油的乳香精油，可降低壓力和焦慮。睡覺前輕輕擦些乳香精油，會帶來神經和焦慮的緩解，獲得良好的睡眠。

在室內冥想時，用4～5滴精油＋水於擴香機，能幫助舒緩抑鬱或焦慮的情緒。

乳香精油在美容方面的功效有：

（1）皮膚按摩：用1滴乳香精油＋1滴薰衣草精油＋V6（基底油）或沒有化學成分的乳霜，調合成臉部或身體按摩油，具有抗皺回春效果，相當適合35歲以上熟齡婦女使用，具有保濕及活化細胞的作用。

（2）淡化疤痕：混合幾滴乳香精油與幾滴椰子油，擦在傷痕上，經常使用它，會淡化疤痕。

---

261 如俄亥俄的Alegent Health Bergan Mercy醫學中心、Heather Hill醫院、Mercy Holistic Health。懷俄明州Aurora Healthcare System。亞利桑那Banner Health。紐約Benedictine醫院、Beth Israel Complementary照護中心、Columbia Presbyterian醫學中心、St. John's Riverside醫學中心。賓州Elk Regional保健醫院。Florida Hospital醫學中心。加州Kaiser Foundation Health Plan……等等。還有以下諸多醫療機構：Children's Healthcare, Roseville, MN。Fairbanks Memorial Hospital, AK。Manilaq Hospital, Kotzebue, AK。Goshen General Hospital, Goshen, IN。Ingham Regional Medical Center, Landing, MI。Pinnacle Health, Harrisburg, PA。St. Barnabas Healthcare System, Toms River, NJ。St. Francis Hospital and Medical Center, Hartford, CT。St. Luke's Medical Center, New Bedford, MA。Sentara Healthcare, Wilmington, DE。The Valley Hospital, Ridgewood, NJ。University of Michigan Hospital, Ann Arbor, MI。Wishard Memorial Hospital, Indianapolis, IN……

（3）收縮毛孔：早晚1滴乳香精油塗在臉上。根據需要，經常重複直到效果出現。

（4）疣或痣：每晚直接使用1滴乳香精油塗在疣或痣上。根據需要，經常重複直到效果出現。

（5）美白去斑：只在晚上才可以使用。檸檬精油可亮白肌膚，每晚1滴，先塗抹在臉上的斑紋。接著用1滴乳香精油塗抹，再用1滴薰衣草精油，一個接一個、一層一層的每晚塗在臉上。（註：皮膚更新週期為28天，每晚使用以上配方，28天後你會看見皮膚有所改善。另外面部保養品請注意不要含有化學成分）

其他功效方面還有：改善飛蚊症、癒合割傷／刀傷傷口、緩解痛風的疼痛、緩解感冒、強化心肺功能、緩解疲勞以及口腔健康等等。

4.舒緩精油（Peace & Calming）

這是由5種單方精油包括甜橙、依蘭依蘭、藍艾菊、廣藿香、橘子等混合而成的複方精油，具有讓人感覺輕柔和有舒緩精神的香氣，能消除緊張情緒，提振精神，有助於平靜和安神，促進放鬆及平和的情緒。

尤其是在緊張繁忙的度過一天之後，沐浴後可以塗抹在腳底並按摩，能得到一個寧靜夜晚休息的美妙序幕。常用方法有：

（1）室內薰香：可以在臥室、生活區和辦公室內用，每日3次，每次1小時。

（2）舒緩精油1滴＋V6基底油1滴，用作全身按摩，享受放鬆的情境。

（3）將數滴舒緩精油，滴在浴缸中泡澡放鬆。

（4）睡前滴1～2滴，按摩腳和脖子、耳朵後面，能帶來舒緩、放鬆的效果，促進良好的夜間休息。

（5）將舒緩精油用薰香方式，可以幫助安撫過於活躍或難以管理的孩子。

（6）在孩子們和寵物玩了一個下午之後，在他們的耳背後擦上此精油能平和情緒。

5.盜墓者精油（Thieves Essential Oil）

15世紀有個傳說，四位法國盜墓者調配出包括丁香、迷迭香及其他植物性的特殊香味配方，在盜墓時使用，以避免呼吸到墓中充滿毒性的空氣而致死。

後來經精油界研發，現代盜墓者精油由丁香、檸檬、肉桂、尤加利、迷迭香等五種的調配而成，具有很強的清潔能力，可以提供任何空間具有濃郁、辛辣的香氣，是家居清潔及個人護理的全方位重要精油，從碗盤洗潔精到牙膏，會讓家裡聞起來與看到的一樣乾淨。

使用方法：

（1）可當做膳食補充品使用，在125cc的羊奶或米漿中加1滴飲用。

（2）滴1～3滴盜墓者精油在杯水中，可用來支持免疫系統。

（3）加入5滴盜墓者精油在一杯小蘇打中，能清潔發霉的地毯。

（4）放幾滴盜墓者精油在洗碗水中，可徹底清潔碗盤和消除異味。

（5）在家裡或辦公室，擴散6～8滴盜墓者精油15～30分鐘，可以消除空氣中的細菌，創造平和與安全的環境。（不要超過半小時）

使用精油應注意的一些問題

近年來相當流行各式的芳香療法，市面上出現一大堆各種品牌的芳香精油及花精，可是真正有幾人會選購呢？從2001年以來，我試驗過很多種不同品牌的精油，有些是自己在大賣場的精油專櫃買的，有些是不同的朋友送的，有的可以擦在皮膚上，有的是用精油燈熏的。

當時我就利用一些時間研究精油，知道人類使用精油的歷史可以遠溯自古埃及時代，而傳統中國也早就使用藥用植物，當時即以藥草提煉出類似香精油的產品。埃及人、希臘人、羅馬人等都是擅長使用精油的民族。可以說，歐洲人比東方人更懂精油。

當時我對精油的使用不會很熱衷，因為我直覺認為市面上的精油產品有很大的問題。後來在一個精油專業網站上面看到如此的文字：「天然精油雖受到歡迎，假油充斥於市面上也不少。一般來說，假油可分成合成產品及酒精稀釋品。前者即為以化學合成方式製成類似精油的成品；後者則是主成分為酒精，其中僅含小部分的純精油。以上兩種魚目混珠的欺騙行為，使用者必須嚴加防範，才能確保自己的權益。」又證明我的直覺是對的。

就在2004年，有一位得了喉癌的公司老闆陳董事長，公司工廠設在五股工業區，看到我出版的抗腫瘤書，便與我聯絡，乘便就到他公司去看他，發現該公司的諸多產品中也有精油，在談話中陳董事長也說市面上有八成以上的精油都不純。而我在馬偕醫院的腫瘤放射治療主治醫師鍾醫師正好又是芳香療法協會的理事長，他也有同樣的說法。

由於純正的芳香精油純度很夠，因此單位容量的價格幾乎是相等的。所以若是發現「越大瓶越便宜」以及「買一瓶送一瓶」的精油廣告，就是以一般香料成分調配的，或是已經被稀釋的芳香精油混和物，最好不要用。

而且植物原料的差異性、製程的難易度都與價格的高低有關，所以同樣容量的芳香精油商品，其售價不會相似，甚至有的要貴上一倍，這一點也要注意。

近年我終於找到「天然有機」而且是頂級的「治療級（Therapeutic-grade essential oils）」精油，只有這種精油才可以使用，日常使用上還必須注意一些地方，如要放在兒童不能隨意拿到的地方；若有懷孕、哺乳、服藥或有疾病狀況者，必須諮詢健康專業人士才能使用；有些人皮膚比較敏感，或是嬰兒、小孩及初接觸精油人士，也要注意先稀釋後才使用。

精油療法與陰陽五行

本書提倡身心靈平衡的健康，就是指身體、心理、精神三方面能夠達到合諧的狀態。這也是芳香療法的觀念與價值所在，這些理論都建立在生命、陰陽與自然三方面。

了解精油以及人體器官的陰陽屬性，在運用精油時，可以有效調和不同的精油。例如，受風寒發冷，可以用「陽性精油」如黑胡椒或生薑搭配治療（按摩、熱水浴等方法）以驅風寒。又如口服「玫瑰精油」可以調整女性荷爾蒙分泌[262]，體質虛寒的人臉色很快變得紅潤有神采，而體質燥熱的人卻出現口舌生瘡等現象，此時就要口服洋甘菊精油或綠薄荷精油幫助平衡身體，才能達到預期的效果。

在眾多的香薰精油裡，屬陽性的精油有：乳香、沒藥、廣藿香、檀香（溫和的陽）、松、扁柏、桉樹、茶樹、佛手柑、檸檬、肉桂、生薑、快樂鼠尾草、薄荷、迷迭香、馬郁蘭、羅勒、茉莉花（稀釋後偏陰）等，具有「雄性的、熱的、主宰」的特徵，對人體臟腑主要支配膀胱、腸、膽。

屬陰性的精油有：玫瑰（陰中帶有較多的陽）、洋甘菊、橙花（陰中帶陽）、薰衣草（陰中偏陽）、天竺葵、伊蘭、絲柏、杜松、甜橙、苦橙葉等，具有「雌性的、鎮定的、輔助」的特徵，對人體臟腑主要支配肝、心、腎、胃。

（1）五行屬土的精油，藏「意」、主黃色、代表脾、五味中之甘味。包括：岩蘭草、廣藿香、檀香、茉莉花、生薑、羅勒、迷迭香等。其特性為：增強意志力，促進消化系統，更可燃燒脂肪，對胃、脾臟有改善平衡功效。

工作緊張，常處於思考狀態中容易傷及脾臟，使用屬土精油按摩身體，可調節脾胃平衡，活化思維，補充人體的精力與脊椎能量。

（2）五行屬金的精油，藏「魄」、主白色、代表肺、五味之中之辛味。包括：桉樹、乳香、沒藥、松、茶樹、香茅等。其特性為：增加果斷力、改善及強化呼吸系統，改善情緒。

---

262 《花草能量芳香療法：融合陰陽五行發揮精油情緒調理的功效》，http://www.books.com.tw/products/0010455299

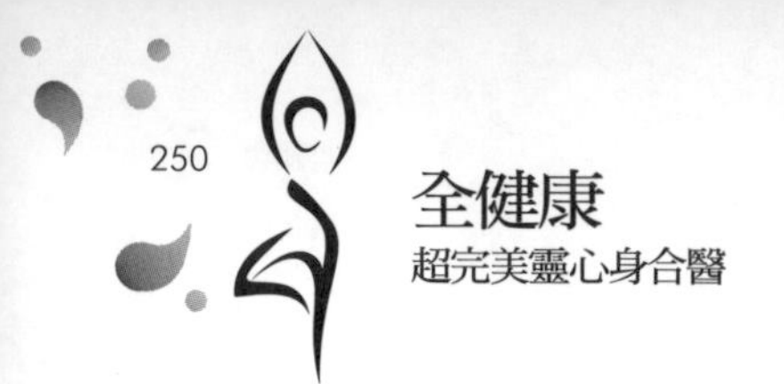

如果情緒處於悲傷、鬱悶中容易傷及肺臟。使用屬金精油按摩身體，可對大腸、肺臟有改善平衡作用，並增強大腦思維的果斷力和判斷能力，補充人體的精力與脊椎能量，達至身心平衡健康。

（3）五行屬水的精油，藏「精」、主黑色、代表腎、五味之中之鹹味。包括：扁柏、天竺葵、快樂鼠尾草、玫瑰花、絲柏等。其特性為：增加智能、改善生殖系統、促進乳房發育，對膀胱、腎臟有改善平衡之功能。

如果情緒常處於恐慌狀態容易傷及腎臟及生殖系統，屬水精油能改善情緒，增強自信。由於大部分水屬精油都具有利尿作用，因此還有助於預防和排出腎結石。

（4）五行屬木的精油，藏「魂」、主綠色、代表肝、五味中之酸味。包括：洋甘菊、薰衣草、葡萄柚、檸檬、薄荷等。其特性為：提升精神、解毒、改善造血功能，強化免疫功能，更能舒暢筋骨。

情緒若是常處於憤怒時會傷及肝臟，屬木精油對膽、肝臟有改善平衡之功能，同時有助於膽汁的分泌，有助於預防膽結石。

（5）五行屬火的精油，藏「神」、主紅色、代表心、五味中之苦味。包括：伊蘭、肉桂、佛手柑、馬郁蘭、橙花等。其特性為：安定情緒、增強記憶力、改善自律神經系統，對小腸、心臟有改善平衡功能。

情緒若常處於亢奮狀態容易傷及心臟。使用屬火精油按摩身體，具有養心安神，增加體能的作用。[263]

---

263 五行與精油關係可閱覽：http://www.aroma-woman.com/dictionary2.html，http://www.gogoup.tw/bshe-blogo/?p=1586，http://blog.udn.com/jeff0046/531493，http://a0912414333.pixnet.net/blog/post/161472254五行精油的功效

花精的運用與靈有關

再來談談「花精」，它和精油不同。一生為自然醫學努力的崔玖醫師於2011年1月23至25日舉辦「第六屆國際生物能信息大會」，我在大會上分別發表《從花精體驗邁向靈性轉換的生死了悟》及《論建構新世紀身心靈全然健康醫療正道》二篇論文。

以我多年的研究與體會，知道花精是從花的「信息場」中釋放出的精微能量，而不同的花精有各自不同的能量頻率，可以引導出不同的情緒波動而找出情緒的源頭，不只可以調理情緒、清理心靈傷口，更可以提升心靈智慧，讓內在的靈性甦醒，幫助每個人自我生命的轉化與昇華。

崔玖教授很早就說過：「花精治療大不同於一般市面上的芳香療法，而屬於靈療；不同的靈的訊息，形成了不同的人體。若要追求健康，除了身體、情緒之外，還要加上心靈之平衡。」[264]

花精療法有三個重要觀念，一是「能量共振機轉」，二是「啟動身體潛能」，三是「靈魂的信息」。如果能夠相信這三個重要觀念，加以結合運用必定能克服疾病的。

我認為「心靈」兩字可以分為「心、靈」兩個層次，前者通常被歸為精神和心理現象，運用心理治療理論來處理病人的精神狀況，但是一位公立醫院精神科主任親自告訴我：「心理治療量表與方法每2～3年就修改一次，表示設計的理論有缺陷，無法確實地有效應用，而且10多年來精神醫學界也沒有真正治好任何病患。」難怪著名的分析心理學家榮格會說現代心理學是「沒有靈魂的心理學」。[265]

---

264 見http://www.chikung.org.tw/txt/health/1998/98041701.htm

265 呂應鐘，〈論有靈魂的心理學〉，《超心理生死學》，http://www.thinkerstar.com/WSLF/33Jung/jung17.htm

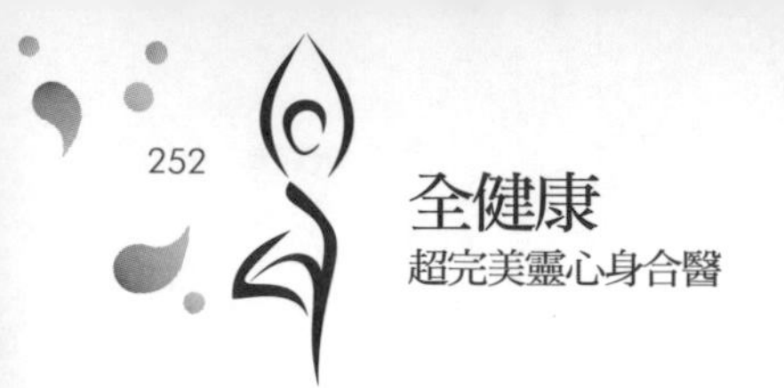

現代高等物理已經知曉宇宙萬物都會產生波頻的振動，並不斷彼此傳達信息，整個宇宙就是「振動的存在」，人體與花當然也不例外，而花精的作用並非用來對抗疾病，或壓抑個人負面的特質，而是運用其頻率振動促進人體與生俱來的自我療癒潛能，幫助我們調整自我，重新面對真我，以達身心靈健康的目標。

越來越多的研究報導，現代文明病如高血壓、糖尿病、氣喘、皮膚病、消化性潰瘍、癌病等病症都與壓力有關，也和精神狀況有關。由於人體內的「細胞激肽」存在於血液與脊椎液體之間，當壓力過大時，即會分泌刺激性的細胞激肽，如過度刺激免疫系統，便會影響身體健康。[266]

花精療法就是屬於針對靈和精神層次的能量調節的一種。因為花開花落是因循著宇宙的生命週期，表現出它在天地間生存的智慧與方式。而人體在人世間的生老病死，也受著同樣的宇宙變化的影響。

花可以協助人體與天地間的信息產生共鳴，花精就是運用不同花朵的獨特頻率，加上利用水的信息記憶，將其能量振動頻率隨著液體共振轉移進入人體，以達到生物能場的調節與提升。

為了親身體驗花精療法，我就上過英國巴哈醫師的花精課程，也買過一些不同品牌與功能的花精來體驗，在我使用花精的體驗中，深切知道花精的振動頻率能夠影響生物能場，協助我清除業力和潛意識的障礙，轉換身心靈的固有模式，幫助我平衡並釋放脈輪的鬱結，並在頭頂乙太體上運用花精來使生物能場重新獲得平衡、淨化與開啟。

所以，花精、靈性與生死的認知是有著宇宙間密切的聯繫，不是三個獨立的主題，一般人可以透過體驗花精，而提升並轉換自我，那是邁向靈性生命的開端，這也是自古所言「心物合一」的境界。[267]

---

266 見http://www.i-nature.com.tw/art_print-6-17-392.html

267 見2011年1月25日第六屆國際生物能信息大會論文集，《從花精體驗邁向靈性轉換的生死了悟》

三、能量療法

在談能量療法之前，先來回顧20世紀盛行的西式醫療行為，就是「化學藥物」與「外科手術」。雖然自然醫學不使用這兩種方法，但是不能否認「化學藥物」的治療對身體也會有一定的作用，對於某些需要的人也具有療效，所以也不能完全排斥。

「外科手術」應該是最不得已的方法，卻是展現現代醫療科技手段的表現。例如患了急性盲腸炎，唯一能讓病患存活下來的就是開刀，所以手術還是有存在的必要。又如車禍骨折，也應立即手術處理，光靠自然醫學各種療法是緩不濟急的。不過在手術後恢復的過程中，醫療人員若是知道運用本書的整合健康方法，就更能加速病人回復健康。如果醫療人員更知道運用「磁能療法」，就能協助病人恢復得更加理想。

在此要引用「克里昂談六種治療法」[268]，裡面指出最低階的是「化學藥物」的使用，其次是「外科手術」，其上還有四種是一般人比較陌生的，特在此說明。

能量治療（Energy Healing）

這是最高階的宇宙能量治療法！善於使用此技術的治療師無須接觸病患，即可用意念導引能量，此種能量治療蘊含了巨大的潛能，古代的祭師或是原住民的巫師都會運用與天地溝通的能量來幫族人治病。

事實上這也是中國古代的「祝由科」，由於心理面療癒也觸及靈性方面，此處所談的「能量治療」並非市面上從事能量儀器販售的廠商所講的那些能量儀器的操作，所以將這一部分放在第七篇做詳細說明。

能量治療並非人人可操作，也並非任何病人都有用。它有個很重要的前提，病患本身的能量及意識也必須處於高頻狀態，了解該技術的原理並給予

268 邱俊銘譯，《Kryon Book VI: Partnering with God與神為伴》第161-169頁。

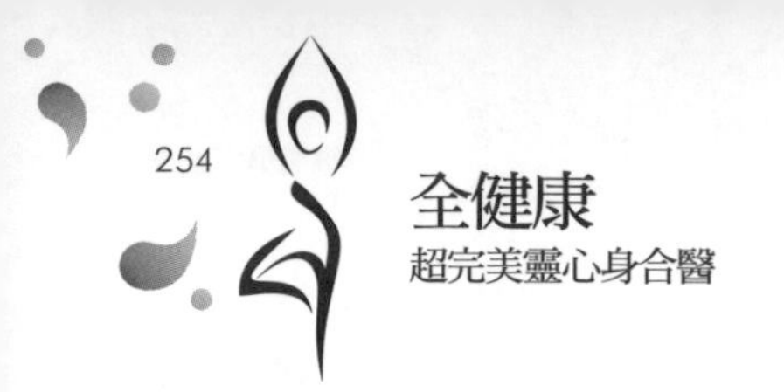

自身回復健康的允許，治療的奇蹟就會實現。

若是面對較低頻狀態的病患，或是根本不相信的病人，就沒有效果。這也是有些人能因能量治療可獲得療癒，有些病患卻不行的原因，此時就要施以下面的「手觸治療」。

手觸治療（Hands-on）

這是需要能量治療師碰觸病患的治療方法，因病患的頻率低於治療師，所以碰觸的動作會在治療師與病患之間建立緊密的連結。

由於手觸治療可以忽略治療師與病患之間的能量頻率差距，因此它成為相當有效的工具。在治療的過程中，病患必須先大聲說出這是他（她）的選擇並允許自身接受治療，這樣的心念意願就會被身體細胞接受，進而恢復、痊癒。

此種被視為另類的奇蹟，在全球各地每天都發生著。事實上大部分的按摩工作者就是一種手觸治療，不管是腳底按摩或是經絡按摩，高段的按摩師不會只是照學來的技術在操作，同時也必須進行人體能量的交流與排除。

生命菁華（Live-Essence）

「生命菁華」就是藥草或精油芳香療法的治療方法，這些都是大自然給予人類的生命菁華。能感應的人就知道大自然生命能量的強大，用手一拿就能夠感知不同品牌草本製品或是精油製品的能量差異。

現今的醫學科學致力於「基因療法」，就是將改造過的基因注入人體，從最根本的細胞層面針對特定疾病進行治療，這也算是生命菁華的一種。

很多致力於研究微小粒子與量子力學的人都會同意這樣的說法：「物理就是意識（Physics IS Consciousness.）」，因此科學家早就發現，實驗者的想法會影響那些微小粒子的表現，這已是科學界所公認的。

因此必須用「心」來體會具有生命菁華能量的營養品與保健品，以及從古老的能量治療經驗中汲取出來的能量物質，例如水晶或是磁能產品，它們都是有利於人類健康的好東西。

磁性治療（Magnetism）

「磁性治療」是將人體磁場與DNA的磁性進行調整而產生功效的方法，現在全球各地已經有很多治療實例，又加上很多儀器的發明，使得現今磁性治療產生的影響遠大於其他時代。

人體本來就有需要外界的幫助來加速平衡。當病患進行療程時，熟悉這項新時代禮物的治療師，會將磁場加在適當的部位，就可以使病人受益。但是當病患身體一旦回復平衡後，就要將磁場撤去，不要把它們當成每日必做的健康功課。必須讓身體原有的平衡及療癒能力發揮，如果一味地經常使用這些治療方式也是相當危險的。

數千年前，人類就有利用磁性來做一些工事，但是，它有個很大的限制就是「磁體正負極同時存在」，我們熟悉的磁鐵棒一定是兩端各自存在正負兩極，無法分開。

彼得庫立許醫師（Peter Kulish）[269]是一位沉迷於正負磁場對人體不同效應的研究與應用的基礎醫學醫生，他深知以西藥治病，往往是兩害取其輕，很多慢性病患長期吃藥，不但吃不好，更會引起其他器官受害，因此專注於磁療治病。

庫立許醫師集合一些曾參與太空梭發射的物理學家，經過數年的研究與改進，終於突破傳統磁體正負極同時存在的限制，設計出一種精巧而容易使用的「單極磁場效應」的產品[270]，被廣泛而成功地應用。

正極磁能應用於人體的效應就如同興奮劑；負極磁能效應就如同鎮靜劑。在森林中，或在瀑布旁會覺得很清爽，大家都知道那是芬多精的效用，

---

269 庫立許醫師被公認是磁性療法和電動醫學（electromotive medicine）生物物理學方面的權威。在90年代中期，他擔任世界上最先進的科學組織「國際特斯拉協會」的主任，協助引導許多發明家和他們的創新技術。 http://www.greenmagnetfoundation.org/peter_a_kulish_executive_director_trustee

270 稱為Magnetizer，取得美國專利＃4605498及289674。

也就是負離子的作用，負極磁能的作用與此相同。

事實上，磁鐵對生物效應的兩極化觀念，正好就與中華文化數千年的「陰陽學說」相符。大自然的磁能，有來自太陽的正磁能，與來自地球的負磁能。使我們了解除了陽光、空氣、水之外，還有磁場長期被忽略。

負磁能量	正磁能量
增加細胞組織間的氧氣	降低細胞組織間的氧氣
降低液體阻延性	增加細胞間水腫
促進復原性沉睡	刺激甦醒
對抗感染	加速微生物生長
有助於生命癒合力	抑制生物癒合力
減少發炎症狀	增加發炎症狀
將酸鹼平衡正常化	酸化代謝反應
舒緩／停止疼痛	增加疼痛
降低／停止症狀	強化症狀
促進心智的敏銳及合理性	促進心智過度活動及不合理
降低／溶解脂肪堆積	促進產生脂肪堆積

依據威廉菲爾波特博士（Dr. William Philpott）的研究指出[271]，正磁能是一種壓迫效應，會刺激患部，引發求救訊息至腦部中樞神經，再動用患者本身的癒合能量至患部急救。當患者本身癒合能量尚夠的話，患部也許可以痊癒，惟患者會感到極度疲勞，必須靜養調身。至於體質弱的患者，則因無癒

271 http://www.magneticare.net/research8.html，菲爾波特博士專長於精神病學、腦電圖、營養學、環境學和毒理學。他也是分子矯正精神病學研究院的創始成員之一，是分子矯正精神病學協會和環境醫學與毒理學協會的資深會員。

合能量可供動用，乃至無效。

負磁能具有的鎮靜作用和抗壓性，對於長期因緊張、壓力和大環境正磁能過多引起的自律神經失調，具有調節的作用。負磁能的鹼性化作用，對於因為血液酸化引起的各種心血管疾病，包括心律不整、心臟擴大、肺拴塞、心肌梗塞，乃至動脈硬化及中風，都有改善的效果。

生物能共振晶片

「生物能共振晶片（Bio-Energy Resonance Crystal）」是一種非常新的科學成就。依據台灣全我中心劉宸汎博士在她的《運用量子場域理論詮釋能量療癒之研究》論文指出[272]，這是高階能量醫學的「量子諧振」應用，係用稱為Q-link的物品來做能量場的調整。

美國史丹福大學的著名科學家威廉提勒（William A. Tiller）的團隊於1996年研究發現，若是充滿積極而真誠的情感狀態下，心臟和諧穩定的律動模式能使生理系統的相干性增強。不僅在可控制的實驗室條件下如此，在現實生活的壓力情景下也是如此。[273]

研究顯示，正面的真誠情感（如感激）可促使自主神經系統發生積極的變化，平衡性和效率增強，使心率變異波形接近正弦波；挫折感能使心率變異的波形呈現無序、不相干的狀態，其特點是變化不規則、突然。

威廉提勒教授的研究顯示，生物能共振晶片有助於在改變腦波模式上能減少電磁場破壞性的影響。維也納大學科學家的報告也顯示，在配帶生物能共振晶片後，能增加292%對電磁場的阻力效應。

科學家研究顯示，只要是生物就會有共振頻率，也就是只要活著，你與自己、與其他人和整個世界都有著能量交換的這個動作，並且相互共振，協

---

272 *The Research of Use the Quantum Field Theory to Interpretation the Energy Healing*，Thesis for Doctor Degree of World Organization of Natural Medicine University.

273 http://www.tillerinstitute.com/white_paper.html

調彼此的能量頻率。

當你與他人的共振頻率是和諧的時候，人的心理、情緒和身體健康是比較強壯的，因而提升人體自然抗壓力及專注力，且能降低電磁波對人體之干擾，然而當他人的共振頻率與我們的不和諧，導致我們的能量消耗或受到外在干擾時，則會變得疲勞和心智、情緒不穩定。其實這樣的新近研究，在中華文化中早就有相同的描述，我們知道「話不投機半句多，酒逢知己千杯少」正是頻率共振的相吸與相斥的說法。還有「物以類聚」「近朱者赤，近墨者黑」也是相同的描述。

現代的生物能共振晶[274]能讓我們自身的頻率與能量增強，讓我們的身體被調整在健康頻率範圍內，因此只要使用此種諧振器就會產生同步感應，增強身體的振動頻率，一旦我們身體的能量被增強，便能有效的減低電腦、行動電話、微波爐、噴射機等電磁場，或是醫院病菌等等的干擾，健康度就會提高。

不過我也發現市面上有些生物晶片產品，會讓人感覺不舒服，就在本書做最後校對的今年5月期間，收到曾經推介過的一位製作心靈音樂CD的朋友在晚上9點來的微信。

她說：「昨上課回來覺得不太對，不確定是否昨天介紹晶片的關係，我拿了晶片兩、三分鐘，剛開始感覺頭上被箍住，後來感覺頭昏噁心，是這東西會改造人？我現在不知該怎麼做？」她還問：「我感覺你幫我處理好了，是嗎？感謝。」

昨天那個場面，我也在場，是一位研發生物晶片的廠商老闆在介紹他的生物晶片，當場在做一些示範。因為10年來我看太多此種能量儀的廠商了，根本不會好奇湊上去，反而走遠一些。

在微信上我是這樣回答：「不要用那晶片，昨天我在場子的另一處，就

274 http://airika.pixnet.net/blog/post/30620898-qlink生物能共振晶體

和數位圍著我討論場效應的人說，不要用那晶片，有不少人工科技產品的頻率都不對。」我又回覆：「我沒有幫妳處理，只是晚上在高雄全我中心有一場量子場域療癒課程，提到昨天下午的場導就是信息場共振，我們現場發出有益的信息場能量，或許就共振到與我有緣的人了。」

所以，市面上的很多能量相關產品，最好不要隨便碰。

四、佛學五識與道家養生法

如果能夠「確實」做到上述生理面與物理面療癒法，就能夠回復很好的健康狀態。但如果能夠再以「佛學五識」加上「道家養生」的方法來加強，那麼就更理想了。

「識」是什麼？事實上，識只是一種「功用、能力」。因此前五識「眼、耳、鼻、舌、身」是人的五種感覺器官，這五識屬於有形的身體感覺，只能感覺自己界限以內的東西，不能越出自己的功能範圍以外。

1.眼識——眼睛——色蘊（形象），視覺器官與視覺能力；眼睛只具有「看」的功能，而不是去分別所看的東西；如果你在區別我看到書、看到筆，那是「意識」在作用。

2.耳識——耳朵——聲蘊（音聲），聽覺器官及其能力；耳朵只是有「聽」的功能，不會區分這個是長笛的聲音、那個是鋼琴的聲音。一區分，就是意識在作用了。

3.鼻識——鼻子——香蘊（香氣），嗅覺器官及其能力；鼻子只是具有「嗅覺」功能，一區分香或臭，就已經是意識在作用了。

4.舌識——嘴巴——味蘊（味道），味覺器官及其能力；舌頭也只是具有「味覺」功能，一區分甜或鹹，就已經是意識在作用了。

5.身識——皮膚——觸蘊（感受冷熱痛癢），觸覺器官及其能力；身體的所有活動、觸覺功能、器官運作等功能，感到冷、熱、痛、癢也已經是意識在作用了。

6.意識——由上可知五識（五蘊）功能的源頭是在第六識，是個人心理作用的綜合中心，沒有特定的器官，每個人的思考、判斷、記憶、決定，以至於喜怒哀樂的情緒，全是第六識的功能。

前五識任何一識發生作用，第六識即與之同時俱起，以發生其瞭解分別的作用。然而現代心理學只研究到第六識的一部分，還沒有研究透澈。

7.末那識——梵語manas，第六意識之根，又稱為「我識」，基本上這是一種我執的作用，由此而形成煩惱的根本。我個人認為末那識屬於潛意識的範圍，它本身並不造作善惡之業，但因它執著自我，所以成為一切眾生自私自利的根源。

8.阿賴耶識——alayavijñana，又稱為種子識、藏（二聲）識、本識、含能藏、所藏、神識等等，含藏萬法種子，是一切善惡種子寄託的所在。

楞伽經中說：「第八識又可稱為如來藏」。也就是說是眾生本來已具足的如來佛性，萬法的根宗，一切善惡的本源，也是凡夫與聖者最後的歸處。總而言之，第八識是宇宙萬法的本源，它歷經生死流轉，永不壞滅。

前五識，每個人都很容易理解。至於第六識就要看讀者的經驗與認知。至於第七、八識，那是超越當今心理學所知的領域，不能用現代心理學理論來框它或否定，必須要有更高的心靈認知，方能理解。

八識具足就可以視為我們人的「身心靈」具足，因此我們又可以說歸因於古代智慧的現代身心靈整體健康法，能夠做到的人，身心靈自然健全發展，抵抗力也一定提高，疾病就不易侵襲！但這也只是到了現代心理學的「意識」層次，沒有提升到第七、八識。[275]

---

275 一貫道的燃燈古佛，曾降第九識，稱為阿摩羅識，又譯為無垢識、清淨識、真如識等，指是一切眾生清淨本源心地，《成唯識論述記卷一》說：」諸佛如來所證法身果德，在聖不增，在凡不減，非生死之能羈，非涅槃之能寂，染淨俱泯，湛若太虛。」提供參考。

要了解第七、八意識必須運用20世紀偉大心理學家榮格的分析心理學來詮釋[276]，不再用現代心理學的角度，那是無法解釋得通的。

以下就以佛學五識順序將道家的養生方法做現代化的說明。

眼識健康法

（1）眼部運動

早晨從睡夢中醒來，不要馬上起床，輕鬆地躺在床上，用手掌心摩擦36下生熱，然後將發熱的掌心分別摀住雙眼，讓熱氣透入眼球，在手掌內張開眼皮，眼珠先順時針方向打轉，再逆時針方向，然後上下左右運動。連續各做3次。

再來就是用力閉眼，然後用力睜眼，眼珠打圈，順著左上右下四方旋轉。再用力閉眼，之後用力睜開眼，眼珠打圈，順著右上左下四方旋轉。此動作也重複3次。

再來就是按摩眉毛上方、眼部週圍的10多個穴位，不妨在洗臉時多多用乾淨手指揉搓按摩眼部四週，可以達到強化眼睛的效果。

這樣可以強化眼球，改進眼球功能，不會讓近視一直嚴重下去。

（2）觀想日月

晨起後，面向太陽閉眼，觀想太陽向你移近，愈變愈小，然後張口將太陽吞入口中，順著喉嚨滑下去，進入體內，斷續觀想太陽順著胸腔下移到丹田，停在丹田處，然後變大，大到整個身體與太陽融為一體，已經分不出身體和太陽誰是誰了。持續15分鐘，慢慢睜眼，用手掌浴面。

晚間可以觀想月亮，用同樣的方法吞服月亮，也將月亮停在丹田處。同樣持續15分鐘。

---

276 2003年出版《超心理生死學》，將現代心理學家難懂的榮格理論用宇宙科學來詮釋，可以參閱網頁「有靈魂的心理學」，http://www.thinkerstar.com/WSLF/33Jung/jung-index.htm

「觀想」就是現代超心理學所說的「念力」，已經不是玄祕不可解，也不再是怪力亂神的事了，而是愈來愈多科學家在研究的生物能量場及腦波強化的主題。

（3）增進眼界

每日抽出20分鐘觀看外面世界，看天空、街景、遠山。每週假日到郊外看不同的風景，培養自己細緻觀察大自然的能力。

體會一花一世界，一草一點露，用心去看，讓大地的繽紛進入眼睛之內，豐富腦袋。這是與大自然相融合的健康法，也就是多多用眼睛觀察週遭萬物，可以幫助我們提升思維能力。

若是在都會區大樓內的上班族，每天上下午一定要抽個20分鐘離開座位，到窗戶玻璃前，看著外面的世界，讓腦袋沉澱一下，讓視野開闊一下，想想除了這一棟大樓外，天地是多麼的寬廣。

「一花一世界，一草一點露」，大自然提供我們繽紛的景色，我們為什麼不會好好享用？無論是近處的花草、池塘的水生物、遠處的山嵐，或是天上的白雲夕陽，我們都要儘量用眼睛、用心去看，讓大地的繽紛全部進入我們的眼睛之內，豐富你的腦袋，你就會愈來愈健康。

耳識健康法

（1）按摩耳朵：根據中醫理論，耳朵的形狀如未出生前的胎兒，身體捲曲頭在下的形狀，可見耳朵就包含全身的功能。

（2）耳朵穴位非常多，每天洗臉時用雙掌掩耳，將耳朵反折向前，雙手食指先壓住中指，然後以食指用力彈後腦髮際處的風池穴10下，你會聽到卜卜聲。

（3）再用手掌掩住雙耳，不用將耳朵折向前，用力向內壓，此時會完全聽不到任何聲音，然後瞬間放手，也會聽到卜一聲。重複做10下即可。

這兩樣動作每天做，不要幾分鐘而已，可以增強記憶和聽覺。

鼻識健康法

（1）鼻部按摩：

鼻孔左右側及下方有一些穴位，可以經常按摩。例如鼻孔兩旁的迎香穴，用力地按摩，可以緩和鼻炎、鼻塞、感冒、顏面神經的功效。

（2）大吐納呼吸法：

大吐納就是讓身體所有細胞能得到充足的氧氣。由於腫瘤細胞是很怕氧氣的，所以，讓身體經常充滿氧氣，造成腫瘤細胞無法生存的環境，自然而然地，腫瘤就會萎縮而死亡。

頭臉部健康法

（1）整個臉部的健康法和眼睛按摩相似，晨起後先搓手36下，再用熱暖的手掌上下浴面，再搓手36下，雙手靠攏同時摀住臉部向上向外圓圈狀浴面。

這動作可以經常做，想起來就做，可以令臉色紅潤有光澤，同時不會有皺紋。

（2）再來是「髮常梳」健康法，也就是將手掌互搓36下，讓掌心發熱，然後由前額開始往頭髮掃上去，經後腦掃回頸部。早晚各做10次。因為頭部也有很多重要的穴位，經常做這樣的動作，可以明目袪風、防止頭痛、耳鳴、白髮和脫髮。

（3）還有一種「頭常搖」的古老頭部運動，就是雙手叉腰，拿掉眼鏡閉目，呼吸自然，垂下頭，緩緩垂直上仰到45度仰角，然後又慢慢垂直往下，上下共做6次。

然後是將頭水平轉左側，視線與左肩平行，再慢慢水平轉向右側，轉到右肩，停一下，再轉向左側，水平重複做6次。也就是說只做頭部的「垂直、水平」兩個方向轉動，絕對不要做轉頭的圓圈運動，也要注意動作要慢，以自己感到最舒適的速度，也不要有任何地方出力，否則會頭暈。在過程中你會聽到自己頸椎關節

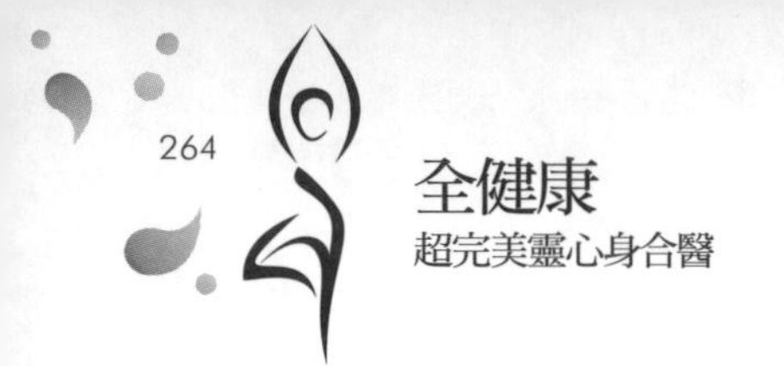

間活動的聲音，做完後會很舒服。

舌識健康法

（1）首先是「齒常叩」，就是：口微微合上，上下排牙齒互叩，不需太用力，但牙齒互叩時一定要發出聲響。輕鬆慢慢做36下。此動作可以通上下顎經絡，幫助保持頭腦清醒，加強腸胃吸收、防止蛀牙和牙齦骨退化。

（2）第二是「漱玉津」，玉津就是口水。方法之一是：口微微合上，將舌頭伸出牙齒外，放在嘴唇與牙齒之間，由上面開始，由左慢慢轉動到右，一共轉12圈，等於是磨擦牙齒的外側，然後將口水吞下去。之後再反方向轉12圈。

（3）「漱玉津」還有第二個方法：口微微合下，這次舌頭不在牙齒外嘴唇內，而是放在口腔裡，圍繞上下顎轉動。左轉12圈後吞口水，然後再反方向轉12圈。吞口水時，儘量想像將口水帶到下丹田。因為口水中含有大量酵素，能調和荷爾蒙分泌，因此經常做這個動作，可以強健腸胃，延年益壽。

身識健康法

（1）甩手運動

「甩手」能使病弱的筋絡健壯起來，氣血暢通，消除一些病症。甩手時，身體要輕鬆直，兩腿與肩同寬，雙腿微微彎曲，與練氣功的站姿相同。

腳趾輕鬆著地，兩臂同方向地前後甩，前方到水平位置即可，後方就以雙臂能擺動的高度為止，兩臂要伸直，腕部要用力，兩眼平視前方，口微閉，舌尖頂住上顎，緊縮肛門，心中不懷雜念。

甩手運動很簡單，又有很多好處，能使病弱的筋絡健壯起來，而後氣血暢通，百病消除。

有時可以甩到前方時提高高度，也就是高甩過頭，成垂直狀，然後再向後甩。

這個動作一學就會，在練習的時候，會打嗝或放屁，表示身體內臟隨之運動，氣血已在流通，做完後，腳步輕鬆，精神抖擻，雙臂如充滿能量般，感覺很好。

現代上班族天天打電腦，缺乏運動，不妨每日上下午找個時間做做甩手運動，可以舒暢血路。初學者一次甩300下，習慣後可以逐漸增加，做到1000下最好。

手部有很多穴位是身體各部位的反射區，所以，可以利用看電視時手指交叉按摩，或是分別按摩10個指頭，然後用力壓指甲兩側的穴位。例如兩個大姆指指頭是頭部反射區，可以增進頭腦功能。沒事多多隨意地按摩手掌各部位，既簡單又健康。

（2）腰部扭動

道家稱「腰常擺」，中醫認為「腰為腎之府」。

站著，將身體和雙手有韻律地橫向擺動。當身體扭向左時，右手在前，左手在後，在前的右手輕輕拍打小腹，在後的左手輕輕拍打後腹的命門穴。反方向重複旋轉拍打，最少做50下。

此動作是輕捶腰部能固腎氣、強化腸胃、防止消化不良、胃痛、腰痛，加強此處的氣血循環。但絕不可以重捶。

如果不能站起來輕拍腰部，也可以按摩手腕，因為手腕是腰部的反射區，刺激它也能刺激腰腎。所以不管是看電視、坐車、開會，任何時候，手有空時就按摩手腕，可以緩解腰酸背痛。按摩的方法很簡單：以大拇指和食指圈住另一隻手的手腕，左右轉動。

（3）下腹運動

就是道家的「腹常揉」健康法，搓手36下，手暖之後兩手交迭，圍繞肚臍順時針方向揉腹部。可以幫助消化、吸收、消除腹部鼓脹。

如果排便不順暢，也可以做此動作，當你坐在馬桶上時，不要用力，順時鐘方向揉搓腹部，不一會兒就能感覺到腸子的蠕動，而順利排便。

另外就是古稱的「攝穀道」，也就是「提肛」，動作是這樣的：站立著，吸氣提肛，將肛門的肌肉收緊。閉氣，維持數秒，直到不能忍受之後，呼氣，放鬆肛門肌肉。這個動作任何時候都可以做，最起碼每天早晚各做36下。

揉腹及提肛都是很簡單的動作，然而效果很好，不妨多多試試。

（4）下肢運動

大家都會以為「慢跑」是很好的運動，可是對超過50歲的人而言，慢跑對身體所造成的負擔比走路時還大，並不適合。「健走」才是最好的方法，要跨大步、速度敏捷、雙臂擺動、抬頭挺胸。

根據統計，一般人平均一天走6500步，每跨一步，腳底所受的衝擊大約是體重的1～2倍，跑步則提高到3倍左右。而且平常缺乏運動的人，冒然跑步，膝關節與肌腱等處很容易受傷；心臟、腎臟、肝臟等器官或新陳代謝系統有問題的人，也會造成大量血流與氧氣的耗費。

另外是古稱「膝常扭」，做做膝蓋運動，雙腳並排，膝部緊貼，微微下蹲，雙手按膝，向左右扭動，各做20下。這個動作可以強化膝頭關節，讓雙腳不要老化。

以前流行大家不要搭電梯，多多走樓梯，認為這是很好的運動，但是近年很多骨科專家認為走樓梯是「最笨的運動」。台安醫院復建科主任鍾佩珍表示，走樓梯缺點太嚴重，實在得不償失，行醫30年來從不曾建議病人把爬樓梯當作運動。

新光醫院骨科主任釋高上醫師分析，走樓梯時膝蓋除了承重增加，還要前後移動、側向扭轉，尤其膝關節前端的髕骨部位承受壓力最大，對半月板等關節軟組織也會造成磨損。

可見走樓梯膝蓋受力最多，當身體爬階向上時，膝蓋負擔的重量會瞬間增為平常的4倍左右，以一個體重60公斤的人為例，平路行走時兩邊膝蓋各承重60公斤，但走樓梯時膝蓋負重竟變成高達240公斤。

如果家住沒有電梯的公寓，實在非得爬樓梯不可，鍾佩珍主任提出幾項建議，可以減少膝關節損害，就是不要提重物，或是分次提重物，爬半層樓就休息一下，穿平穩的鞋子，如果有一邊膝蓋已經出現問題，上樓梯時要好腳先上，下樓梯時則壞腳先下。

《走路不要跑步：醫師的健走書（Walk Don't Run：The Doctor's Book of Walking）》一書的作者史塔曼（Fred A. Stutman）博士說：「健走是一項完美的運動」，健走要求走路跨大步、速度敏捷、雙臂擺動、抬頭挺胸，比慢跑安全，也比散步有效。[277]每次30分鐘以上的健走，而且要配合緩而深的呼吸、雙臂大力擺動、大跨步快速前進。

（5）腳底按摩

足部按摩可以恢復人體自身免疫功能，讓身體可以自己抵禦外在疾病。比方說像胃痛、頭痛等，都可以利用簡單的穴位按摩得到緩解。

但是絕對要注意，不可卯勁使力的按，這樣會造成足部傷害，長久下來，按摩者也會賠上自己的身體健康。

率先推廣腳底按摩的吳若石神父，曾經親自站出來澄清「愈痛愈有效」的說法，當時我也在場，是他新書發表會的來賓之一，因為我也知道愈痛愈按是錯誤的，過度用力會造成皮下出血受傷。老人、小孩血管壁較薄，按摩的力量及手法要輕。按摩力道也應隨病情而調整。

五、來自宇宙的重要信息

在本章結束前，我要提一個很重要的基本觀念，這個觀念不是我自己腦袋想出來的，而是在一次清晨矇矓睡醒時，突然進入我的腦子裡，那是宇宙高智慧告訴我的：

---

277 http://www.youngad.com.tw/hope/class3-2-23_iframe.asp

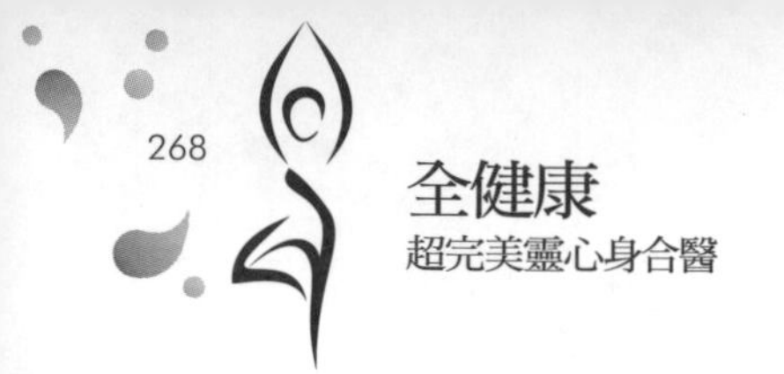

人類的身體細胞原本是設計用來適應並食用大自然的食物。

所以，人體細胞對於進入體內的天然食物，知道要分泌何種酵素來分解及代謝它們，因此食用從天然蔬果原料製作的天然營養品，食用之後也會順利分解，不會累積在體內。

但是利用石化原料製造的人工物質，細胞無法辨識。

所以食用石化原料提煉的化學合成營養品及化學添加物，細胞認不得，也就不知要如何分解代謝它們，於是就累積在人體體內，尤其是在肝臟和腎臟，造成負擔，時間一久，就會產生肝臟和腎臟的疾病。

為何如此？因為天然食物有活性，也就是振動頻率，細胞也是活的，它們會產生共振，能夠分解。而化學合成的營養品沒有活性，沒有頻率，是死的，細胞無法分解。

地球的科學家以為天然和化學合成的「分子式」一樣，功效就一樣，事實上，無形的能量才是最重要的，化學合成的物質沒有能量，所以對人體沒有益處。

這一段用「共振頻率」字眼揭示天然營養品和化學營養品最大差異的文字，同時也揭示市售能量產品或是晶片的差異，其重要性不言可喻。

希望讀者能夠細細體會，方有助於大家的健康。

用心去做：
心療癒——心理面療癒法

心理面療癒法涉及了情緒意念調整的治療方法，多年來已經有不少歐美國家也開始流行「意念療法」來治療疾病。「意念」就是一種心靈力量，研究已經發現它會影響物質。

最有名的例子是德國科學家海森堡（Werner Heisenberg，1901～1976），他於1927年發表論文提出「不確定性原理uncertainty principle」，表述「測量」這個動作會不可避免的攪擾了「被測量」粒子的運動狀態，因此產生不確定性。[278]

在量子力學理論上，已經知道意識力量具有影響物質的作用，這已是公認的學理，從而推知心靈力量也應該具有改變物質的效果。

一、意識會影響物質

近代量子力學是研究微觀世界的能量狀態，意念也是一種能量狀態。諾貝爾獎得主美國物理學家維格那（Eugene Paul Wigner）[279]奠定了量子力學對稱性的理論基礎，在原子核結構的研究上有重要貢獻。在他《論身心問題》一書中指出：「過去物理學家不考慮意識的作用是不全面的，應該把心靈與物質結合起來研究。」

我自己多年來的體認，心靈與身體是絕對有相互的影響，情感與意志力可以影響身體機能，而思想和情緒也是造成會不會痊癒的主因。醫學專家發現，心理層面，特別是意念的療效似乎大過醫藥的力量。

---

278 https://zh.wikipedia.org/wiki/不確定性原理
279 https://zh.wikipedia.org/wiki/尤金· 維格納

相信練過靜坐、冥想、瑜珈、內功、修行禪密的人都會贊同此論點，只是一般人不知如何發揮心靈力量來抗癌而已，如果能照本書所述的所有方法去做，相信健康就在不遠處向你微笑。

美國國家衛生研究院在2005年初公布對3萬1千個美國成人的健康調查分析，結果顯示「禱告」是最常用的替代療法[280]。52%美國人為自己的健康禱告，31%的人接受他人的禱告以對抗疾病，23%的人為了健康參加禱告小組。這項調查甚具指標意義。

研究發現有75%的美國人使用輔助與替代醫療方法。除了禱告這種最常用的形式外，25%的人使用草藥等天然產品，20%做整骨，而選擇做深呼吸、靜坐及按摩的各占15%、10%及9%；此外，還有7%的人練瑜伽，6%採用飲食療法。

中華醫學也被歸於輔助與替代醫療方法。很有趣的是，在藥物醫療技術不斷創新的今天，當人們被問到為什麼要用輔助與替代醫療方法時，28%的人說是因為常規西醫無法解決他們的健康問題。

2001年9月，哥倫比亞大學的研究人員在《生殖醫學》雜誌上發表的一篇論文，報導一個令人驚訝的研究結果：禱告者的祝願可以使人工受精懷孕的成功率提高近一倍。[281]

我自己多年深研心靈科學，也有很多次的體驗，知道心靈力量對健康的作用遠比現代科學已認識到的更為深邃，而越來越多的科學家也注意到了這一點，如果有更多的科學家們能真正開拓心靈領域的研究，必然可以為人類的健康與未來科學走出一條嶄新大道。

---

280 http://www.gospelherald.com.hk/mobile/article.htm?id=78&code=tec#.VroDybJ97Vc

281 Does Prayer influence the success of in vitro fertilization-embryo transfer? Report of a masked, randomized trial. Cha KY, Wirth DP, Lobo RA. J Reprod Med 2001 Sep;46(9):781-7.

二、心靈平靜有益健康

如果有一個人每天都是充滿負面意念，心中總是想著「我有病、我有病」，沒有多久他一定生病！這就是「相由心生」的偉大古訓。

因此每當有病友找我時，我一定先要他們仔細閱讀下列文字：

必須先轉換負面心境，才能克服疾病。很多癌症患者，都有幾點共通之處：

1.個人方面：都有很多負面情緒、個性固執、僵化、傲慢；

2.個人方面：生活習慣違反大自然；

3.人際方面：都感到自己壓力很大、長時期不很開心；

4.情緒方面：有些人曾經歷過在家庭、事業方面至少一次重大的打擊。

癌症通常是由以上很多因素結合而發生，因此想要克服癌症：

第一步：必須將自己的心結完全解開、虛心檢討、改掉不好的個性；

第二步：檢視家庭和事業上的人際，轉換自己的心靈，樂觀地接受。

如果能夠澈底地改變，才能回復健康，不然任何人都沒有辦法協助你！

我相信病人若是有堅強的信心，身體通常會回復健康。如果病人自己沒有信心，態度消極，沒有求生意志，脾氣變得不好，那麼任何人都無法幫助他。可是，就是有很多病人不能體會，我只能為他們遺憾，不然要說什麼？

大陸旅美免疫學家封莉莉教授從細胞和分子生物學的觀點，解釋現代人的疾病的確與心的不平靜有關。她相當強調心靈平靜對健康的重要性。但是我們知道「心靈」兩字是比較抽象的概念，尤其在現代醫療體系下，大多數的醫生否認「心靈」，他們的醫學教育只停留在認識身的層次。

封教授認為一個人在修煉的過程中，心靈會慢慢變得平穩，許多以前令自己生氣的事，會產生新的見解而不再生氣，她說：「以前我指導的博士後學生偷懶的話，我會氣得跳到天上去，現在，我就會告訴他，你應該怎麼樣做，而不再生氣。以前我會拼命努力，想獲得成功，但是現在我不這樣想了。我發現，努力去爭取成功，還不如擴大你的眼界、開拓你的智慧，這樣，成功和所有的一切反而跟著來了。」[282]

封教授從細胞、免疫系統的角度談靜坐練功的好處，認為靜坐練功能夠間接減少體內「惡意質」的產生，不是因為練功使它縮小，而是因為靜坐時蛋白質新陳代謝減緩，不好的蛋白質也減少了，抗病力就增加了。

所以我們必須減少自己的「惡意質」，增加「善意質」，這個道理大家應該都懂，只是很難做得到。心靈平靜的人才有健康的身體，心靈健康的人才有宏大的思想。

《太上老君常清淨經》裡頭有一句：「上士無爭，下士好爭」，因此要摒除掉現代人好爭的惡意質，努力轉向善意質，身體才會健康。

三、心靈轉變，身體就健康

心靈平靜也是「靜心冥想」的一種，能夠提升「意識能量」，也就是「心靈活力」。因為「意識」與「物質」是對立又統一的精神現象。在道教哲學中，意識屬於神的範疇，是重要的心靈運動，但以人腦的思維和記憶活動為主。

「驅逐雜念」是使意念集中的必要方法，也是讓腦波變緩的必要過程，我們每個人每天的腦波活動非常零亂，應該利用時間整理一下，所以最好是

---

282 封莉莉教授的一些理論很好，然而卻因信仰法輪功，有病不看醫師，反而用極其不科學的科學實驗，證實法輪功有提高免疫能力、抵抗疾病侵襲的功效的時候，她本人卻患上了癌症過世。可參閱：http://www.huanghuagang.org/hhgMagazine/issue18/big5/08.htm，及http://estock.marbo.com.tw/asp/board/v_subject.asp?ID=3138027

每天都要持續進行靜心冥想，起床前和就寢前早晚各做一次，效果較好，通常靜心冥想一次最好是以30分鐘為度，但最長又不能超過2個小時。不過工作過分忙碌的人，也不必斤斤計較拘泥於30分鐘這些小節，就是靜上1～2分鐘也未嘗不可以。

總而言之，你能靜心多少時間就靜心多久，看自己習慣，順其自然，便會收到應該收得到的效果。這些方法的最終目的是在做最重要的「心靈轉換」工作。

宇宙間的一切全是「意識」的顯示，在地球上所有的學問當中，唯有佛學將「識」做最深入的研究與詮釋。用心理學來說明，人有「顯意識」、「潛意識」和「無意識」三部分，幾乎所有的人都只認為顯意識是實質的存在，因為可以用科學證明。

我們以島嶼來做比喻，露在海面上的島嶼部分可以視為顯意識；在水面下的部分要比露出的體積大很多，就是大多數人無法瞭解的潛意識；而島嶼底部連著整個海床，就是人類無法知曉的無意識。

由這樣的比喻就可以體會顯意識的渺小了。可是，由於20世紀唯物科技猖狂，教導人類只相信露出來看得到的部分，卻將最重要且占最大的部分視為無稽、視為迷信。這一部分是意識的基底，沒有這個基底就不會有露出的部分，所有人必須認知它的存在，好好將意識轉向這個層面，深入自己的內心，轉換自己的頻率，才能瞭解健康的真諦。

從2009～2010年間，不約而同有四位乳癌女性看到我的書來找我，經過多次的互動，出現截然不同的結果。

有兩位回復得非常好，因為她們用正面的信念鼓勵自己，完全相信我運用細胞基因營養品能夠協助她們好轉，因此每天很快樂地生活著，果然體內不僅沒有腫瘤，而且一些婦女病也統統消失了，臉色也漂亮了，身材更好了。其中一位還打電話來說，有這麼好的東西，我要分享給同事朋友，也讓大家健康。我們非常高興有這樣智慧的女性。

但是，也就在那幾天，另外兩位乳癌患者就進入加護病房了，我聽到她們兒子所說的狀況，實在是無法幫忙。其中一位住在彰化，只有乳癌二期，實在非常簡單可以克服的，但是現在越來越嚴重，完全是她自己的心念造成的。

有一次我到台中開會，會後特地聯絡他們來見面，這位乳癌女性的先生是一位開朗的人，在言談中可以看出這位太太是個非常負面、悲觀、愛擔心的人，她先生業務關係經常出國，她就擔心先生在外；而她先生回家，有時整天沒事就待在家裡，這位太太又念她先生為什麼沒有事做；對於自己的癌症，抱著非常失意的心態，儘管我一直舉很多實例要她放心，會健康的。但是也在言談中讓我深深體會到除非她自己的心念能夠轉變才有希望，不然任何人都沒有辦法。她的兒子也知道媽媽的心魔，但也無能為力。

醫師說可以回家療養，這位太太卻擔心在家裡會發生什麼，希望留在醫院；礙於醫院規定還是要回家，住沒有多久，因為感冒受涼發燒，又去住院，她自己一天到晚想的都是負面的，回到家時竟然對臨時請來照顧的人說：「也許這是我最後一次回家。」她的靈魂也許因為治療的痛苦，不想繼續留在地球上，所以整天都是要離開的言語。遇到這樣的病人，連她先生也沒有辦法，病情當然就越來越嚴重，終於在當年八月底回到宇宙。

2009年11月《康健雜誌》132期曾經刊載科學家早就證實，壓力、焦慮、憂鬱都是有害健康的心理因素，而快樂可以延長心臟病人的壽命，減少中風的機率，緩和過敏反應，增強感冒的抵抗力。[283]

此篇文章提到「兩分鐘冥想就有效」的方法，在等公車、用餐前、開會前，站著、坐著都行，背頸頭打直，用橫隔膜呼吸，氣息從鼻孔進出，只要把散逸的心收回，把一切放下，只要2分鐘冥想就可以了。冥想可以減輕焦慮，就是：有意識地將腦袋放空，專注凝神。能夠放鬆壓力之外，科學家也

283 http://blog.xuite.net/piher/twblog/126207926 -2分鐘冥想就有效！3招打開「自癒力」

認為冥想可以轉為預防疾病，延緩心臟病、高血壓、偏頭痛，甚至癌症。哈佛醫學院心臟學家班森訓練病人每天冥想20分鐘，病人血壓降低、心跳次數減少、氧氣消耗量是平常的17%。

四、一切由「心」來決定

癌症呈現的不只是身體上的疾病，更重要的是「心理跟靈性」的疾病，癌症會降臨到我們的身上，是一種訊號，它在提醒我們身體、心理、靈性層面已經發生不協調了。因此，罹患癌症表示你必須做出澈底改變，瞭解如何面對、化解內在情緒的衝突，紓解緊張的情緒、情感的壓抑，必須讓自己重新檢視一生的信念，讓自己的內在變得更好、更喜樂、更祥和。

因此，我的體會是要將「癌症」兩字從名詞更改為動詞，代表它是一種動態的過程而已，「經歷癌症」會讓我們不再注意所罹患的疾病，而是專注我們正在經歷的過程，那是一個轉化、改變、整合的心靈之旅。

情緒是導致癌症的開端，所有癌症的成因，九成以上可能是壓力。情緒是樞紐關鍵，恐懼、敵意、罪惡感，負面的情緒會讓癌症侵入身體，消沉及沮喪和免疫系統的功能失常有直接關連，病痛是喚醒我們靈性的契機。因此，培育提升自己的靈性是療癒的關鍵，而不是一再的依靠化學式的對抗醫療。

我相信每個人的體內都有一股神聖的力量，我們必須改變對生命的看法，必須用心去感受生命存在的價值，必須放下恐懼、憤怒、僵化、埋怨、愧疚、罪惡感、受害者的心態，改用心存感激的心，珍惜每一個當下。

我相信每個人都能喚醒體內的神聖力量而獲得療癒，「信念→行動、行動→結果、結果→信念」，科學家已經研究指出「情緒影響生理」；不良的信念、態度和感受會讓我們生病，但反過來，正面積極的信念、態度和感受也能讓我們獲得健康。

恐懼、氣憤和愧疚會減弱免疫系統的功能，而紓壓系統是：增加自我能力，降低疾病的影響力。因此，任何人都有兩個選擇，保持希望或絕望，而我選擇希望，我選擇當個贏家，而不是受害者。

因為我認清罹患癌症並不是一條不歸路，罹患癌症的人最大的任務是要澈底「原諒自己和別人」，我知道抗癌能夠成功，並不是只為了減輕病痛，而是生命要獲得重生！

所以，一切來自你的心，一切由心來決定。

五、關於身體健康的正向信念作法

我的個性具有正義感，對於一些不爽的事情會放在心上很久，也很痛恨不公不義的事情，對朋友都是不求回報地協助，但也很樂觀，然而我已經來地球60多年了，要改也很難改，但是有很多次，我自己的「全我wholeself」或「宇宙高智慧存在」都會透過某種形式告誡我，要我澈底的改，不然疾病仍然會回來。

經過多次的告誡，告訴我，每個人都必須澈底地思考造成疾病的所有狀況、原因、想法和行為模式。也告誡我必須要有以下的信念，方能幫助自己整理出所有造成疾病的原因，為了讓大家（尤其是現在有病在身的人）能夠自省，我用第一人稱表述：

1.我可藉此疾病得到家人與朋友的關心；

2.我可藉此疾病表達自己；

3.我用這種消極的方式來重視自己的身體；

4.我現在要去除造成疾病的一切狀況和原因。

此時需要構思一組正向的信念來催促自己、調整自己、改變自己，方法是這樣的，但必須經常放在腦裡思考並付之實踐才會有效：

1.我不再對有負向效果的關心有所需求；

2.我不需要用消極的方式來重視自己的身體；

3.我不再需要……（依自己的想法或行為套用）；

4.我願意接受自己擁有健康的身體；

5.我願意接受正向積極的關懷；

6.我願意用正向積極的方式來重視自己的身體；

7.我願意改變……（依自己的個性或行為套用）。

最重要的是每天靜下來，發意念「我接受自己健康的身體」及「我現在的身體已經很健康了」，如同唸經文一樣，對自己催眠，每天做，身體必然越來越健康。

不過不論我們是否經常保持健康狀態，或是偶爾也會有一些感冒或有一些疼痛現象，或是仍然為著某種慢性病所困擾，這些都涉及個人的「思想體系」，它是我們對現實世界所抱持的一套固有想法，反應出我們在這個世界上控管的方式。

有些想法是負面的，因而限制了我們原本在生活各方面所能獲取的成功。檢視這些想法的核心，就可以看到我們是在控管著什麼。那些想法一旦全部暴露出來，我們便能夠去塑造或改變它們，為我們的將來奠定更好的基礎。

我們自己要思考：「我的思想體系是否容許我充分控管最良好的健康？」想要具備充足的健康體系，必須具有下列兩種基本的想法：

1.堅信健康是我們的自然狀態；

2.堅信在自己的體內有解決任何健康問題，以及使自己恢復自然健康狀態的能力。

這樣就能夠提升身體的自癒力與免疫力，就會越來越健康。絕對不要有負面、失意等想法。

這種「靜心冥想」是現代人很有必要的，因為現在的生活充滿了壓力，很容易疲倦、焦慮、憂鬱、生病，而「靜心冥想」是解決這些問題的好方法。

美國聖路易華盛頓大學林天送教授說[284]，「我們的中樞神經系統會影響交感神經系統和免疫系統，人體遇到壓力時會讓交感神經素上升，就容易產生心臟血管疾病，而影響到免疫系統和壓力荷爾蒙，就容易導致許多皮膚及其他器官疾病的發生，進而影響健康。」

靜心冥想可以使中樞神經系統平靜，讓免疫系統正常，減少壓力荷爾蒙產生。這個方法非常簡單，只要安靜的用自己覺得最舒適的姿勢坐在椅子上或地板上，兩手放在膝蓋處，眼睛可以閉著，或固定望著某一個地方，然後慢慢的呼吸，在呼氣吸氣的時候可以念自己宗教信仰上的字詞，讓注意力集中，如果發現自己分心了，就趕快將心思拉回來。

靜坐冥想發揮念力，已經不再是靈異現象了。根據哈佛大學心臟科醫師班森的研究，在20分鐘的靜坐冥想之後，心跳、呼吸速率、血壓、氧氣的消耗、二氧化碳的製造和血清乳酸的量都減少了，他稱這種現象為「放鬆效果」。

六、靜坐冥想，提升腦波

以腦波學理來講，靜坐冥想就是讓交感神經及副交感神經交互放鬆，達到產生α波為目的。

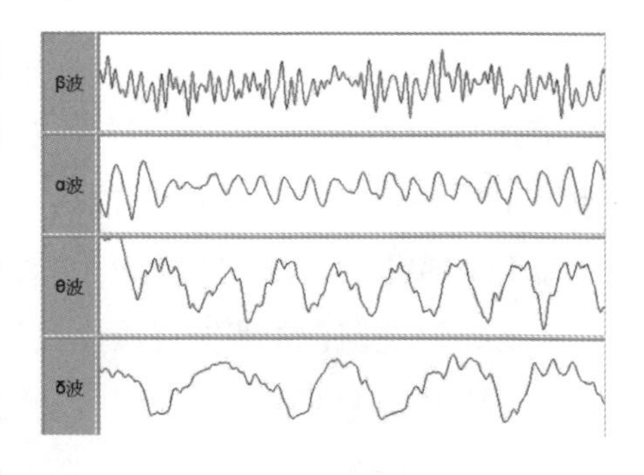

人有四種腦波，白天醒著說話思考呈現β波，靜坐時會趨向比較平靜的α波，深層入定之後進入θ波，達到忘我的無意識狀態時呈現δ波。

佛陀開悟時的腦波就是θ波。用修行來降低腦波頻率，已不是什麼神祕事件，而是愈來愈多的科學家在探討的主題。

---

284 http://blog.udn.com/aaa119aaa119/2291285

宗教上的禱告或念經也有此種效果，希望大家能夠多多用正面的善意質來做思考，有空時多多讓自己的心靈平靜下來。更希望想要身體健康的讀者們，能夠瞭解本章的重要性，只要每天找一點時間靜靜坐著，放鬆，內心平靜，心裡默念「消除疾病，身體健康」這八字真言，堅定地相信，你的身體就會越來越健康。

但是自古以來，很多修行人都在拼死命地用靜坐法來追求領悟的境界，到底有多少人真是靠靜坐而得到領悟的？現在流行的禪坐是由達摩祖師所傳來的印度禪，其實這在古代並沒有什麼了不起。禪之所以突然變得十分完美，那是六祖慧能大師以後的事了。現在說個禪宗的著名故事，讓大家仔細體會思考一下：

當慧能在世時，一般人認為的禪，就是從早到晚閉著眼睛坐著，簡直坐到屁股都要變成平板了。慧能當時只是寺裡的雜役，這個寺的主持僧叫五祖，是個當代十分偉大的高僧，但是他整年整月整日都叫弟子們閉眼坐著修禪。而慧能呢？他每天不停地打雜，沒有資格去坐禪。

五祖最得意的弟子叫神秀，是整個寺裡修行成績最好的。五祖已徑接近老年，便考慮由神秀來繼承，自己便可隱居以享餘年。有一天，於是交代神秀給大家看看一下自己的悟道情形，神秀便在牆壁上寫了一首偈，並順口頌出：

身是菩提樹，心如明鏡台，時時勤拂拭，勿使惹塵埃。

大家看到神秀師兄立時朗朗上口，便給他很大的掌聲。但是看到這首偈的雜役慧能在心裡想：「怎麼每天苦修的禪僧，就只會想這些毫無意義的句子嗎？」於是慧能也在壁上寫了一首偈，這位雜役的偈是這樣寫的：

菩提本無樹，明鏡亦非台，本來無一物，何處惹塵埃。

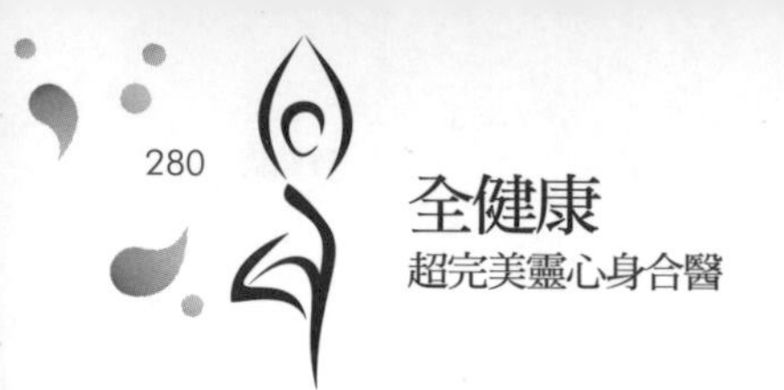

結果慧能就繼承五祖而成為著名的六祖。[285]這個例子告訴我們，市面上很多以追求悟道為目標而時常靜坐的人，恐怕都是在傻坐，此種修行方法是離悟道之路很遠的。所以千古以來，有那麼多人天天念經天天靜坐，卻看不到一位從靜坐中悟道成仙成佛的人。

慧能向一個叫篩簡的人說過：「道由心悟，豈在坐也。」不是正好明明白白說出修道的方法嗎？慧能又說：「生來坐不臥，死去臥不坐，原是臭骨頭，何為立功課」意思是這樣：「活著的時候，必須經常坐而不能總在臥；而死去以後，便不能坐而是臥著；身體本來只過是臭骨頭，光是坐著怎能算得上修行呢？」

總而言之，光是靜坐是不行的，靜坐的內涵是要靜心，把β腦波調整到θ腦波，達到和宇宙智慧接通的地步，才能開悟。若是能夠進展到此種身心靈的境界，就可以自然用意念讓身體健康。

七、心存善念，身體自然健康

科學已經發現，人在進行正向、積極的思考與負向、消極思考時所用的神經系統是相反的。也就是說，當一個人處於樂觀、祥和、感激、快樂時，人腦中的正向思考的神經系統會作用，而另一套負向思考的神經系統會被抑制住。

相反的，當一個人心中充滿了仇恨、悲傷、沮喪、恐懼、妒嫉時，負向思考的神經系統會被激發而作用，正向思考的神經系統卻被完全抑制住了。

所以，一個越樂觀的人，因為看待週遭的事情總是以正面的態度，時常心存感激，對於不公或不平的事情，也都不放在心上，或是認為上天會幫

285 大陸學者研究的文章，為神秀平反，指出神秀的偈才是平凡人修行的過程，必須勤拂拭。而慧能的偈是悟道的人的境界，不是平凡人能做到的。所以，禪宗從慧能之後就式微，因為大多數人無法一步登天，無法達到慧能的境界。這個研究有道理，所以在此特別提出，供讀者思索。

助。可想而知，他正向思考的神經系統被活化的機率就比較高，負面思考的神經系統卻會因為不常用而退化。

相反地，如果一個人都只看事情壞的一面，對待事物都是以挑剔、批判的態度面對，或是經常對環境感到懷疑、恐懼，那麼，他的負向思考的神經系統就會變得很發達。

另外，科學家們也發現，正向思考的神經系統所分泌的神經傳導物質經過實驗證明，具有刺激細胞生長發育的功能，人體的免疫系統中的免疫細胞也會變得比較活躍，能再分化出更多健康的免疫細胞，對於外來的細菌或病毒當然也就比較有抵抗力，因此，樂觀的人比較不容易生病。

所以，我時常強調一個癌症病人如果比較樂觀，通常癌症都比較容易痊癒。悲觀的人就很難有這麼好的運氣，因為他身體中的免疫系統被負向思考的神經系統影響下，很多免疫細胞早已死亡而不再具有保護作用了。

近幾年來，產生許多怪病，甚至有很多好幾年前就已經滅除的感染性疾病，都又再度發現。很可能就是因為現在的人心，早就不再像以往那麼真誠而善良了，所以，很多的疾病都因為自身的細胞不健康，而變得難以醫治。

所以，心療癒健康法是所有一切健康法的基礎，誠懇地呼籲大眾，一定要保持正面思維，罹患任何疾病要有信心克服，「相由心生」這四個字有很根本的道理，心就是意念，一切相（現象）都是由意念所產生。

八、意識會改變物質

現在有越來越多的人了解「意識能改變物理現象（consciousness can change physics.）」的概念，所以在健康方面也必須將自己身體每個細胞都視為是整體意識的一部分，換用「我們」這兩個字。

例如弄傷了腳指，就要說「我們受傷了」，別再說：「我的腳指受傷了」。所以「自我療癒能力」的核心思想就是「我們」。

必須用心思考，「我與細胞一體」，必須消除之間的差別，因為細胞都有記憶，身體所有的一切都是整體意識的呈現，就是要將「我們」的合一性表達出來。

所以我們要與自己的身體對話，例如得了肺癌，就要與肺臟說話，專注地向他說對不起，對不起以前沒有好好照顧他，現在知道了，發誓在生活習慣上立即改變，不要再殘害他，必須對他說：「我們會一起好轉的，會健康的。」

如果能這樣做，慢慢地，你就會體會並驚訝於全身所有細胞都知道我們在想什麼，我們所做的一切，每一個細胞都記得一清二楚，而且細胞們都在等待我們何時了解他們。

讀者若是認真讀到這裡，而且完全相信本書所言，你身上所有的細胞也會全部知道，細胞們就等你的靈魂發號施令做出決定，當你決定了之後，全身的細胞就開始動員起來，表達出他們所聽到的決定。

「一切來自你的心」，你有權去選擇自己的身心是否要平衡與療癒，去選擇是否未來有著平安的人生！如果你全然相信，細胞就會相信，就會動員朝著平衡與療癒的方向邁進。

這一切，是由你自己做的決定，不是醫師，不是家人。

要健康不是靠醫師，不是靠任何朋友，不是靠任何治療師，而是靠自己的心念意識。

「相由心生」，健康身體的外相是由健康的心靈所顯現出來的。

「萬法唯心」，人生的一切境遇都是依靠自己的心！

九、心靈與情緒是生病主因

英文Psychology，中文翻成「心理學」，然而它是由psyche一字而來，希臘語意為「靈魂」，「Psyche女神」就是希臘神話和羅馬神話中的賽姬女神，她是人類靈魂的化身。因此Psychology譯為「心靈學」方為正確。

在理論篇用心了解中的「生病主因：心靈與情緒」裡，已經引用西方與東方文獻說明清楚不良情緒與心靈狀態和許多疾病有密切相關。以身心一體來看，肉體的疾病就是心靈在我們身體上傳達的訊息，所以每種疾病都有它獨特的心靈因素。

從上世紀80年代開始，心理學家已經知道人的性格與得病機率密切相關。大陸中國科學院心理研究所副所長張建新博士肯定地指出：「性格和疾病之間確實存在某種特定的關係，這個結論已經被國內外研究證明。」[286]又說：「我們至少可以改變自己的心態，只要心情保持積極樂觀，任何疾病都可以得到減緩。」

國外有學者統計，因情緒不好而致病者占74～76%；幾乎有70%的身體疾病是由於心理影響而致病。美國曾對就診病人統計，發現65%病人的疾病與社會逆境有關。可見所有的心理疾病，除了基因和環境外，幾乎都與心靈有關。例如：[287]

對生命抗拒、自我抗拒、希望博得關心 →中風
絕望、厭倦生命、不願去療癒情緒的創傷 →肺炎
生活在恐懼、忿怒、仇恨及老式思想中 →肝炎
長期情緒困擾，缺乏喜悅與愛，緊張、壓力 →心臟病
長期的情勢困擾未解決，跟忿怒有關 →高血壓
幼年期缺乏愛，失敗主義，徒勞無益感 →低血壓
深沉的哀痛，生命中沒有甜蜜、生活失控 →糖尿病
窒息的愛、無法呼吸、情感受壓制、抑制哭泣 →氣喘病
對身邊的某人忿怒、生氣、焦躁 →鼻竇炎

286 http://218.22.44.182/xlzx1/article/view.asp?id=31
287 http://www.thinkerstar.com.tw/WSLF/31MindHealth/reaction.htm

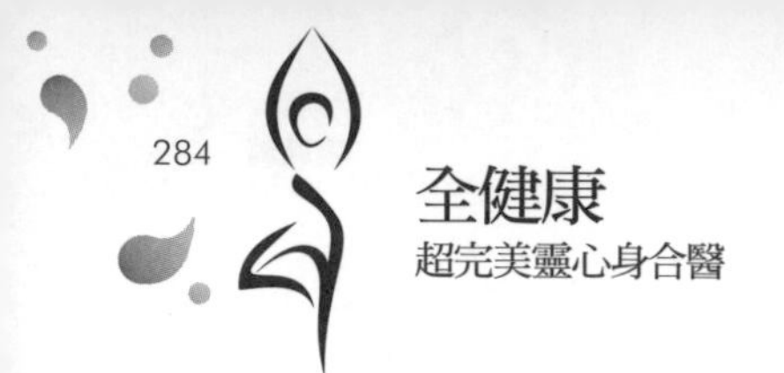

恐懼、焦慮、掙扎、匆忙，不信任生命	→神經質
喜悅的管道受阻、害怕接受喜悅	→膽固醇高
表達的管道，被抑制的忿怒、忍受、情感創傷	→喉嚨問題
家庭環境「發炎」（激怒，刺激）	→支氣管炎
焦慮、掛慮、憂慮、抱有老舊想法	→膀胱問題
缺乏安全感、不耐煩、急燥	→皮膚問題
包袱、責任感太重，凡事一肩挑	→肩膀問題

所以疾病的發生不是偶然的，尤其是無法治癒的慢性病，真正的病因是一個人的內在負面思維導致的，可以確定「心靈狀態決定你的疾病」，在此希望所有人都能夠從內心深處開始反省自己的脾氣、改變自己的固執個性、設法做心靈覺醒，才會回復健康。

十、心療癒的練習

綜上所述，想要克服疾病必須：（1）先將自己的「心結」完全解開、虛心檢討、改掉不好的個性，排除心毒。（2）再檢視自己和家庭、事業上的人際關係，轉換自己的心靈，樂觀地接受一切。

每天找一段20～30分鐘的時間，不要受到任何打擾，從容的在自己房間，平躺仰臥。或是在晚上睡覺前，或早上起床前做下列的練習：[288]

1.首先，把注意力貫注在全身，從頭頂到腳底，放鬆身體每一塊肌肉，要澈底放鬆。

2.然後，把所有的痛苦從心中排除，讓注意力沿著脊椎神經往下，抵達身體末端，同時想著：「我全身的每一根神經都處於完美狀態，聽從我的指示，我的神經力量非常強大。」

---

288 見《成功的祕密》一書

3.接下來，把注意力帶到肺部，想著：「我正平和的深呼吸，空氣流進肺部的每一個細胞，我的肺部處於完美狀態，我的血液清純而潔淨。」

4.接著是心臟，想著：「我的心臟穩定而有力的躍動著，血液循環良好，可以流到身體的末梢。」

5.到了消化系統：「我的腸胃功能運作良好，食物完全消化、吸收，我的身體獲得營養和補充。我的肝、腎、膀胱也很健康，沒有疼痛，不會感到疲勞，我的身體一切都很好，現在，我的身心獲得休息，心靈平和。」

6.接著：「我沒有財務上的困擾，也不必擔心任何事情。神佛（或上帝，你所信仰的任何神都可以）存在我心中，賜予我需要的健康。我不用擔心健康，因為我身強力健。毫無煩惱，也不會感到恐懼。我現在都很好，將來也很好。」

也必須請於每天早晚至少各念一遍「自我療癒祈禱文」：

我釋放所有的負面意識與想法，
釋放所有被否定、被批判、被比較、被忽略等等的一切痛苦，
釋放我的一切恐懼，釋放每一個細胞的負面記憶與負面能量。
我敞開心胸接受人世間一切美好的事物，
現在我的全身細胞都非常放鬆、非常健康、非常自在、
非常和諧、非常平安，我感覺全身每個細胞都清淨無染，
我感覺到內在的豐富、完整與圓滿。
在我的內心有一顆光明燦爛的種子在萌芽了，
我感覺心中有一朵花開了，好香好溫暖好美麗，
現在我的身心靈開始進入一個全新的進展，
我的靈性越來越清明、越來越純淨、越來越豐富，

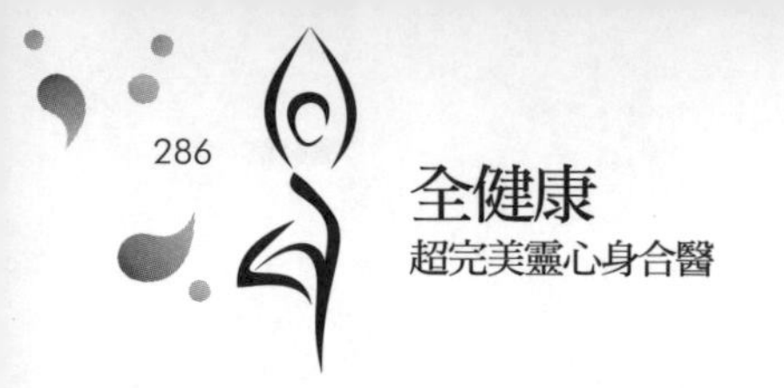

我很圓滿，我的實相完全圓滿，感謝！感謝！感謝！」

能夠徹底改變心因，才是回復真正健康的第一步，其他任何人都沒有辦法協助你的，一切來自你的「心」！

用心去做：
靈覺醒——靈性面療癒法

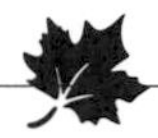

在進入21世紀之後，越來越多有關「心靈揚升」的高靈信息在世界各地網路及出版物上被傳頌。

也有越來越多的科學家提出量子物理的一些新觀念，甚至提出「量子糾纏（quantum entanglement）」[289]來解釋很多超物理現象，讓越來越多科學家體會到人類不應該只是一堆肉和骨頭組成的物質有機體而已，反而是永恆的「意識能量場」。

我經過15年的研究與實踐，深信一個人「要健康」不只是求得身體沒病而已，反而取決於他自己的信念，他相信「可以健康」，結果就會健康。

所以，「治療」是源於外在的手段，真正的「療癒」必須發自內在。

這些心理面的健康法在前面已經闡述得很清楚，這一篇就要提升到「靈性」層面，這是最重要的「靈」觀念。

一、身心靈兼具的第三紀元醫學

瑪麗琳弗格森（Marilyn Ferguson）於1987年出版《寶瓶同謀》一書，就已經提出到目前都還是非常先進的「即將出現的健康範型」觀念[290]，此觀念意味著醫療必須要尊重自然，這同時也是一種新的「高標準」的醫學，不只要求達到身體沒病的狀況，還進一步要達到「心身平安」。

289 https://simple.wikipedia.org/wiki/Quantum_entanglement
290 見瑪麗琳・弗格森（Marilyn Ferguson）著《寶瓶同謀The Aquarian Conspiracy》一書。

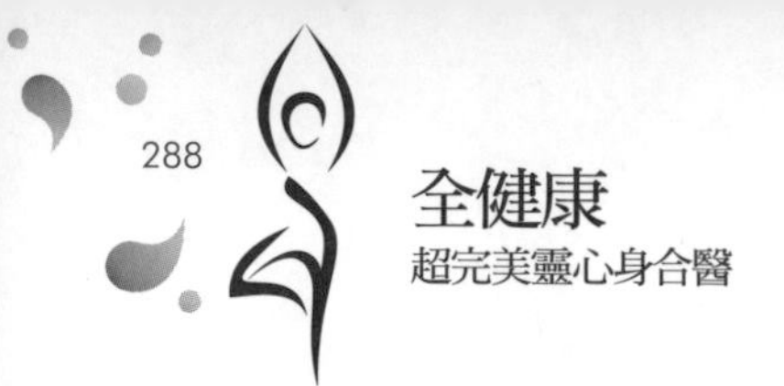

舊醫學範型	新健康範型
治療症狀。	治療症狀，還要找出病因。
專科化，只注意器官。	整合化，關切全人。
注重醫療效率。	注重人性價值。
醫師感情必須中立。	醫師的關心是治療的成分之一。
疼痛與疾病都是不好的。	疼痛與疾病是身心衝突失調的信息。
以藥物和手術為主要的治療手段。	作最小程度的藥物治療，以無侵略性的如心理療法、營養療法、能量療法等來完成。
身體是一部機器，也許修得好，也許修不好。	身體是一個動態系統與脈絡，是能場中的能場。
疾病和無能是實體。	疾病和無能只是過程。
目標在於消除疾病症狀。	目標在於達到安適的最高健康境界。
病人必須依賴他人。	病人應該自己負責。
醫生是權威。	醫生是夥伴。
身與心是分離的，身心症是精神病，應由心理分析醫生治療。	身心是合一的，身心症是全面的領域。
心是器官疾病的第二重因素。	心是疾病主要或同樣重要的因素。
安慰劑效應是暗示的力量。	安慰劑效應是心在疾病與治療過程當中扮演的角色。
主要依賴量化資訊如照片、圖表、檢查數據來進行。	主要依賴「質」的資訊來進行，包括病人的主觀報告、醫師的直覺。 量化資訊只是輔助資料。
預防從外在著手，如補充維生素、多休息、多運動、疫苗注射、戒菸等。	預防與整體是同義詞，如工作、關係、目標、身心靈合一。

弗格森在30年前就提出此種「新健康範型」，已經很不容易，不過現在我們用靈心身觀點來審視，發現也只偏重於「心身醫學」的層次，似乎尚有不足。

2000年時，美國一位頗受敬重的心身醫學權威醫師杜西博士（Dr. Larry Dossey）[291]，在他的《重新創造醫學：超越心身邁向療癒新世紀（Reinventing Medicine：Beyond Mind-Body to a New Era of Healing）》[292]一書提到，人類的心電感應是一種「非區域性的心念（Nonlocal Mind）」，這種非區域性的溝通方式，對美國印地安人及澳洲原住民來說，是生活中很重要的一部分。我把它稱為「跨越區域性的心念」，也就是具有遠距的效果。

這些年來我個人也有很多次體驗，就在2012年3月，一天晚上睡覺不久，上腹腔突然非常疼痛，整個上半身腹腔有脹起來的感覺，當時想立即到醫院掛急診，但自己也知道三更半夜去醫院，醫師也不會做些什麼，只會吊點滴，量量體溫，或是給個止痛藥吃吃。

因此，自己就全心全意用專注的方法，將有舒緩效果的精油先塗抹在整個上腹腔，然後放鬆全身，將身體的能量集中在我疼痛的腹腔中央，我感覺到與那股內在力量相互溝通，不久疼痛逐漸消失，不知不覺就睡覺了，第二天也就好了。

這也是杜西醫師所提倡的「第三紀元醫學」裡的思想，他認為第三紀元

---

291 拉里杜西醫師被稱為心身醫學之父，1995年出版了最出名的倡導祈禱癒合作用的書《Healing Words: The Power of Prayer and the Practice of Medicine（療癒詞：祈禱的威力及其在醫學的實踐）》

292 http://www.amazon.com/Reinventing-Medicine-Beyond-Mind-Body-Healing/dp/0062516442/ref=sr_1_fkmr0_1?s=books&ie=UTF8&qid=1436865697&sr=1-1-fkmr0&keywords=Reinventing+Medicine%EF%BC%9ABeyond+Mind-Body+to+a+New+Era+of+Healing

醫學不是推翻第一、第二紀元醫學，而是組合三個紀元的知識。[293]由下表可以看出「第三紀元醫學」已經邁向「靈性醫學」的層面，正與傳統東方古典自然醫學的一些神祕療法相吻合，也可以說東方古典醫學正是整合了三種紀元醫學，既能治療身體部位與器官的疾病，又能處理心身問題，更能運用靈性醫學來解決病人無形界的問題，這也就詮釋了古代不少神醫的傳奇醫術。

	第一紀元醫學	第二紀元醫學	第三紀元醫學
時空特性	區域性	區域性	非區域性
同義字	機械、物質 或物理性	心身醫學	第三紀元醫學 或永生不滅的醫學
說明	認為精神意志不是原動力，只是腦部機械運作的結果。 以一般機械式因果論、決定論、時空和物質觀念來解釋精神意志。	認為精神意志是存於個人身心靈的癒療原動力。包含因果業力的牽引。無法以常規物理觀念來解釋。第二紀元包括並超越第一紀元。	認為精神意志是個人身心靈及人與人之間治療的原動力。 它不是固定在某個點（如腦部或身體，目前或一生中），它沒有時空限制，是萬物合一的。 遠距治療是有可能的，它無法以一般常規的時空或物質的觀點來解釋。
舉例	只專注在身體某個部位的治療。現代醫學所使用的藥物、手術、放射性治療或緊急救助治療等。	在個人身心靈藉由意識影響肉體來治療，如心理性神經免疫法、諮商、催眠、生物反饋、鬆弛，及藉由觀想改善體質的治療法。	在不同的人之間，經由意識影響肉體的任何治療法，包括生物性、物理性的治療，還包括如遠距治療、為他人禱告及其他超越個人想像的治療。

293 Mariette Risley超越身心靈的醫學新紀元，http://www.lapislazuli.org/TradCh/magazine/200202/20020211.html

杜西醫師更進一步解釋第三紀元醫學的涵義包括：遠距離意念傳送、經由夢或視覺得到的資訊或智慧、瞭解未來、完整的創造和全面性的發現等等。

我們相信《第三紀元醫學》揭露了人類既是區域性、也是跨區域性的存在；我們是個體、也是聚合體。我們期望現代醫學應該整合這三個紀元醫學的知識，因為，「能量療法」和「靈性療癒」已是現今越來越多的自然醫學界人士所認知實行的，這也是人類想要恢復完全健康的好方法。

所以一個病人能不能療癒或是健康，絕對取決於他自己對「疾病」的態度跟看法，這與他的深層潛意識的信念習習相關，還有週遭親人的集體意識也會對他產生影響，決定了這個人的健康程度。

人類的「信念」力量是非常強大的，若是經常想著自己不完美，就導致有機體走向不完美和有缺陷。如果經常想的是自己很健康，整個生命力也會發揮此效用來邁向健康。

因此要做到心靈面的療癒，必須運用西方輔助替代醫學「心身操作」項目所提的「冥想」，再加上常見的「氣功、瑜伽」等，以及我們多年來體驗的「自發性動態能、靈性揚升、心靈療癒」的內涵，也就是涵括「意識醫學」與「靈性醫學」。

二、意識醫學與靈性醫學

佛學的健康理念為「病從身生，身由業起，業唯心造」，認為心為疾病的原因，治病當治本，所以要健康必須「治心病」，此心病就是人們心中錯誤的認知和不健康的精神活動。

佛學又有「八識」的說法，如前所述「眼、耳、鼻、舌、身」屬於身體部分，「意、末那、阿賴耶」屬於心靈部分，本書運用自然醫學理念來詮釋八識，即為完整的身心靈健康正法。

簡單的說，「意識健康」就是「心念健康」，也就是「身由業起，業唯心造」。在我15年來協助病人的過程中，發現病人自己若是有堅強的信心，身體通常會回復健康。但如果病人自己沒有信心，態度消極，一切要依賴家人，脾氣變得不好，整天哀聲嘆氣，他自己的「心念不健康」，身體當然不會健康。

加州大學爾灣分校家庭醫學教授柏克博士（Dr. Lee Berk）[294]的研究指出，任何人只要預期會有愉快或是好玩的事情發生，就可以促使大腦分泌胺多芬（endorphin）以及其他會產生愉悅、放鬆情緒的荷爾蒙，並降低壓力荷爾蒙的產生，就有助於健康。

大衛霍金斯博士（Dr. David R. Hawkins）[295]於1995年出版《心靈能量：藏在身體裡的大智慧（Power vs. Force:The Hidden Determinants of Human Behavior）》一書[296]，通過20多年以肌肉動力學做的研究表明，人的身體頻率會隨著精神狀況而有強弱起伏變化。他發現「誠實、熱情和理解」能增強一個人的意志力，改變身體粒子的振動頻率，能夠改善心身健康。所以，心存善念的人會自動散發出令人親近祥和的氣質，而心存惡念的人一眼就可以看出其面目可憎，因為發散出低頻能量。

可惜的是目前的生物醫學認為意識是腦部神經的生化活動，完全用現代物質科學的生物學、化學及生理學理論來解釋腦部活動[297]。我們認為，人類

---

294 http://www.llu.edu/pages/faculty/directory/faculty.html?id=lberk

295 http://www.amazon.com/David-R.-Hawkins/e/B001H6MLOO

296 其書已經出版六個版本，相當暢銷，http://www.amazon.com/Power-Force-David-Hawkins-Ph-D/dp/1401945074/ref=sr_1_1?ie=UTF8&qid=1437480985&sr=8-1&keywords=Power+vs.+Force+%3A+The+Hidden+Determinants+of+Human+Behavior

297 台灣中央大學認知神經科學研究所在〈淺談認知神經科學〉一文中表示：認知神經科學奠基者之一的葛詹尼加（Michael Gazzaniga）宣稱二十一世紀為腦研究世紀（the century of the brain），這些宣言象徵著人類開始有能力以新的生物科技研究人類神經元的分子生物活動、神經元細胞間的整合、腦可塑性以及腦和行為之間的關係。認知神經科學承繼了過去認知心理學的知識、概念以及研究方法，運用新發展的腦造影技術，探討相關認知行為運作的生理基礎。http://www.ncu.edu.tw/~ncu5200/c.php。

必須承認人體是由「物質肉體」及「精神靈體」兩者所構成，方能建構出完整而正確的整體醫學，有效矯正各種肉體以及心身的疾病。因此「靈性研究（psychic research）」也應該是現代醫師必須學習的課題之一。

總之，現代的醫學若是能融合「意識醫學」甚至「靈性醫學」，才能夠真正整合物質、血、氣、能量、意識、宇宙信息各層面的理論與學說，方能完全體會「天人合一」的境界。

三、末那識就是潛意識

唯識宗的第七末那識（manas-vijñāna, deluded awareness）與第八阿賴耶識，不管是佛教界或是哲學界在千年以來，都難以詮釋得讓大家明白。

我從上世紀70年代研究超心理學以來，體會佛學的「末那識」就是「潛意識」，「阿賴耶識」則是榮格的「集體未知意識」[298]，也就是連接宇宙最高智慧的層次，所以阿賴耶識又在佛教界被稱為「藏識、種子識、本識、宅識」。

回想2002至04年間，我研究著名心理學家榮格博士（Dr. Carl Gustav Jung）的「分析心理學」時，腦中生起「這才是真正的心理學」[299]。可是在20世紀，由於榮格的心理學理論超乎現代心理學界的理解，大多數心理學家看不懂，因此不太受重視，但多年來我一直堅信，在21世紀，當人類更加理解量子物理與靈性療癒之後，榮格的心理學就會成為主流。

---

298 見http://www.thinkerstar.com/WSLF/33Jung/jung12.htm或http://baike.baidu.com/view/85633.htm

299 1895年，榮格考入瑞士巴塞爾大學醫學系，也鑽研哲學、心理學、心靈現象、柏拉圖、康德、哥德、哈特曼、叔本華和尼采等人的著作。大一時，他對論述精神現象的」唯靈論」產生興趣，書中都是小時候耳熟能詳的例子與自己的經驗，於是開始進行心靈學研究，自己也有多次靈異經驗，也有預知力。

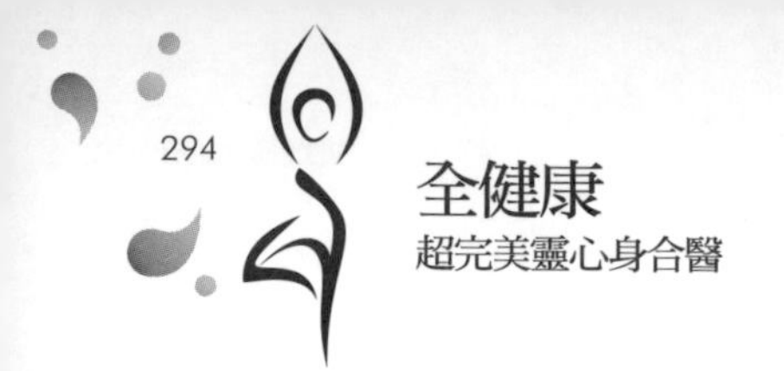

榮格對一些不見容於西方科學界的煉金術、占卜、心靈感應、特異功能、瑜伽術、招魂術、降靈術、命理、幽浮、宗教、象徵、夢、想像等也有很大的興趣，也接觸東方的易經、道學，甚至1929年德國漢學家衛禮賢（Richard Wilhelm）將中國道教經典《太乙金華宗旨》[300]譯成德文，也請榮格為此書寫評論，之後兩人合作出版《金花的祕密（The Secret of the Golden Flower）》。

或許由於我的興趣和研究主題與榮格極為相似，所以多年來對榮格的學說情有獨鍾。翻閱他的著作時，很容易看得懂，並且在心中油然生起詮釋的方法。

對於「意識、潛意識、無意識」的關係，榮格曾打了一則妙喻，就容易懂了。他說，就好比島嶼和其週圍汪洋的關係。露出水面的島嶼代表每個人清明的「眼耳鼻舌身」五識，而接近海面的是「第六意識」，隱在水面下若隱若現的部分就是個人的「潛意識」，水面下更大的島嶼部分是個人的「無意識」。再深一點，在海島的最底部，就是海底與其他的海島相聯的部分，就是「集體無意識」，它影響著全體人類。

榮格覺得這則比喻最重要的部分是岸灘上潮汐進退的區域，他將此區域比喻為意識的「陰影」區域，意識與無意識交界的昏暗地區，稱為「潛意識（subconscious）」，是心理治療的目標，也是聯繫內心世界的一個途徑。

當我研究到這個部分時，心中升起這就是「八識」的現代觀念。前五識就是一般所謂的五種感官知覺，也就是榮格比喻的「露出水面的島嶼」；第六識可解為現代心理學意義上的「自我意識」，也就是ego。前面六識都是屬於意識的層次。所以第七末那識應該就是「潛意識」，有時隱有時現的部

---

300 《太乙金華宗旨》收集了呂洞賓的思想言論，帶有濃厚的道佛儒三教思想，榮格很喜歡這本書，認為它是提高西方思想的奠基石。運用道學方法可以達到諾智教派所稱的gnosis境界。

分。第八阿賴耶識則是「無意識」，也就是連接各島嶼的海床部分，所以阿賴耶識又稱為藏識、種子識、本識、宅識。可見，它的性質正相當於蘊藏著種種深層心理學所說的「集體無意識」。

我的直覺認為「末那識」就是「潛意識」，但這只是我個人的直觀，是對或錯？因此有一段時間，我待在圖書館及書店尋找兩者的連結，整天腦中充滿此種思維。

就在2007年5月，看到中華華人身心靈關懷交流協會理事長廖云釩的著作《末那催眠：末那識，是憂鬱的病毒也是解藥》一書，裡面提到「末那識也就是潛意識，是運作所有情緒、記憶的作業系統；然而末那識的我執，使多數人執著於自己的看法或是傷痛，產生過多的情結，造成憂鬱。透過末那催眠，能快速而確切接觸到末那識，並與之直接對話，進而改寫自我意識程式，去除我執，可以說是擺脫憂鬱最迅速有效的方式。」[301]

令我最興奮的是書中直接寫出「東方末那識＝西方潛意識」，和我的直觀完全一致，也比很多解釋末那識的宗教論文要明白得多。

另外，台北市立聯合醫院松德院區主治醫師陳政雄也在他的文章中提到[302]：「末那識是一個很重要但卻又隱微難以覺察的心，如果沒有正確的教導，一般人很難從日常生活中了知其存在。」

因此我要寫末那識健康法的確是不容易的事。因為我們從一出生，就已經習慣用五官來分辨種種訊息與刺激，甚至現代科學界也告訴我們只有能夠重複驗證的物質現象才是科學，無法用科學儀器驗證的是偽科學，於是20世紀以來的人類就落入此種錯誤的唯物思維裡頭。

---

301 參見博客來網路書店http://www.books.com.tw/exep/prod/booksfile.php?item=0010359103

302 http://www.tap.org.tw/eletter/mag055/meditation.html

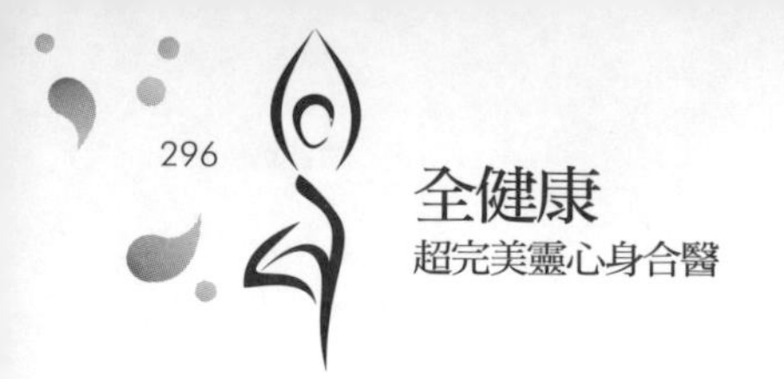

人類的確具有意識和潛意識，一般人在學習的時候，都是運用意識的力量，然而，世界潛能大師博恩・崔西（Brain Tracy）曾經說過：「潛意識的力量比意識大三萬倍以上」[303]。所以，任何的潛能開發，任何的希望要實現，都是依靠我們的潛意識。

幸好意識科學的進步，讓人類知道意識或潛意識都是大腦的神經網絡系統及神經傳導物質所共同產生的結果，不過，這也是用唯物的角度來論意識與潛意識，並非完全正確。

我們每個人的一天，都需要做很多決定，事實上這些決定通通是由末那識（潛意識）來完成的，用個譬喻，前六識像是公司各部門經理，將分析意見以及建議一起呈上去給末那識，末那識就是公司的總裁，他要依各級經理的建議做決定。

現代的認知心理學研究也發現，人所能覺察的心識活動約只占所有心識活動的5%而已，其他的95%都是潛意識跳過意識而自己完成的，往往要等到潛意識活動完成後，意識才有機會覺察到，不過也有很多人不會覺察。

這個現象已經有被歐美學者稱為Adaptive Unconscious（適應性無意識），但是要如何用在健康上面呢？我一直在思考這個問題。

就在我的腦海裡每天充滿「潛意識」與「健康」議題的日子裡，有一天靜坐時，閃現《腦內革命》一書，想起10多年前日本醫學博士春山茂雄的著作，他稱「潛意識」為「祖先腦」。於是，趕快在書架上翻出收藏多年的《腦內革命》[304]，果然沒錯，書中早就談到「人類的大腦是個可以無限提供潛能的製造廠，它可以治療癌症，可以增強記憶力，可以改善人際關係，更可以讓你成為一位快樂、健康的生活家。」終於又讓我印證了「末那識」就是「潛意識」的想法。

---

303 http://www.23yy.com/m1966/
304 http://book.douban.com/subject/3010279/

這位日本東京大學醫學博士約在17年前發表《腦內革命》，引發各界熱烈迴響。10多年來，這位一再提出先進腦科學觀點的醫生，用時間和體驗證明自己的醫學主張，於2011年又在日本發表《新腦內革命》[305]，春山茂雄博士在本書首度公開他的青春不老祕訣，並濃縮他從醫50年來的學理研究與臨床應用，再結合美國太空總署的現今科學，針對抗老、不生病及防癌等現代人最迫切的健康問題，提供具體解決方法。

這些也都是我多年來在體會及推廣的健康主題，看到他的新著作，又油然升起一股喜悅。因為他提出的具體健康觀點在我以前出版的著作中也有提過，例如談過「謬誤百出的現代醫療」、「透過冥想平衡身心健康」，當然各章內容，給了我很多共鳴。

尤其是春山博士在結尾寫道：「生在這個時代，只有身體的健康尚且不足，更重要的是心靈的健康。所以，在日常生活中，從事冥想等東方的養生修行之道，每天務必給自己一點跳脫日常的『非常時刻』。」[306]

不是正和這本書的主旨完全相同嗎！哈佛大學醫學院的研究團隊已經證明靜坐冥想能夠預防大腦老化，長期的靜坐冥想能改變大腦的結構和功能，受影響的腦區，與注意力以及刺激的感受有關，例如，大腦的前額葉皮質、杏仁核、腦島等，這些腦變化表示，禪修可以延緩某些大腦區域因年齡而引發的大腦萎縮。

四、末那識健康法

近年越來越多研究證明，我們身體的免疫系統、內分泌系統、自主神經系統等，都和潛意識有關，也就是和末那識有關，末那識主宰一個人所有的

---

305 《新腦內革命》，見http://www.books.com.tw/exep/prod/booksfile.php?item=0010570444

306 http://www.books.com.tw/products/0010570444

喜怒哀樂，也主宰人生裡需要的勇氣、自信、激情、冷靜、創造力、幽默感等各種能力。

所以，能夠在意識層面越肯定潛意識、越對它表示欣賞與感謝，它就做得越起勁，越會與我們配合。所以，與潛意識溝通時必須記住這個特點，效果就會顯著。所以要達到第七末那識健康，其實不難。

第一步：平靜下來

要與潛意識溝通，必須先靜下心來。因為當一個人在動作快或是緊張的時候，他的意識處於積極活動的狀態中，潛意識在忙於關注可能出現的威脅來保護主人，是沒有興趣做溝通的。

因此先靜下來，放鬆全身，做緩慢的深呼吸，呼氣時把注意力放在雙肩上，能改變自主神經系統，抑制交感神經，活躍副交感神經系統。肩膀的放鬆感覺會漫延到全身。這樣，潛意識覺得可以鬆弛下來了，它就樂於做溝通的工作了。

第二步：留意身體感覺

然後把注意力放在身體的感覺上，例如感受心臟的跳動，想像那裡就是潛意識的中心，與它對話，可以說出聲來，也可以只在心裡默唸。若是找不到身體的感覺，可以直接把一隻手按在胸口，做同樣的對話。

與潛意識溝通，在開始和結束時，都應對它說「謝謝」。在溝通過程中，若是有一些回應或是訊息，也應先說聲「謝謝」，再繼續下去。這樣，潛意識會知道你肯定、接受、認同和欣賞它的工作，會更樂意與你有更多的溝通。

第三步：絕對相信

信心是心靈最有力的觸媒。當一個人有信心，再結合思想，潛意識立即會感受到能量，會將它轉化為精神上的對等力量。信心、博愛、感謝是所有正面情緒中最有力的三者，當它們融合為一體時，可以達到顯化思想的效果，並且直達潛意識，產生內在的改變。

如果你有一絲懷疑，發出「真的假的」念頭，效能一定大打折扣。這方面的心理學試驗研究論文已經很多，不擬多說，「相信才能成功」是不變的原則。

總之，當人們長期處在緊張、憤怒或壓力等負面情緒時，身體也會產生不適的反應，疾病就慢慢一一出現。如果你能全然相信本書所說的，依照上面的方法去做，只要經常讓腦波處在放鬆的α波中，就能將負面思想扭轉為正面價值觀，促進精神面的健康，而進入α波的最佳捷徑就是冥想。每天只要5～10分鐘抬頭凝望天空，或毫無意義的盯住一個點不放，都能提升大腦的α波。

根據維也納大學伊克諾摩博士（Dr. Constantin von Economo）[307]在他的巨著《Zellaufbau DERGroßhirnrinde大腦皮質的細胞結構》中提到，人類的腦神經細胞數量約有1500億個[308]，然而人類有95%以上的神經元處於未使用狀態，如果將人類的整個意識比喻成一座冰山的話，那麼浮出水面的部分就是屬於顯意識的範圍，約占意識的5%，換句話說，95%隱藏在冰山底下的就是屬於潛意識的力量。

潛意識如同一部萬能機器，任何願望都可以辦得到，但需要個人自己來駕馭它，只要你不去想負面的事情，只要相信並選擇積極性、正面性、建設性的事情，用心控制，只讓好的理念、印象或暗示進入潛意識，就可以左右你自己的命運。

潛意識大師摩菲博士[309]說過：「只要我們不斷地用充滿希望與期待的話來與潛意識交談，潛意識就會讓你的生活狀況變得更明朗，讓你的希望和期待實現。」

---

307 https://en.wikipedia.org/wiki/Constantin_von_Economo
308 http://163.25.89.40/yun-ju//cguweb/scilearn/introduction/intro03brain/brain04.htm
309 在http://mypaper.pchome.com.tw/wonwonsoap/category/4及http://mypaper.pchome.com.tw/wonwonsoap/search/摩菲博士，有很多摩菲博士的文章。

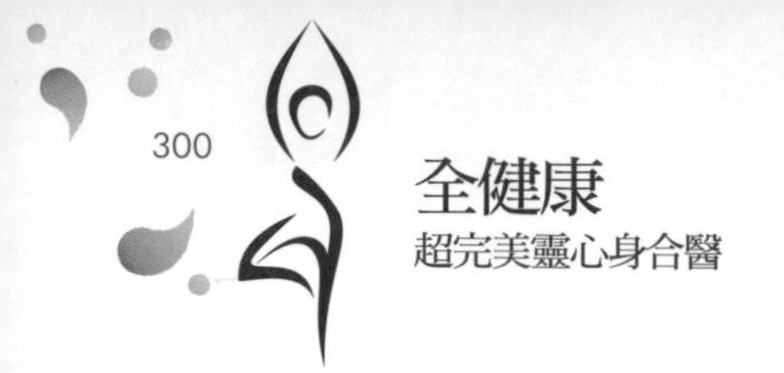

五、阿賴耶識就是靈性存有

阿賴耶識（ālaya-vijñāna, all-encompassing foundation consciousness）在佛學上說：「第八識又可稱為如來藏，即眾生之佛性，萬法之根宗，善惡之本元，聖凡之歸宅。」可見此識就是眾生本具的佛性，萬法的根宗，一切善惡的本源，也是凡夫與聖者最後的歸處，可以說就是人類靈性「回歸」的處所。

經過我多年的研究與體會，認為榮格的「集體未知意識（collective unconscious）」就是佛學的「阿賴耶識」，因為榮格說「集體未知意識」是一種不可計數的千百年來人類祖先經驗的成績，一種每以實際僅僅增加極小極少變化和差異的史前社會生活經驗的回聲，從任何一種有關於個人的東西中分離出來的，是全人類普遍所具有的，因此它的內容到處都能找到。也就是指人格結構最底層的無意識，包括祖先在內的世世代代的活動方式和經驗庫存在人腦中的遺傳痕跡，它不是被遺忘的部分，而是我們一直都意識不到的東西，和佛經所言的「藏識、種子識」的觀念完全一致。

「集體未知意識」是榮格理論中最大膽的、最神祕的，並引起最大爭議的概念[310]。我認為「集體未知意識」就是「宇宙終極」的境界[311]，它是一切意識的源泉，貯藏了自太初以來的各種原始形式和經驗，因此阿賴耶識就是指所有世間萬事萬物都可以在意識和感覺中表現的一種最高層次的存在，總而言之就是宇宙「靈性存有」。

因此要談阿賴耶識健康法，就必須用「業力」與「靈界」的觀念來談，或是用新時代的「宇宙高等靈性生命」的存有來談。所以，「阿賴耶識健康法」講明白就是「靈性療癒」，必須進入靈魂的層面，進行深層的探索疾

---

310 http://zh.wikipedia.org/wiki/卡爾榮格
311 http://www.thinkerstar.com/WSLF/33Jung/jung12.htm

病與生命各個層面間的關連，從個人、族群與象徵三方面系統中找出疾病定位，然後結合「脈輪」、「神聖儀式」來啟動生命力的流動。

這是超越人類當前意識領域的「般若」智慧，透過天人合一的視角重新看待疾病，強化與宇宙神聖源頭的連結。因此簡單的講，阿賴耶識的靈性療癒就是「接收宇宙能量，創造無病奇蹟」，這是一種超越現代人類知識與科技領域的療癒方式，將人類身體的健康提升到宇宙意識的層次。

不過這只是我個人的看法，必須還要找到相同的說法才行。幸運的，看到2009年9月台灣心理治療暨心理衛生聯合會電子報[312]，上面有陳政雄醫師論文《談唯識學與諮商治療》，文章裡也「將阿賴耶識類同於榮格的集體潛意識」，和我的看法相同了。

後來又看到大陸學者的《東西方關於心靈問題的看法：阿賴耶識與潛意識》[313]，談到：「佛洛伊德認為人的心理結構是由無意識、前意識和意識三個層次構成的，榮格則認為人的心理結構是由集體無意識、個人無意識和意識三個層次構成的，而佛教唯識論則認為人的心理結構是由第八識阿賴耶識、第七識末那識和第六識意識這三個層次構成的。如果將這三種心理結構學說加以比較，就會發現佛教唯識論與榮格的分析心理學有更多的恰似點與一致性。」

這兩篇論文證明了我個人的想法，所以「阿賴耶識」就是「集體未知意識」，也就是人類想到達到的「徹悟」境界，那是最高層次的「靈性存有」，也就是人類意識到的十法界中最高境界的存在。

集體未知意識就是靈界

就在2010年初，完成《當佛經遇上宇宙科學》一書時，有一次晨起靜坐時，顯現「人類集體未知意識的境界是靈界」。一時體認到集體未知意識

---

312 見http://www.tap.org.tw/eletter/mag065/from-readers-1.html

313 見http://www.360doc.com/content/10/0608/16/1553797_31964810.shtml

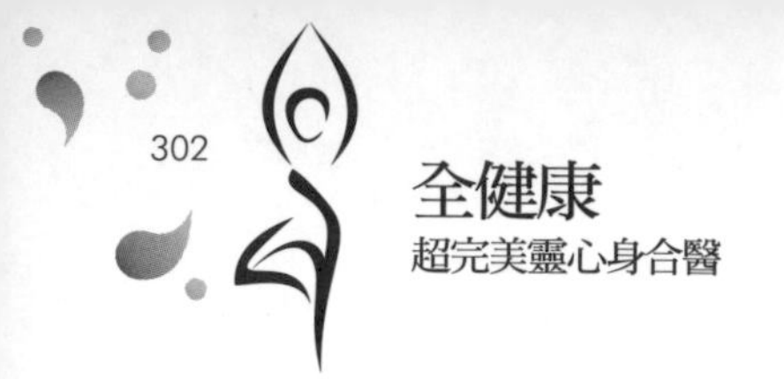

的深處，或是在超越意識的頂點，應該與所有的神祕主義相匯合，也就是說，古代大師們的體悟與榮格的現代認知是相同的，它就是「宇宙高層次存在」，簡單的說，可以稱為神、稱為佛、稱為大我、稱為本我、稱為元靈、稱為主……等等。

因此一切可以迎刃而解了。省立玉里醫院精神科主治醫師王悟師對無意識的鑽研也很深入，曾說佛洛伊德把無意識分成「本我」「原我」「超我」的架構過於簡單。他認為無意識紀錄了我們生命的歷程，可以看成是一個龐大的「信息庫」。

他分析集體無意識的「原型」包括靈魂、光體、指導靈、輪迴、投胎。他在形容深度催眠中各種創傷和能量狀態原型時說：「人回溯到童年，有童年創傷。在數百年到數萬年前，就是若干前世的輪迴階段，有前世創傷，這時有靈魂發生。往前進入大光體，裡面有大大小小的光體，感覺溫暖、行動開朗、愉快、幸福、有活力，在臨床病理上是屬於燥症時期。

「在數十萬年到數千萬年前是屬於無意識情結的階段。這段時間含有重度創傷、負向情結、思考困難、動作緩慢。在一億年前到數十億年前的階段，有較高的喜悅和明亮的感覺，斷斷續續出現負向情緒和能量低落狀態。再往前數十億年前，呈現意識寬廣，擁有高能量，是一種同體大悲、天人合一的偉大境界。在進入千億年前有一個宇宙大爆炸[314]，形成宇宙創傷，有局部能量的失落及負向情結。」

這樣的詮釋集體未知意識就進入宇宙靈界了，那麼阿賴耶識健康法就不僅是處理個人當世的身體與心理不健康的現象，還必須處理人類在過去世的一切，這也就是俗稱的「業力」。

314 王悟師醫師認知的宇宙尺度與目前天文學的不同，天文學認為宇宙約在150億或200億年前誕生，太陽系是約五十億年前形成，根本談不上數百億年前或千億年前的存在。不過若用佛經上的宇宙尺度來理解，王醫師的說法就沒有錯誤。

然而一般人若試圖把佛教的「徹悟」概念與「集體未知意識」或更高的宇宙意識概念進行現代科學的比較時，就會遇到很大的障礙。因為這些概念不屬於唯物科學的範疇，它一方面是哲學和形而上學的範疇，另一方面又是超心理學的範疇。

也就是說，集體未知意識是心靈（Psyche）[315]的一部分，所以要想在阿賴耶識的層次談論健康，就必須用業力與靈界的觀念來談健康，或是用新時代的「宇宙高等靈性生命」觀念來談健康。

有「費城新世紀女神」之稱的專業催眠師秋娜沃頓（Djuna Wojton）憑藉著20多年的前世回溯治療經驗，出版了《業力療法：清除累世障礙，重繪生命藍圖（Karmic Healing: Clearing Past-Life Blocks to Present-Day Love, Health, and Happiness）》[316]一書，書裡面提出「業力療癒技巧」，這是作者在執業數年的經驗中發展出來的，已經成功幫助許多人用催眠進入前世來解決問題的根本方法。

書中說「揮之不去的前世記憶，可能阻擋了我們的氣場或個人能量場，阻礙了能量的自然流動，並且限制了我們今生的經驗。即使是從人際關係中獲得的滿足，都可能受到損耗。這樣的阻滯很可能耗弱我們的健康。」這段文字和我多年來的體悟完全相同，每個人都有氣場（或稱為生物能場），也會影響或干擾到他人，正如書中所說：「這樣的阻滯很可能耗弱我們的健康」。

---

315 心靈（psyche）是指包含意識、個人無意識與集體無意識的概括性名詞，也是心理作用、意識與無意識的全體總和。集體無意識有時被稱為客觀心靈（objective psyche），因為它不是個人的。Psychology就是研究psyche的學問，所以「心理學」應該譯為「心靈學」才能完全表達原文涵義。

316 見http://www.tgblife.com.tw/product/pro_show.aspx?shop=tgblife&num=27&kind2=1

六、阿賴耶識健康法就是靈性療癒

《業力療法》書中說：「讓回溯前世與療癒成為可能的基本預設在於：我們的潛意識世界比我們的意識心靈存在的世界更為廣袤。我們的潛意識整體地連結到我們的靈魂，當我們探索靈魂之際，我們存在的最深層面便能獲得療癒。」

明確的告訴我們，「潛意識整體地連結到我們的靈魂」，完全和我的想法「第七末那識連結到第八阿賴耶識」一樣，也由此可知要從這個最深層面來處理，才能獲得真正的療癒，這也正好與我這幾年來發表的五篇論文的觀點一致。[317]

現在我們又得到結論：要做到八識健康必須進入靈魂的層面。我們也會看到很多人若是遇到人生的脆弱、苦難時，或是突然失去親人的身心交瘁時，以及面對死亡與失落時，是不會去找現代西醫的，他們通常會找通靈人士來幫忙處理心靈方面的困擾，因為心靈一向被視為醫學臨床訓練與實務的不能碰觸的議題。

我在為《點燃療癒之火：靈性治療，最深的靈魂探索》一書寫推薦序時，產生了和作者密思博士（Caroline Myss, Ph.D.）心靈契合之歡喜感。密思博士是一位能量醫學與人類意識領域的先驅。[318]

她說：「在水瓶座能量的影響下，我們將建構一個全新的健康標準。我們會將它由雙魚座定義的『沒有生理的疾病』延伸，領悟到健康包含了我們

---

317 2010年10月在南京發表〈論建構新世紀身心靈全然健康醫療正道〉，2011年7月在馬來西亞發表〈論東方自然醫學之理論建構與發展方向〉，2012年7月在馬來西亞發表〈論建構東方特色之身心靈合一醫學〉，2012年10月在馬來西亞發表〈大道至簡：論身心靈合一醫學及治癒癌症的實際成果〉，2012年12月在馬來西亞發表〈身心靈合醫：以東方傳統醫學精華結合現代CAM項目開創二十一世紀新局面〉。

318 http://www.books.com.tw/products/0010505708

的思想、職業、關係等許多要素。」這正與我建構並提倡的「靈心身合醫學」的理念相同，靈心身合醫並非處理單一的器官症狀。我相信不久全人類都會覺醒，現行對抗療法勢必回歸傳統自然醫學與身心靈整合醫學，如此才能享受全然健康的福祉。

書中說「疾病可以說是一種轉捩點」，沒錯，我罹患癌症也是人生觀的一個轉捩點。「最讓人能真正看清事物的元素之一就是疾病」，是的，只要在生病時不要喪氣，靜下心來，必然會有冥冥中的指導。「避免對疾病產生負面態度，你可以將疾病視為一種邀請，要你發現更高的意識層次」，是的，所以我把癌症當做是上天給我的偉大禮物。

靈性治療是要讓我們更深入探索疾病與生命各個層面間的關連，讓每個人能夠從個人、族群與象徵三方面系統中找出疾病定位，然後結合脈輪、神聖儀式來啟動生命力的流動。這是超越人類意識領域的智慧，透過心物合一的視角重新看待疾病，強化與「神聖源頭」的連結，就不會再流失自身寶貴的能量，從封塞的困境中脫出，獲得真正的健康。

什麼是「神聖源頭」？簡單的說，就是宇宙最高靈性生命存在。雖然我們已經知道阿賴耶識就是與靈性層面連結的意識，但是，這樣的觀念對很多人來說仍然非常深奧。幸好我在為《再連結療癒法（The Reconnection: Heal Others, Heal Yourself）》[319]一書寫序時，看到此書也在告知世人，應該從現行對抗醫療回歸到數千年來傳統的「靈性醫療」才是人類回復健康的正道。

此書是美國加州整脊醫師艾力克·波爾（Dr. Eric Pearl）的作品，他曾在一連串的事件之中逐漸發現來自宇宙的能量傳遞，認知到一股更大的療癒力量，可以協助人們迅速康復，從那時候開始，他以雙手傳遞宇宙能量，見證在病人身上奇蹟式的療癒，並透過這份神奇的禮物在治療的過程中不斷創造療癒奇蹟。許多現代醫學束手無策的病症如：多發性硬化症、愛滋病併發

---

319 http://www.books.com.tw/products/0010452577

症、痛風等都在短暫的能量治療過後得到明顯的改善。

波爾醫師的能力受到全世界許多傑出醫學研究者的注意，美國亞歷桑那大學人類能量系統實驗室便與波爾醫師合作，為這種宇宙能量治療進行科學性的實驗。

這也正是我多年架構的靈心身療癒學說：[320]

靈	---->神	---->信息場	---->天理	---->靈性醫學
心	---->氣	---->能量場	---->生理＋心理	---->古典醫學
身	---->精	---->物質體	---->生理	---->現代醫學

古人講「心物合一」，我認為在人體上就是指「心身合一」，用現代話來講就是「人體能量場與肉體合一」。而講「天人合一」就是指「靈與身的合一」，用現代話講就是「宇宙靈性信息與肉體合一」，這也正吻合新時代思想所講的「高我與小我」的合一，或是佛家「空性與肉身」的合一境界。

愛因斯坦說：「一切皆是能量」[321]，近代量子物理的研究不僅承認人體有生物能場，也認為宇宙充滿各種信息能量場，因此，不同的能量頻率可以調理身體，這也就是中國古代有「五行音樂」的道理，也是現代能量醫學的光療、磁療、遠紅外線療法、水晶能量、經絡脈動等等都是能量的運作。

七、隱祕能量與靈性療癒

我於2014年7月12日在第四屆身心靈自我療癒國際研討會上發表《論全然健康的境界：佛學八識的身心靈健康詮釋》，提出要健康就必須進入靈魂的層面，強化與「神聖母體（Divine Matrix）」的連結，接收宇宙能量。

---

320 呂應鐘，〈論建構新世紀「身心靈全然健康」醫療正道〉，第四屆世界自然醫學學術大會，http://www.thinkerstar.com/WSLF/TrinityMed/20101015NanJing.pdf

321 見http://quotefail.com/content/albert-einstein-everything-energy-and-thats-all-there或http://quoteinvestigator.com/2012/05/16/everything-energy

從靈性的層面而言，生命的任何一個念頭所產生的信息波，可以跨越無垠的時空，並形成我們所感知的世界，這就是「量子諧振（quantum resonance）」理論，也是史丹佛大學威廉提勒教授所提的「極為精微的能量場」與物質世界的電磁力之間的能量交換，也可以稱為「生物能場（Bio-energy）」[322]，與人的生命有著非常密切的關係，中國古代稱之為「氣」，印度人稱之為「Prana」，日本人稱之為「Ki」[323]。

宇宙就是一個同步的量子場域集合體[324]，每個人在其中也都呼應著「萬物皆有靈」的能量對應與共振，由於每個人的心念能量頻率不同，所以產生屬於自己的量子態，所以每個人的人生過程與經驗，就是量子場域（quantum field）的呈現，所以疾病不只是生理層面的因素，更是身體能量場不平衡或是受更高層次干擾的因素。

但是這還只是在人類已和的能量範圍之內。由於近年「多重宇宙（Multiverse）」與「平行宇宙（parallel universe）」的理論相繼提出，說明了宇宙是由無窮無盡的維度（次元、界）所構成，每一界都是「一切萬有」的一部分。

2002年美國國家航空太空總署（NASA）在一整年內動用「威金生微波異向探測衛星（WMAP, Wilkinson Microwave Anisotropy Probe）」，探索宇宙深層，發現到某形態的熱點（hot spot）證明宇宙正在膨升，這

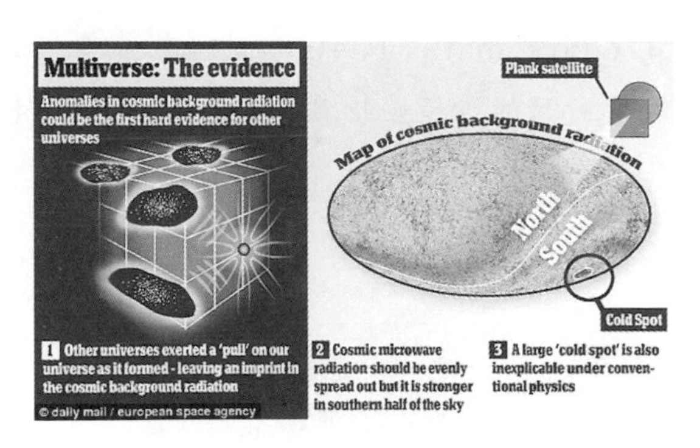

322 http://www.qber.com.tw/profile5-2.php?id=4737&lang=tchinese
323 事實上日本的Ki就是台語「氣」的發音。
324 http://tw.myblog.yahoo.com/bai-196/article?mid=16280&sc=1

一點意味著唯一可能導致宇宙膨升的「隱祕能量（dark energy）」[325]的確存在。

2003年1月《每日科學Science Daily》雜誌以「隱祕能量主宰宇宙（Dark Energy: Dominates The Universe）」為題，報導美國天文學家克羅斯博士（Lawrence Krauss）[326]和喬伯耶博士（Brian Chaboyer）[327]對銀河系和鄰近星系中幾百個被命名為球聚體（Globular Clusters）的熱點進行一系列的觀察，這些星系中的熱點由10萬到100萬個恆星密集組成，推測宇宙是由一種不尋常的反重力性質的隱祕能量所主宰的，也導致宇宙不斷地在加速膨脹。

這兩位學者認為唯一的解釋是「真空非空無」，而是有一種具有負壓力（negative pressure）的「隱祕能量」導致宇宙加速膨脹。這兩項發現被科學界譽為宇宙史上最重大事件之一，因為觀測結果與先前理論物理學家的計算非常吻合，所以美國航太總署下了結論：

宇宙中可見物體大自銀河、星辰，小至人類或細菌，其總組成物質只占不到宇宙物質總量的5%，剩下的95%當中，約有30%由神祕未知的隱祕物質（dark matter）與65%的隱祕能量組成。科學家看不見這些隱祕物質與能量，只能從這些物質與能量所產生的引力而測知這些物質與能量確實存在。

---

325 Dark energy照字面譯應為「黑暗能量」，但是此能量之性質並非黑白相對之黑暗，而是指人類所未知的存在能量，比照dark saying不應譯為「黑暗話語」而是「謎語」，keep dark不是「保持黑暗」而是「隱藏，保密」，故本書將dark energy譯為「隱祕能量」，較能真確地顯示其本質。

326 Lawrence Krauss, Professor of Physics and Astronomy at Case Western Reserve University, USA.

327 Brian Chaboyer, Assistant Professor of Physics and Astronomy at Dartmouth, USA.

可見當今人類物質科學所知的宇宙只有真正宇宙的不到5%而已，宛如井底之蛙看井口，認為整個天空就是井口大小而已。所以經過我們10多年來的經驗，可以說「靈性療癒」就是5%物質層面連結到95%的靈性層面，用簡單的話說就是「靈性感應」。

2014年一項「心靈感應」交流的研究報告，發表在《公共科學圖書館綜合》期刊上[328]，實驗中有4名28～50歲的健康志願者參與，其中位於印度特里凡特朗地區的一名志願者頭戴無線連接互聯網的腦電圖儀，研究者將「hola（你好）」和「ciao（再見）」單詞轉換成二進位，研究人員使用腦電圖描記器（electroencephalography，EEG），紀錄大腦激活神經細胞中的電波活動，然後通過電子郵件發送到8000公里外的法國東北部斯特拉斯堡，那裡的一台電腦翻譯這些信號，再使用電刺激將其輸入接收者的意識之中。儘管法國的志願者沒有聽到、也沒有看見這些問候語，但能正確解讀所收到的問候信息。

紐約布魯克林的Maimonides醫學中心[329]曾經做過睡眠中超感知覺實驗，是他心通經典的實驗。一系列實驗結果於1966至1972年間發表於各類神經和醫學學術刊物上，研究結果表明，他心通不存在的可能性小於千分之一。[330]事實上，這種「他心通」功能，就連植物也具備。

美國中央情報局的測謊專家巴克斯特（Cleve Backster）[331]的大量研究發現，植物具備驚人的感知功能，可以事先知曉人類的心理活動。當時巴克斯特做的實驗在世界上引起了相當大的轟動。因此隨著一些科學家突破舊有的思想框框，大膽推理、小心求證，越來越多自然界的奧祕被發現。我們也可

---

328 http://tech.qq.com/a/20140902/011714.htm

329 http://www.maimonidesmed.org/Main/MentalHealthCenter.aspx

330 http://www.epochweekly.com/b5/398/14166.htm，讀懂你的心——科學證實心靈感應存在，新紀元周刊第396期，2014/09/25

331 https://en.wikipedia.org/wiki/Cleve_Backster

以預期與宇宙95%連結的「靈性療癒」將來也會成為主流醫學。

當今人類所知的人腦功能也只有大約5%左右，美國航太總署定義人類已和的宇宙也只有5%左右，這兩者百分比的巧合意味著人類未知的宇宙與未知的人體功能還有95%，這麼大的未知領域正是人類應該積極前瞻研究的，本書認為這正是人類當前尚未知曉的「靈性」領域，因此「靈性療癒」絕對不神奇也不是迷信，反而值得科學界與醫學界進一步研究。

經過以上這樣嚴謹的解析，讀者應該很清楚要達到全然的健康，必須涉及靈性層面，用本書的理論架構來看，就能夠通透明瞭艾力克波爾醫師的特殊療癒能力，其實就是已經能夠運用自如的靈性醫學，他「以雙手傳遞宇宙能量」就是連結到宇宙能量場與信息場，這同時也是各民族古老的神祕療癒方法，總之這個境界就是引入宇宙高層的「光」，這和量子營養效應講的營養素「光體」是同一原理。

在此順便引用一下聖經的記載，讓大家清楚耶穌也是運用連結宇宙能量來治病的。

《路加福音》記載：「凡有病人的，不論害什麼病，都帶到耶穌那裡。耶穌按手在他們各人身上，醫好他們。有一回，耶穌在一個城裡，有人滿身長了大痲瘋，看見他，就俯伏在地，求他說：『主若肯，必能叫我潔淨了。』耶穌伸手摸他說：『我肯，你潔淨了吧！』大痲瘋就立刻離了他的身。」

又如：《馬可福音》記載，有人帶著一個耳聾舌結的人來見耶穌，求他按手在他身上。耶穌領他離開眾人，到一邊去，就用指頭探他的耳朵，吐唾沫抹他的舌頭，望天歎息，對他說：「以法大！開了吧！」他的耳朵就開了，舌結也解了，說話也清楚了。

凡是熟悉聖經的人都應該看過非常多的耶穌治病的神蹟，在此不多引述。但我們要了解，聖經紀錄的事蹟並不是虛假編造的，事實上就是耶穌具備運用宇宙能量的高能力，在量子時代經過我們前面的詮釋，相信大家都能夠理解。

所以我們可以認定「靈性療癒」是真實不虛的。

靈性療癒的科學人士實證

多年來我在一位上師的指導下，每天都要冥想宇宙神聖純淨的光從頂輪進入我的身體，依序通過眉心輪、喉輪、心輪、臍輪、本我輪（太陽神經叢），到達海底輪，然後穿透全身，淨化我的身、淨化我的心、淨化我的靈。

一般談脈輪都只談七輪，但就我所知以及自己的體驗，具象的人體內有七輪，在人的頭頂上空還有五輪，也就是「大氣層輪、月球輪、太陽輪、銀河中心輪、宇宙中心輪」。[332]

2012年12月中我在馬來西亞開授整合醫學人才培訓課程，晚上由另一位老師帶著學員做心靈療癒，我也參與的做，並示範，在向學員說明十二輪之後，我站著全身放鬆，半仰著頭，觀想純淨神聖的光從宇宙中心發出，經過銀河、太陽、月球、大氣層進入我的頂輪、眉心輪，一一通過七脈輪，下到海底輪，然後穿透身體而下到地球。

張開雙眼後，有三位學員爭著說剛剛看到一道光從上方投射下來進入我的頭部。就是這樣，必須用最虔誠的心相信宇宙能量的存在，這股宇宙能量就是人類未知的存在，祂可以造化萬物，如果你願意全然相信，絕不懷疑，每天照著做，相信你的身體會越來越健康。

這不只是我個人的心得。凱思雪伍（Keith Sherwood）創立美國心靈學會（American Psychic Association），製作一個每週播放的紐約電視節目「心靈研討會」長達三年，著有《脈輪療癒與業力意識（Chakra Healing and Karmic Awareness）》《脈輪療法（Chakra Therapy）》《靈性治療的藝術（The Art

332 也有人說有十五輪，為地輪、海底輪、生殖輪、臍輪、心輪、喉輪、眉間輪、頂輪、天輪、地球輪、太陽輪、銀河輪、小宇宙輪、大宇宙輪、虛輪。

of Spiritual Healing）》[333]書籍，積極投入能量療癒工作逾30年，他認為：「學習靈性治療，你可以：化解生理病症、戒除上癮行為、放鬆肉體和心靈、為細胞充電、釋放負向制約、開發直覺、超感應力。」

靈性治療並不是沒有科學根據的空談，因為這一方面是數千年來的古老遺產，沒有發展物質科學以前，很多人已經在用宇宙能量療法來治病，並不稀奇。療癒的能量是來自宇宙最高靈性的存在（稱為神、佛、主都可以）賜予的禮物，送給任何需要的人，只要你相信便會獲得，只要敞開自我，讓神性（高層本我）顯露，進而開啟一個讓療癒能量得以流進身體的通道。

值得一提的是，曾經執教於美國加州舊金山州立大學的維洛多博士（Dr. Alberto Villoldo），主要研究能量醫學和心像念力如何改變腦內的化學作用。後來有感於實驗室研究對於人腦、心理、心靈作用的了解，視野過於狹隘，毅然更換研究跑道，深入祕魯的安地斯山區、海岸區和巴西亞馬遜雨林，跟隨當地備受景仰的巫士學習研究，並進行實際的操作、演練，最後整理出印加人傳統的靈魂治療術——能量醫術。著有《Shaman, Healer, Saga（印加能量療法）》等書。[334]

越來越多的先進科學家與醫師已經有很多靈性療癒的實例，而且有很多論文發表及著作出版。例如：

芙若瑪・華許博士（Froma Walsh, MSW, PhD），專門研究家族排列，美國芝加哥大學普利茲克醫學院（Pritzker School of Medicine）社會服務管理學院與精神醫學系榮譽退休教授，同時也是芝加哥大學家庭健康中心協同主任，並於西北大學應用心理學與家庭研究中心擔任臨床教授。著有《Spiritual

---

333 見http://www.books.com.tw/exep/prod/booksfile.php?item=0010539074
334 http://www.books.com.tw/products/0010409769

Resources in Family Therapy（家族治療中的靈性資源）》等書[335]。

大衛・里秋博士（David Richo, PhD），把榮格與超個人學派的觀點巧妙融入專業實務中，他非常強調心理及靈性的重要。在聖塔巴巴拉市立大學成人教育中心、加州大學柏克萊分校等處授課，並常在英美各地舉辦工作坊。著有多本探討心靈的作品，如《How to Be an Adult: A Handbook for Psychological and Spiritual Integration（心理與靈性整合手冊）》。[336]

亞歷山大・洛伊德博士（Alexander Loyd, PhD），心理學與自然醫學雙博士。在2001年發現了「療癒密碼」，幾乎任何身體、情緒或人際關係方面的問題均可從根源被療癒。從此，他的私人診所便成為全球該類型診所中的翹楚。[337]

班・強生博士（Dr. Ben Johnson）[338]，擁有醫學與整骨醫學雙博士，曾擔任喬治亞州亞特蘭大市免疫恢復診所臨床主任數年，專攻癌症領域。2004年也使用「療癒密碼」治癒自己的漸凍人症後，便選擇退休，到世界各地演講，全心推動療癒密碼。他也是暢銷書《祕密》作者群中唯一的醫學博士。

肯恩・戴特沃德博士（Ken Dychtwald, PhD），心理學家、老年學專家，更是肢體心靈發展、身心健康、人類老化等領域的研究先鋒。並擔任斯堪地那維亞肢體心靈訓練中心主任。也在大學教授心理學、老人病學及健康

---

335 http://www.amazon.com/Spiritual-Resources-Family-Therapy-Second/dp/1606239082/ref=sr_1_1?ie=UTF8&qid=1455286515&sr=8-1&keywords=Spiritual+Resources+in+Family+Therapy

336 http://www.amazon.com/How-Adult-Psychological-Spiritual-Integration/dp/0809132230/ref=sr_1_1?ie=UTF8&qid=1455286582&sr=8-1&keywords=How+to+Be+an+Adult%3A+A+Handbook+for+Psychological+and+Spiritual+Integration

337 http://www.amazon.com/Healing-Code-Minutes-Success-Relationship/dp/1455502006/ref=sr_1_3?ie=UTF8&qid=1455286635&sr=8-3&keywords=Alexander+Loyd%2C+PhD

338 http://www.meetdrben.com/

相關學科。著有《Bodymind（身心合一）》等書。[339]

最值得推崇的是出版《做自己最好的醫生：一位心理學家的自癒實錄》的鍾灼輝博士[340]，他是香港大學心理學博士、認知心理學家，專攻犯罪心理學，也是前香港警務處高級督察。

2004年，他在紐西蘭自駕滑翔機遇上奪命意外，從瀕死經驗和奇蹟康復過程中，對於生命夢想有了新的深刻領悟。他是首位透過夢境治療，成功啟動潛意識自癒能力，協助恢復身心靈整體健康的真實範例。

鍾灼輝博士說：「其實每個傷病背後，都隱藏著內心想要傳達的重要訊息，只是我們不曾認真聆聽內心的訴求而已。傷病只不過是潛意識的一個訊息載體，訊息如果沒被成功解讀，傷病便會一直抓緊我們不放。……我追尋的奇蹟治療，其實正是自我療癒的能力，這並不是什麼神祕魔法，也不是哪裡修來的神通異能，它其實是我們與生俱來的一種生存本能。這奇蹟不只屬於我，也不只屬於少數的幸運兒，而是平等地屬於地球上每一個生命。奇蹟就寫在每個細胞的遺傳密碼上，深藏在我們的潛意識裡。」

這樣的陳述，也與本書的思想不謀而合，希望讀者們深刻體會「奇蹟就寫在每個細胞的遺傳密碼上，深藏在我們的潛意識裡」這一句，絕對正確。因此可以了解，痊癒的奇蹟本來就在末那識（潛意識）與阿賴耶識（未知意識）裡，不用外求，所以《佛學大辭典》說：「阿賴耶識，譯曰藏識，以含藏一切諸法之種子故。是為有漏無漏一切有為法之根本。」

用在身心靈健康方面，可以說阿賴耶識就是「一切健康方法之根本」。若是只有眼耳鼻舌身五官健康，而心理不健康、意識不健康、潛意識不健康，仍然不算健康，也一定會有疾病出現。因此大家都必須進入到「意識、

---

339 http://www.amazon.com/Bodymind-Ken-Dychtwald/dp/087477375X/ref=sr_1_1?ie=UTF8&qid=1455286744&sr=8-1&keywords=Bodymind

340 http://www.books.com.tw/products/0010630652

潛意識、集體未知意識」境界的健康，才是全然的健康，才能到達零疾病的境界。

八、萬物皆是能量的存在與顯現

相信很多讀者看到這裡，會有越來越懂的感覺，不過似乎從來沒有人用現代科學角度及靈性角度來詮釋八識健康法，若是第一次接觸這樣觀念的人，無法立即領會也是正常的，因此以下再用新的量子物理觀念來詮釋，讓更多人能夠明白。

幸好我大學是理工背景，修過相對論、量子物理等相關課程，知道20世紀初期「量子力學」與「相對論」被認為是現代物理學的兩大基本支柱，不過在70年代時，台灣物理學界研究量子力學的教授極少，因此當時自己也學得迷迷糊糊的。只知道「量子力學」是描寫「微觀」物質世界的新物理學理論，通過量子力學的發展，人們才知道物質的結構不是堅實的，反而在小於原子的空間裡，充滿了虛空。

用足球場來比喻，把一個原子放大成足球場大小，場中間放著的一個足球就是原子核，裡面是由質子與中子結實聚集在一齊，而電子繞著中心旋繞的位置是在場的邊緣，換句話說，原本看似結實的原子，事實上內部空間非常大，所以，進入微觀的量子物理世界來看物質，完全與宏觀的世界不同。

所以台大物理系高涌泉教授[341]會說：「量子力學所呈現的世界觀是那麼的荒誕，激烈地衝擊我們從古典物理中培養出的直覺，讓許多物理學家覺得很不自在。量子力學的發展告訴我們，自然界展現給我們看的面貌，會依我們觀察方式的不同而有所變異。」以我的解釋，「依我們觀察方式的不同而有所變異」正是佛學「無常」的觀念，可見古老的佛學智慧已經與尖端科學融合了。

---

341 http://case.ntu.edu.tw/blog/?p=18192

1968年，意大利理論物理學家維內奇諾（Gabriele Veneziano）為了要解出粒子內強作用力的模式，提出「弦論（String Theory）」的雛形[342]，他認為所有粒子事實上是一小段類似橡皮筋那樣可扭曲抖動的有彈性線段。

後來經過許多科學家的研究，具體發展出「弦論」，認為自然界的最小基本單元不是電子、光子、中微子和夸克之類的點狀粒子，而是很小很小的「能量弦線」，由於弦的不同振動，和不同運動型式，就產生出各種不同的基本粒子。大至星際銀河，小至電子、質子、夸克之類的基本粒子，都是由這個一維時空的「能量弦線」所組成，這些弦可以是有端點的一段，或者是連接成一個閉合圈環形。

後來的研究又發現了所有的粒子（含反粒子），如正反夸克、正反電子（電子、正電子）、正反微中子等等，以及四種基本作用力粒子（膠子、中間玻色子、光子、引力子），都是一小段不停振動的能量弦線所呈現的，而各種粒子彼此之間的差異只是這弦線的長度、振動參數和形狀的不同，就構成了萬物。正如小提琴上的弦，不同的弦有它一定的振盪模式、共振頻率，只要幾條弦線就可以演奏出萬種音樂。

弦論是繼愛因斯坦後物理學的最大發現，足以解釋宇宙萬物的形成與存在。現今科學家相信如果有能夠看穿電子的顯微鏡，便能看到一條震動的弦，弦音改變時它就會變成夸克、變成重力、變成光，也就是說人體是由一大堆弦所構成，支配弦的定律是彼此之間的和諧振波。

也就是說，宇宙萬物不是具體的固態實存，而是有著不同頻率的波動，身體如此，桌子也是，樹木也是。這又與佛經所說「凡所有相，皆是虛妄」相吻合。簡言之，宇宙萬物一切皆是能量的存在與顯現。

20世紀初，愛因斯坦提出「質能守恆定律」$E=mc^2$，這裡的c是光速，每秒約29.6萬公里；E是能量；m是質量。這個公式就是說：能量等於質量乘

342 https://en.wikipedia.org/wiki/Gabriele_Veneziano

以光速的平方。就是說只要1公克的鈾原子，乘上30萬的平方，能夠產生900億倍的能量，這就是核能發電的原理。

這個公式反過來也可以說，質量也是從能量中產生。只要將這個公式倒裝一下，變成：$m=E/c^2$，也就是說，在一定的條件下，能量可以在一無所有的真空中變現出物質，這也說明了宇宙形成之初只有極為龐大的超高溫能量，後來溫度慢慢下降，能量變現轉換為物質。

在量子力學的微觀世界中，科學家經常看到物質在虛空中自然出現的現象。這個量子物理學的發現，證實了佛經裡所講的「色即是空，空即是色，色不異空，空不異色」，「色」就是物質，「空」就是能量，這句話就是「物質即是能量，能量即是物質，物質不異能量，能量不異物質」，完全和愛因斯坦的質能定律契合。

《無量壽經、受用具足品》紀錄極樂世界：「受用種種，一切豐足。宮殿服飾、香花幡蓋，莊嚴之具，隨意所需，悉皆如念。若欲食時，七寶缽器，自然在前，百味飲食，自然盈滿，……事已化去，時至復現」。

極樂世界裡這種自在的生活狀況，用現代量子物理學可以完全解釋得通。也就是說，極樂世界的人，可以隨時將能量變現出物質來用，用完之後，又將物質變為能量而化去。他們的能量從何而來？是從念力中釋放出巨大的能量，可隨心所欲地變現物質。

現代物理學認為，物質實質只是「場field」，所有的物質都只是波動而已。愛因斯坦也說過：「物質是由極強大的場空間組成的」。

因此，我們可以得到結論：「萬物皆是能量，不同能量形成不同場」。萬物都是能量形成的，太陽、月亮、地球、人、樹木、花草、風雷雨電、聲音、光、熱……一切皆是能量，也形成各種「場」。所以不同的能量頻率可以調理身體，正是五行音樂、光療、磁療、遠紅外線療法、水晶能量、經絡按摩等的運作原理。這些都已經納入美國輔助暨替代醫學項目內。

這些統統與宇宙能量有關。總而言之，能量是構成各種因素的本質，在小於電子層次的量子微觀世界裡，一切皆是能量，皆是以振動存在，所有的生命都必須依賴分子振動或從「源場（source field）」領域作相互溝通。這裡的「源場」就是人類集體未知的宇宙靈性意識界。

「宇宙靈性意識界」比任何宗教還要古老，因此「靈性教導」不是宗教師的專利，宇宙本身就具備永恆的智慧，這些智慧從遠古迄今代代相傳，這是地球多次文明、藝術、文化與科學的源頭，後來才形成所有宗教的基礎。

所以大家必須認知宇宙萬物就是以「能量場」方式存在，能量與能量間當然會有傳遞，因此疾病與健康也是人體能量的呈現，只要相信這些，自己的心念就可以將疾病能量轉成健康能量，只是，看你相不相信而已。

九、祝由術與量子場域信息療癒

我曾於2013年1月11日在《第三屆身心靈自我療癒國際研討會》發表《從平行宇宙與多重宇宙理論談量子場域之訊息療癒》，結論提到：

上古神祕的「祝由」可以用聯繫宇宙訊息場的觀念來理解，也就不再是神祕與迷信了。再加上近年宇宙科學方面也逐漸發現平行宇宙與多重宇宙存在的可能性，更使我們能夠將多重宇宙、量子場域、量子諧振、信息療癒等看似不相干的現代西方科學新理論，做了一個完美的結合。

台灣全我中心團隊每個月都在進行「量子場域訊息療癒」的實踐，協助身體有狀況的人透過現場能量排列的呈現，去感受並體會自身種種疾病的本源，透過場域排列[343]去覺醒，從而覺知自己過往的生活與心境，若是能夠獲

343 台灣全我中心的量子場域訊息排列與德國心理治療師海寧格（Bert Hellinger）創立的家族排列（Family Constellations）相似，但不同點在於加入東方古代祝由元素，尊重現場能量的呈現，排列師只扮演「引導」角色，而非「指導」角色；依循每個人呈現的場域之不同去體會，也非依循固定的書冊句子去解釋。

得洞見，由此而澈底轉換人生心境的人，就可以在職涯、疾病、感情、婚姻、人生道路各方面，得到正面的療癒。

約在80年代，有機會接觸一些道教學問，當時就知道「祝由科」是失傳的遠古療法，有時用具體物品如符籙（紙墨珠砂）、水火刀劍，有時用抽象的如手指（寶劍）、手掌（塵拂葫蘆）、眼力（元神元氣），就可以為病人治療。而且藉著祝由科來治療，道士與病者可以無身體接觸，更厲害的又可為病者做遙距診療，不用面對面；或者又可以同時為一組病人做治療，甚至該組病人有著不同的疾病也可以。如果病人能夠自行懺悔已往所作所為，那麼療效會更為神速！

當我接觸時直覺認為這不是怪力亂神，應該可以用先進的科學來詮釋，因為宇宙萬物的本質是能量，萬事萬物的一切都靠能量的轉變而運作。這幾年我也在研究老子思想，體認老子所言的「道生一一，生二二，生三三，生萬物」不是哲學思維，而是科學思維，因為萬物皆由一所生，「一」就是能量。[344]

因此我開始研究上古的「祝由」，也首度用現代的「信息療癒（Message Healing）」來詮釋，可以說是現代的「宇宙能場療癒（Cosmic Energy Field Healing）」，就是運用量子場域諧振的調整及提升，協助大家去除疾病，使身體健康。

大家都知道《黃帝內經》通篇不言鬼神邪祟，但是裡面有說：「因知百病之勝，先知百病之所從」，也就是必須先知道百病發生的原因，這也是祝由會發生效果的原因。

---

344 有關「道生一一，生二二，生三三，生萬物」這一句，兩千年來，無數哲學家詮釋，但是否真正道出老子的本意？我有當代宇宙科學的詮釋，但不屬本書內容，在此不言，有興趣的人可以看看網站 www.wiselife.org.tw 裡面的「老子智慧」。

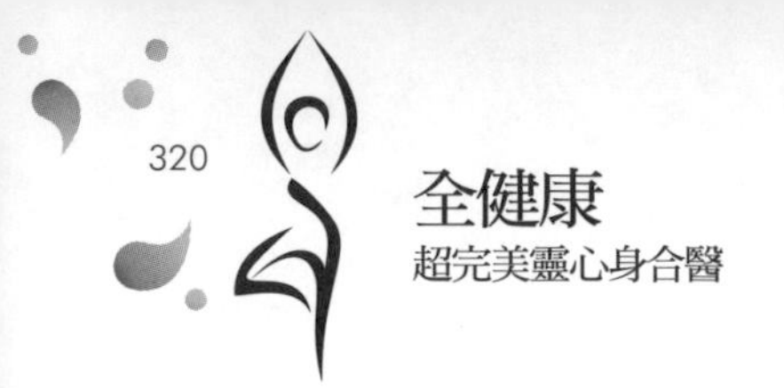

唐代王燾的《外台祕要》收載有「祝由科」，說明最遲在唐代，祝由已成為中醫體系獨立的一科。[345]祝由科歷經數千年的流傳，都是正式的中華醫療系統，明代太醫院設有祝由科，為太醫院十三科中的一科，[346]因此常被稱為「祝由十三科」。然而到了明穆宗隆慶五年（西元1571）廢科，不再列入宮庭醫療體系，之後只在道壇、民間信仰中，而後納入道教醫學，成為民俗療法[347]，不過我直覺認為祝由會在21世紀恢復其崇高的歷史定位。

《古今醫統大全卷之一<歷代聖賢名醫姓氏>五帝苗父》[348]說：「上古神醫，……人有疾求醫，但北面而咒，十言即癒。」[349]可知上古的祝由術並不是對病人解釋病情，而是對冥冥之中的第三者說咒語作法，這就如同基督宗教的禱告療病，以及原住民祭師的祈禱療病，這樣的現代詮釋才是祝由的真面目。

祝由並非迷信，山東中醫學院、河北醫學院校釋《黃帝內經素問校釋》說：「祝由：古代通過祝禱治病的一種方法，後世稱用符咒禳病的為祝由科。……所謂祝由，表面上看來完全是迷信形式，而實際上卻是含有一定科學道理的最原始的精神療法。」[350]可見我們不能用迷信來看待祝由科，它就是現代醫療的精神治療，也就是本書的信息治療。

祝由治病不用藥或是少用藥，主要是靠祝由醫師的意念及符咒產生的「意識場」來治療疾病，因此祝由醫師不但能調整自身的生物場，也可調動

---

345 http://universaltcmtc.wordpress.com/有關祝由術的記載

346 據《中國歷代官制詞典・太醫院》條，太醫院所定的十三科，元代為：大方脈科、雜醫科、小方脈科、風科、產科、眼科、口齒科、咽喉科、正骨科、金瘡腫科、針灸科、祝由科、禁科；明代為大方脈科、小方脈科、婦科、瘡瘍科、針灸科、眼科、口齒科、接骨科、傷寒科、咽喉科、金鏃科、按摩科、祝由科。

347 曾文俊《祝由傳衍》，中國醫藥學院中國醫學研究所 碩士論文，頁64-83，民87。

348 徐春甫，《古今醫統大全》，人民衛生出版社，1991

349 http://baike.baidu.com/client/view/422121.htm?app=3&font=2&statwiki=1

350 http://baike.baidu.com/link?url=q_BsgzwnnoY30cjiLJphknhckBa6GOZgEqLUAqh6FeA6Kb-e7JExuHLO7kxsA9Ik

宇宙場（高智慧信息場）進入人體，使氣貫注於指端，直達筆毫，深透墨紙之中，或以指代筆書符咒於病灶之上。

因此我們可以說「祝由」就是透過「向神（集體未知意識、宇宙高智慧體）」祈禱求福，透過轉變意念、專意注念，而根除疾病的一種最高級精神心靈療法，也就是現代語言的「量子場域信息療癒」。

可見靈性治療是要讓我們更深入探索疾病與生命各個層面（累世）的關連，這是超越人類當代科學領域的智慧，透過天人合一的視角來重新看待疾病，強化與「宇宙神聖源頭」的結合，所以人類應該從一百年來西方對抗醫療回歸到數千年來的傳統「靈性醫療」，才是人類回復健康的正道。

十、我們的量子場域信息療癒法

台灣全我中心的「量子場域信息解碼」能夠做到協助案主透澈了解個人自身問題，這是結合德國海寧格（Bert Hellinger）的「家族排列（Family Constellation）」，以及中國古代祝由術，再加上量子場域課程的講解，讓現場產生神聖的能量共振。

進行量子場域信息解碼是在一個不受干擾的潔淨場地，人數可以在10～20人之間。開始時指導老師會先帶領大家做淨心禱告，然後先由我做量子理論的科學理論說明，讓現場參與者能夠簡捷了解人體能量場、量子物理與宇宙信息的科學觀。

然後由指導老師開始詢問有哪位案主要先進行，由案主坐到前方老師旁邊椅子上，先簡扼的說出其困擾問題，然後老師會請案主從現場參加的人員裡用直覺找出事件代表的角色，請代表站起來，案主站在代表後方將雙手輕放在肩膀上說：「我授權你代表……」這位代表便走到場子裡來，再視案主的狀況授權數人，然後藉由這些代表們的移動及能量的感受，來協助案主了解問題背後的因緣，重新調整失序的心靈秩序，並深入了解生命中有哪些必須去解決的事，讓已經堵塞的能量有機會再次流動，就能解決問題。

從2013年中起，台灣全我中心就安排每個月在高雄進行一場量子場域信息解碼，有時也視學員需求增加台中及台北場次，目前已經累積數百人次的實際經驗成果，替很多人解決了個人或是家庭一些問題。包括小腦萎縮患者的好轉、父親車禍過世時在美國無法當場回來的心頭大憾，或是子宮肌瘤的困擾、發生車禍的原因，甚至公司要與誰合作的決策，或是台商在大陸的公司想要賣掉的問題……都可以透過量子場域信息解碼獲得很好的解決。

十一、最高境界：生死了悟

在我們的社會中，談「死」是一種大禁忌，但死亡卻是人人必須面對的事實，我們看到現代人，壽終正寢自然死的人很少，絕大多數都是在醫院裡病死的，所以我們認為生死問題應該是每個人必須深思且勇敢面對的。

由於台灣經濟發展、社會開放進步以及生活品質提高，很多人認同近年醫療界對於「無效醫療」[351]提出的批判，指出台灣加護病床的密度是世界第一、長期靠呼吸器維生的人數是美國的5.8倍。

2008年，權威醫學期刊《刺胳針（Lancet）》一篇研究也指出，台灣的葉克膜用量，占當時全球總案例的一半。[352]調查發現，逾五成醫師為避免醫療糾紛，實施無效醫療、加護病房的臨終前的無效醫療，一年耗費35.8億元。這是觀念的錯，還是制度的錯？

台灣人大多誤解生死內涵

陽明大學附設醫院內科加護病房主任陳秀丹醫師，10幾年來終日在病房看到諸多悲慘的現象，深深感觸。她說：「你一定不知道他有多痛，才以為強留住他是一種愛。說孝不孝順，唉，我真不知道該怎麼形容。」一般人以

351 2014年11月《天下》雜誌也做過報導，指出「台灣臨終前無效醫療，來自家屬不放手」，http://www.cw.com.tw/article/article.action?id=5062447

352 See more at: http://www.cw.com.tw/article/article.action?id=5062447#sthash.5d7vUpKb.dpuf

為勉強留住親人的肉體才是孝順，這是非常大的誤解，從宇宙角度來看，生命根本不是這一回事。

前監委黃煌雄等人在進行《全民健保總體檢》後指出，許多加護病房中的末期病人，在死亡當天還在抽血、照X光、抽痰，甚至洗腎、用葉克膜維生，「對於病患而言，是一種折磨與凌虐，而留給病患家屬的，其實是無盡的惡夢及驚恐。」台大醫院金山分院院長黃勝堅也感嘆：「加護病房變成往生室的前哨站。」

曾有調查詢問民眾「希望將來如何結束生命」，絕大多數人回答「在睡夢中安詳溘逝」。但是數據顯示，台灣人的最後一哩路並不好走、不得善終、死得痛苦。所以《天下雜誌》曾經進行民調，高達八、九成的民眾，拒絕生命淪落到靠機器維生，或變成植物人。[353]

既然如此，那麼面臨長輩的生死之時，卻是用讓長輩痛苦留住肉體的方式來處理，實在是很大的矛盾。所以台灣醫療改革基金會在網站上提出《破解放棄末期無效醫療，選擇安寧善終的九大迷思》，指出「選擇舒緩性的安寧或同意拔管，並不是安樂死，而是長輩順著生命自然病程而善終（自然死），就如同落葉歸根般的生命歷程。

「孝順父母是不捨他們軀體受苦、一再承受無效治療的折磨；但過度維生醫療（如化療、洗腎）只是維持末期病人生命徵象，但無治癒效果，而只能延長其瀕死過程的醫療措施。因此，不想看長輩毫無尊嚴地靠機器加工維生延命，決定放手回歸自然死亡，到天上當神仙，才是真孝道、好命。」[354]

讓應該離開人世的人輕鬆的離開，這樣做才是真正的孝順，而非讓長輩天天戴著呼吸器沒有睜眼的殘喘。這些都是極為重要的生死觀，然而由於過去忌諱談死亡，幾乎所有人都沒有正確生死觀，所以大家的觀念都有誤。不

353 http://www.cw.com.tw/article/article.action?id=5062447
354 http://www.thrf.org.tw/Page_Show.asp?Page_ID=2068

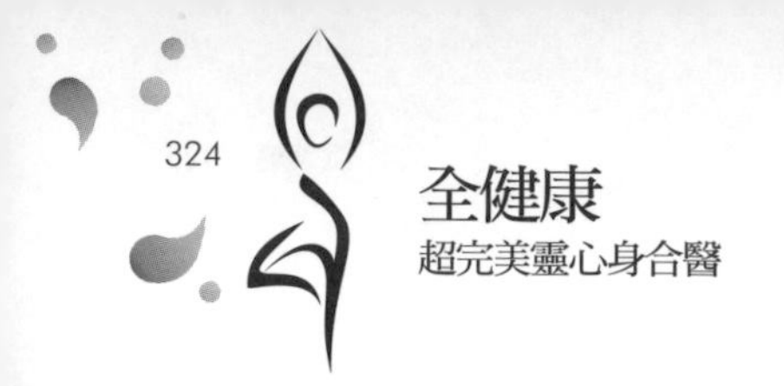

過近年也看到越來越多人開始關切「死亡尊嚴」的問題，忌談死亡的心理障礙也逐漸消失，這是好現象。

教育界興起生死研究及課程

1995年，台北護理學院優先將「死亡學」[355]相關課程列為必修，成為全國唯一全校必修的通識科目[356]。1997年南華管理學院率先成立台灣第一所「生死學研究所」，本人有幸忝為創所老師之一，當時和各大學裡與生死學相關的教授們發起成立「中華生死學會」及「中華殯葬教育學會」[357]，一時之間將生死學蔚為社會上討論的話題，國人對生死問題能進入大學殿堂紛紛感到極大好奇，也讓學界開始慎重思考生死學與死亡教育的重要性。

第一任所長鈕則誠教授多次與創所老師們規劃生死學的縱橫架構[358]，共同認為「生死學原意為死亡研究，本所基於生死乃一線之兩端、一體之兩面，遂主張生死兼顧，不可偏廢。唯一般人多言『未知生，焉知死』、『活到老，學到老』，生死學則強調反向意義的『未知死，焉知生』、『學到老，活到老』，以示死亡研究的重要。」[359]因此我在2001年分別出版台灣第一本大學教科書《現代生死學》，及專科用書《生死學導論》。

1998年，台北護理學院成立「生與死研究中心」，以死亡教育為重點工作，透過科際整合的方式，在教育部研究計劃下從事生死教育的教學與研究，開發教材，舉辦教學研討會。其後，歷經九二一大地震的震撼，從此

---

355 「死亡學」一詞英文為Thanatology，源自希臘神話死神Thanatos的名字。於1903年由俄國生物學家Elie Metchnikoff所創，1912年傳入美國。六十年代以後經由「死亡教育（Death Education）」而發揚光大。

356 林綺雲，《生死學〈主編序〉》，台北：洪葉文化事業公司。

357 本人當時亦擔任中華殯葬教育學會副理事長、中華生死學會理事多年。

358 南華大學生死學研究所的縱橫架構，橫向有四個專門領域：「生死教育、臨終關懷、悲傷輔導、殯葬管理」，縱向有六個學科的交流：「哲學、宗教學、心理學、社會學、生物醫學、護理學」。

359 〈南華大學生死學研究所設所理念〉，http://mail.nhu.edu.tw/~lifedead/設定理念.htm。

台灣各大專校院及中學紛紛開授相關課程。高雄市政府也於1998年11月發行《高雄市高中職生死教育手冊》，為我國第一本高中職生死教育教材，從此「生死學」與「生命教育」就從死亡的各個面向開展，成為各級學校中的一門重要且深受歡迎的通識學科。

在此必須將「未知死，焉知生」的觀念做特別的闡述，因為這是了悟生命必須的知識，非常重要。

讀過《論語》的人都知道，孔子曾經說過「未知生，焉知死」，其實孔子並非不知生死也不是不論生死，而是他在當時重視的是生死的社會意義以及與孝道倫理間的關係。至於更為深層的生死主體性意義，孔子是傾向於「存而不論」。

事實上「生與死」都是生命之中無法分割的，是一體的兩面。老子說：人生是「出生入死」，每個人「出來就是生，回去就是死」，只是「出入」過程而已。自古中華文化的儒家與道家是不談「生之前」以及「死之後」的事情，他們只講生與死中間的這一段。因此造就現代文明的最大盲昧，就是僅鼓勵「生」的狂熱，卻獨缺面對「死」的智慧。

事實上人生最大的兩難，就是對生的執著與死的困惑，如果只「知生」而不「知死」，人生就會變得短暫而無多大意義。所以，我們認為「未知死，焉知生」才能真正了悟生命真諦，方能建立全面透澈的人生觀與價值觀。

這也是我個人一向提倡的生死學教育的核心思想。[360]在多次生死學論題的演講中都會強調。所以我們認為，在進入廿一世紀之後，提升人類已衰退的精神文明就成為這一代人責無旁貸之重任，而提升精神文明的首要工作，就是要先讓人類真正認識「生命」與「死亡」的真正意涵，體會生命的真

360 大學用書《現代生死學》及專科用書《生死學導論》，迄今仍有一些大專校院採用為教科書。

諦，方能知曉「人類生命」和「宇宙生命」的真正關係，進而從個人小我認知進步到宇宙大我認知，才能真正尊重生命、關懷生死。[361]

近死經驗開啟生死真諦的了悟

西方人受到基督宗教的影響，認為人的死亡就是生命的ending，之後就是上帝的事了，因此他們沒有在家裡擺牌位、沒有掃墓等等習俗。但是中華文化講究慎終追遠，人死猶生，每天早上還要對牌位上茶上香，每年還要掃墓。這是東西方對生命觀的極大差異。

40年來西方一些學者開始進行「近死經驗（Near Death Experience）」（或稱「瀕死經驗」）相關研究，發表了許多重要論述與著作。依據中時晚報譯自英國《週日電訊報》的報導[362]，英國學者在2000年10月完成了全世界第一項關於近死經驗的科學研究。這是倫敦市精神病研究院的神經精神病學家費維克與南安普敦醫院的研究人員帕尼亞，在為期一年的研究中，對63名心臟病突然發作而死裡逃生的病人，進行發病後一週的觀察，結果發現有56人正如醫學界所預期，在失去意識後沒有記憶，但有7人在心臟停止跳動後仍有記憶，其中4人通過了評估是否有近死經驗的葛萊森量表。4人當中有3人是從來不上教堂的聖公會信徒，另一人曾是天主教徒，後來不再信教。

這4名近死經驗的受試者都沒有經歷腦部缺氧的狀態，所以腦部缺氧應不是近死經驗的原因，同時這些病人在醫院接受的復甦過程排除了藥物影響腦部的因素。研究發現，人的意識，即一般所謂的靈魂，在大腦停止活動後繼續存在。這項研究發現4名死裡逃生的病患所共有的近死經驗包括：寧靜喜樂的感覺、時間迅速流逝、感官的感受更為強烈、不再察覺到身體的存在、看到一道強光、進入另一個世界、遇到一個神祕的靈體，以及到了一個

361 呂應鐘，〈認識宇宙生命真諦・提升人類精神文明〉，http://www.thinkerstar.com/cosmos/meaning.htm1。
362 2000年2月14日中國時報社論〈基因科技的人文省思〉。

有去無回的地方。

研究近死經驗最著名的醫學哲學家穆迪博士（Raymond A. Moody）[363]曾收集很多瀕死病人及急救復甦病人的經驗[364]，並從其所蒐集的第一手資料中重構一個近死經驗的典型：

病者面臨死亡，肉體感受到極度的痛楚，他甚至聽到醫生宣布他的死亡。隨後，他的痛楚完全消失，他聆聽到一種如同電鈴的響聲，他快速地穿越一個很長的黑洞，然後發現自己已離開了肉體，但仍處於物理界中，可以從旁觀看到自己的身體，或看到醫務人員的後續行動，他一時不知所措。

但在定一定神後，發覺自己仍然有一個身體，只是比先前的肉體更輕盈，能穿越物質而無礙。這時有已亡親友之靈前來迎接他。有一位極光亮美麗的個體（光明存有者，The Being of Light）也顯現在他跟前，以無言的溝通詢問他一個問題：「你是怎樣度過這一生？」隨即他如同欣賞電影似地快速地觀看自己一生的經歷。

至此，他面臨一個抉擇：要不要返回世間？他意識到自己在世仍有未完成的任務，即使他對目前的安寧愉悅依依不捨，他的靈魂與肉身還是復合了，他醒了過來。

---

363 雷蒙穆迪（Raymond Moody），美國哲學博士，從事哲學教育工作，對倫理學、理則學和語言哲學都有濃厚的興趣和素養。在教授哲學一段時間之後，又進入醫學院研究，立志做個精神病方面的學者，並希望在醫學院指導藥理哲學。1960年代時，就在從事醫學研究的過程中，他開始對肉體死亡之後靈魂存在的可能性感到興趣，除了做廣泛的調查之外，並在各種醫護學術團體中演講，也因此獲得許多醫學界人士的重視，並提供給他復生的資料和案例。他的名著Life After Life於1975年出版，使他聲名大噪，樹立他在西方世界靈魂學的權威。該書曾在當時被台灣多家出版社譯成不同的中文本。

364 王溢嘉（1987），《靈異與科學》，台北；野鵝出版社。

事後這份經驗為他的生命產生極深遠的影響：他不再害怕死亡，但比以前更愛惜生命，並深自瞭悟自己在世的使命，以致他強烈反對自殺，從此他特別注意兩件事：更盡心去愛別人、更努力去追求生命的學問。他深信自己的經驗不是幻覺，因為他能細緻地清楚記起醫生、護士們在急救現場所說的話、所穿的衣服特色、急救的程序、現場的環境等，並且事後獲得印證。

穆迪博士在他的自序中說：「我寫這本書的主要目的在於希望引起大眾對死亡這個眾人不能避免，但是卻又不了解的現象有所注意，同時希望能使大眾建立一種接受新觀念的態度，因為我確信死亡是個很重要的問題，它不僅只是心理學、精神學、醫學、哲學、神學及教會所注重的問題，它更與我們每一個人息息相關。」[365]

所以2001年4月香港《明報副刊》由吳月執筆的一篇〈死而復生學懂愛〉[366]報導幾位近死經驗者的自述：

＊自從那次體驗後，我不再害怕什麼，我不再覺得一切都沒有價值。現在的我有很強的自愛、自重、自信的意識。現在的我，熱愛人類，熱愛生命，我覺得活著有無窮的樂趣，即使在命途坎坷時。

＊那光團向我放射出深深的同情，把我生命中美好與醜陋的時刻一一展現出來，卻不加任何判斷。我感到自己受尊重、被愛，受到關懷。即使在我面對生命中最糟糕的時刻，我也知道用不著害怕。因為我現在清楚知道，這一切只是要助我成為一個更好的人。那光亦給了我勇氣，原諒自己在有的時候的自私和不是。

---

365 Moody, R. A.,，胡英音譯，《神祕的死亡經驗》，台北：法爾出版社，1991。
366 http://www.mingpaonews.com/ 20010415/yja1hr.htm

＊在我死而復生前，我以為我已完全理解上帝是什麼。我知道祂不會是一個長髮白鬍子的老人。但直到我親自體驗時，我才知道無論我如何想像，也無法設想上帝的力量，祂無所不在，無法想像，不能定義，只能被感知。祂就是光，就是愛。

＊愛讓世界轉動。這話看來是陳腔濫調，但這是千真萬確的！我在瀕死經驗中知道，是愛推動了世界。只有通過愛別人，愛自己，我們的精神和靈魂才有進步。如果你不懂得付出愛，你就無法享受生活的快樂。這是我從瀕死經驗學來的。

這些自述讓我們體會到真的是要「先知死、方知生」！換成靈心身合醫學的觀點，了悟生死真諦之後，方能由「心」的了解健康的重要，也才能無怨無悔的維護自己的健康。

生命只是不斷持續的過程而已

西方人視死亡為生命的結束。然而老子《道德經》三十三章寫「死而不忘者壽」，涉及到人生觀與宇宙觀，正是道家所講的「天人相應」。而莊子也說過：「死生，命也，其有夜旦之常，天也。」可見，中華文化自古就不認為死亡是結束。

也因此，我最推崇台語稱死亡為「往生」，就是「往另一個空間出生」的過程意義，並不是生命的結束。台語也有另外對死亡的稱呼如歸仙、做仙、轉去……等等，全是「過程」而已，可見，人在地球上出生到死亡的數10年，只是每個人「本我生命」的一小段而已，在地球出生之前，每個人的生命都存在宇宙中，在地球死亡之後，每個人的生命又回到宇宙，步入下一個階段。

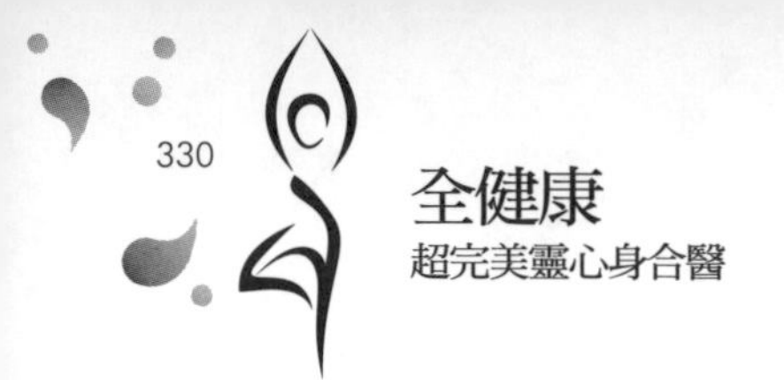

這就是「靈魂轉世」或「輪迴」的概念，古來即有。在東方由印度教傳統文化衍生出來的各大宗教文化，都對這個現象的深信不疑，也早已是東方人耳熟能詳的事實。而在西方的傳統中，從上古及中古的畢達哥拉斯、柏拉圖、普羅提尼斯、俄利根，到現代的休謨、康德、斐希特、叔本華等哲人，也都注意到這個議題，並分別以不同的論述直接或間接的肯定此一靈魂現象的存在。[367]

不過長久以來，宗教界與科學界對死後世界（靈界）的看法是完全背道而馳的，由於宗教經典有相當多的靈界記載，對信仰宗教的人士而言，靈界並非神祕不可碰觸的。然而對信仰科學的人士而言，靈界是絕對不可公開談論的話題。[368]

「靈魂不滅」自古以來一直就是一個非常受到注意的議題，因為一般人不能接受人死後即化為塵土的這種唯物思想，所以自然會認為人的死後，雖不再以肉體的方式存在，但是心靈（靈魂）的存在是不容置疑的。

所以「靈魂不滅」這一個概念不再是一個哲學的或是神學的概念，而是一個單純的理解，認為人在死亡之後，肉體活動的終結並不因此而代表靈魂活動的終結。

所以本書認為，只有了悟生死，知曉靈界存在，不僅是每個人生命中的重要課題，也才能讓人們體會「一切來自你的心」，唯有用現代宇宙科學、量子場域理論結合宗教傳統說法，才有可能在21世紀為人類新開一扇生命之窗，也才能做到「靈覺醒」。

---

367 蔡昌雄〈Twenty Cases Suggestive of Reincarnation書介〉，《生死學通訊》2:16-17，2000。

368 筆者認識不少信仰科學的人士，他們私底下相信風水、命理等神祕傳統文化，卻交待在公開場合不要與他談風水及命理，深怕科學界同行認為他是怪力亂神。對於靈界現象，表面上是視如洪水猛獸，但是私底下卻相信。此種表裡不一的現象，在國內科學界是相當普遍的，卻也顯示出我國科學界的心口不一，實在令人感到悲哀。

全健康
超完美靈心身合醫

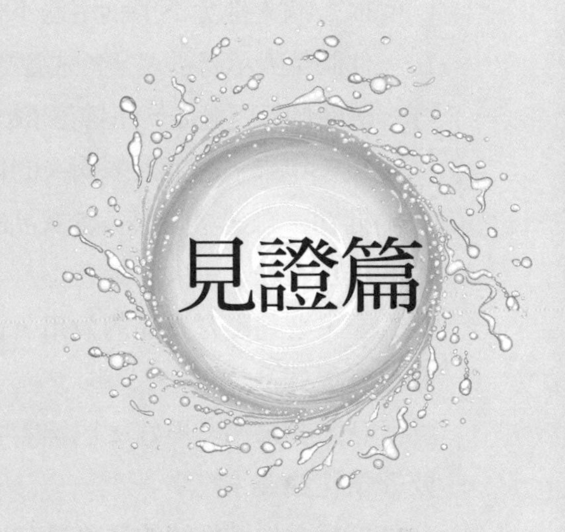

與病友互動

星際無邊，生命永存

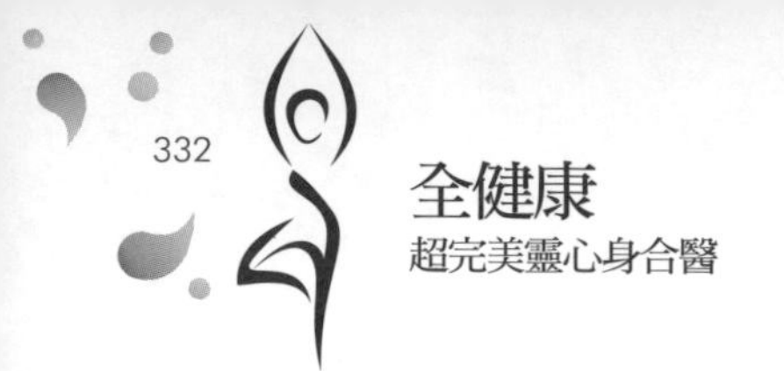

用心協助：
協助病友邁向健康若干實例

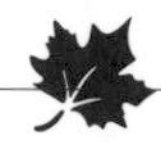

很多病人都免不了食用過不少市售各種營養品，以及施行過很多自然療法，他們都表示聽了太多各式各樣的說法而迷糊了，因為各家都說各家的產品好，讓他們無所適從，而且花了很多錢，疾病沒有改善，有時候反而更嚴重。

10多年來，聽了太多病人的慘痛經驗，我也不便對市場的各式各樣療法提出批判，雖然早知很多營養品的真相，也不能多說。因此只有在此寫出簡單的辨別方法，供大家參考：

一、要判斷營養品的效用，首先是自從吃了那個品牌營養品之後，身體有沒有更好？

身體如果沒有更好，已經證明那個品牌營養品對你沒有用，那麼為何還要繼續花錢買來吃？

二、向你們推銷的業務員有沒有跟你們講營養學理？

如果只會向你說某某人吃好了，只會說他們公司的產品是最棒的，只會拿一些缺乏學術內容的宣傳廣告單給你們看，只會用見證等，就不能相信。

也有人會拿出國外的資料，說他們的營養品被列入美國《藥典》，事實上，那不是國家的藥典，只是《醫師桌上參考書（PDR）》而已，如同貿易商的商品黃頁（yellow page），只要花個廣告費就可以刊登，不是真正的藥典。

三、向你們推銷的人是否有說什麼病都能治好？

這是絕對騙人的，台灣市面上有很多單一成分營養品，直銷商卻經常說從頭到腳的疾病都能治療，如果這樣，就必須存疑。要知道，不同營養品都有其「設計」原理及用途，有的是減重用，有的是抗老化用，有的是美白用，不能亂用。

四、有沒有在電視上播廣告？大力宣傳？

如果經常看到電視廣告的，想想那要花多少廣告費？說穿了都是生意人利用消費者崇尚廣告的心態，營養品的成分成本必然很低。

五、市面上很多營養品都會號稱天然的，事實上並非如此。

有些只是其中少部分成分是天然的而已，大部分是化學成分。所以不要看到印著「天然」或是「nature」就安心。

有些美商大品牌直銷營養品，都會說他們的是天然的，其實都非純天然，因為仔細看它們的成分表，竟然含有「食用色素×號」、「二氧化鈦」等化學添加物。

市面上抗癌的方法一大堆，例如有些人吃生機飲食之後，把胃弄壞了，表示你是「冷底」「寒性」體質，不適合吃生機飲食。尤其是肺癌、胃癌、大腸癌之類絕對不要吃生機飲食，身體會更虛弱。只有部分肝癌的人可以吃，但也要依食後身體反應做正確決定。

所以，市場上很多療法，不是任何療法都適合你，必須選擇適合自己的，而且要安全、無害的方法。

多年來，我就是採用先進深厚學理，比一般食品營養學更為高深，以及具備食物天然活性的「分子矯正營養醫學」營養品，而且具備「量子營養效應」，所以絕對不是一般市售的膳食補充品或是化學營養品所能比。

醫生通常不建議病人在治療疾病期間吃營養品，這一點我也認同，因為醫師都知道一般營養品都是化學合成的，不能多吃。

在此我只能呼籲大家，自己的健康要用最嚴格的標準來維護，切勿道聽塗說。

以下就列出多年來，一些代表性的病人與我互動的實例，來給大家參考。重要的還是要針對病人的狀況做個別諮詢，不建議讀者在看完本書後，自己到市面上購買同名稱的營養品來吃，因為成分及品質絕對不同，以免花錢又傷身。

一、台北王太太乳癌

首先從下面這一封病人的電子郵件為例，可以讓我們討論幾個治病現象與病人心態，供大家思考，是否有與他相同的毛病？或是相同的錯誤觀念？這些都是相當常見的。

呂教授：您好！

之前內人許××曾電話連絡過教授，今敘述如下：

1.病歷：

2003年3月左側乳癌2cm，高雄榮總分析為一期C，並切除左乳房及一小叢未感染淋巴（約5粒），隨後服用Tamocifin，一直到2005年6月復發。

期間每3個月回診追蹤檢查，有時候回榮總，有時候為方便只在屏東××醫院檢查。05年6月在屏東××醫院檢查，肝臟超音波掃描時醫生說正常，但事實上CA15-3已經升高到35，但因沒有回去看報告，當下並不知道腫瘤指數已經不正常。到05年9月中旬回榮總門診時，CA15-3已達385，當天電腦斷層掃描，結果肝腫瘤有4～5顆，最大2cm。隨後又進行全身骨骼掃描，未發現不正常。

05年9月底因朋友認識台北市××診所何××醫師（因父肝癌於台大治療／死亡，轉研究另類療法），經何醫生介紹至台北縣板橋市××醫院，接受蕭××醫師（血液腫瘤科）化療。一開始化療用的藥是5FU＋leucovorin，三星期為一療程，第一及第二星期用藥，第三星期休息；三個療程後CA15-3仍繼續緩慢上升至484（94.10～94.12約3個月）。

隨後化療藥劑改為歐洲紫杉醇＋小紅莓，仍然三星期為一療程：第一星期注射2種藥劑，第二星期只注射歐洲紫杉醇，第三星期休息。

第一個療程第10天時曾嚴重腹瀉、WBC降至110，且因休克而住進加護病房3天，回到普通病房後繼續腹瀉7天，而且胸部、心臟及胃不舒服、上臂

／胸腹皮膚起紅疹等。但1個療程後CA15-3降至276。

第二個療程用藥量降低，注射方式改為第一星期注射歐洲紫杉醇，第二星期注射2種藥劑，第三星期休息，但第10、11、12、15、16、17天必須打白血球生成素。

第三療程結束時，06年2月17日CA15-3降至76，2月21日電腦斷層掃描結果：肝腫瘤比較明顯的有2顆，最大0.9㎝。目前已經進行4個療程，3月8日注射2種藥劑後，胸部、心臟及胃最不舒服。

目前內人臉龐稍有水腫（雖有吃醫生開的利尿劑——每次注射藥劑吃2天），手指甲變黃褐色，而且碰觸會疼痛；鼻線與雙眼間交叉附近之臉色仍稍發黑，常覺得背部酸痛。

06年1月中不吃素後，體重恢復至原來52kg。最近左手臂有腫痛感（可能淋巴液排不順）。

2.體質：WBC平常體檢均偏低，約為3000左右。

3.運動：練旋轉功（中華民國癌友新生命協會）、平甩功（李鳳山師父甩手功）、莊××博士——淋巴排毒操、爬山等。

4.器材：泡澡／腳、蓋遠紅外線加熱罩、腳搖擺器（躺下用）、彈簧跳床

5.學歷／工作：博士／行政院××會××××研究員（位於屏東市），試驗農場和辦公室在一起，常要噴灑農藥。

6.目前吃的營養食品：

偶而吃：仁田企業的仙草飲、刺五加、康新養生之寶——TPP SOD-LIKE

經常吃：蔬果酵素、液體螺旋藻——Re-Vita公司、亞培安素或倍力素

規律吃：有益菌（多種輪流吃）、高雄醫學院林俊清教授的中藥（提升白血球）

最近幾天開始規律的吃：綠加利公司的——識霸

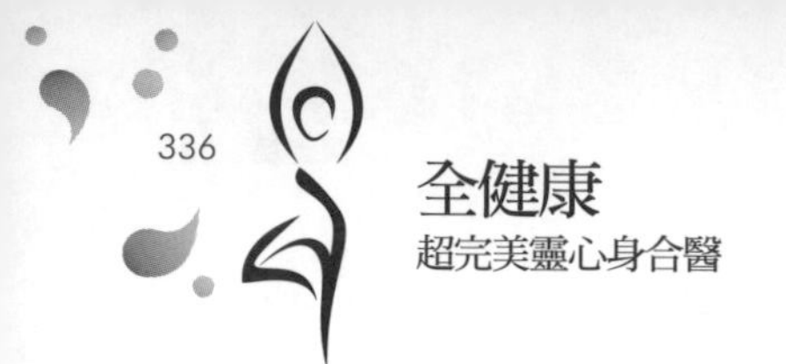

7.連絡電話：0939××××××或07-641×××× 王××

8.問題：

（1）請告知如何與呂教授配合基因營養治療？（程序／費用／資訊……）

（2）是否需要給驗血／尿（生化、鉀、鈉、鉻、錳……）資料，基因營養會更佳？

（3）是否有乳癌轉移肝之病友，同意互相打氣者？請介紹。我亦歡迎病友隨時電話連絡。

敬祝 教安

××　敬上2006.3.10

此信寫得很詳細，但是看完之後，我實在為他們擔心，呈現出大少數台灣人的通病了。便立即撥手機聯絡，當天是週六，想請他們夫妻一起來瞭解量子效應營養品，誰知在電話中得知王太太正在和姊妹登山，當時便提議王先生告知王太太不要浪費體力，能夠回家最好，我願意安排時間見面。

現先針對信中的一些術語做說明，好讓讀者明白。Tamocifin是一種口服乳癌藥；CA15-3是乳癌篩檢標記（順便提一下：αFP是肝癌篩檢標記，CEA是大腸癌篩檢標記，FOBT是直腸癌篩檢標記，EBmVCA IgA是鼻咽癌篩檢標記）；5FU＋leucovorin和「歐洲紫杉醇」都是化療用藥；「小紅莓」是很毒的化療用藥的俗稱；WBC是白血球，RBC是紅血球；「白血球生成素」是很多免疫力下降、白血球指數降2000以下時，醫生會使用的藥，旨在提升白血球到3000以上，準備再做化療。但是，若是遇到白血球低下的病人，我會建議直接去吃蚵仔湯（牡蠣湯）。

針對這封信的內容，在此提供讀者思考一些治病觀念：

1.王太太乳癌一期C，在手術後持續服藥不到2年復發，又擴散成肝腫瘤。為什麼照醫師的作法，卻更嚴重？因為醫師只有交待回診，沒有任何防止腫瘤再度復發的方法。

2.化療過程中「曾嚴重腹瀉、WBC降至110，且因休克而住進加護病房3天，回到普通病房後繼續腹瀉7大，而且胸部、心臟及胃不舒服、上臂／胸腹皮膚起紅疹等」，嚴重到此種狀況的病人不多，除了是藥物的影響外，我在電話中就告訴王先生一定是病人體質太差所致。

3.「目前內人臉龐稍有水腫（雖有吃醫生開的利尿劑，每次注射藥劑吃2天），手指甲變黃褐色，而且碰觸會疼痛；鼻線與雙眼間交叉附近之臉色仍稍發黑，常覺得背部酸痛」，這些都是化療的後遺症，如果沒有後續的分子營養醫學調理，無法回復得很好。

4.我看到「06年1月中不吃素後」一句，便問王先生她太太吃素多久了，可以證明第二點我認為「病人體質太差」是止確的，吃素者容易營養不良，再加上化療的摧殘，當然虛弱得更嚴重，不吃素以後體重上升，才是正途。

我不知道什麼時候開始，很多人在提倡「癌症病人要改吃生機或吃素」這種似是而非的觀念？君不見很多吃素的人照樣得腫瘤，照樣得很多慢性病，不一定比吃肉的人健康。

5.正常人的白血球應該在4000到10000之間，王太太「WBC平常體檢均偏低，約為3000左右」，證明了免疫力長期偏低，病人本身體質太差，當然無法健康起來。

6.在運動方面，前面三樣都可以，只有爬山一項，我不建議。癌症病人在治療期間或是治療後一年內，絕對不要去爬山，那是消耗體力的運動，對回復健康沒有幫助，反而有害，因為病人必須養精蓄銳，可是卻有很多人提倡病人要爬山運動，不知這種說法的正確性有多高？

7.我看到「彈簧跳床」嚇了一跳，幹嘛做那麼激烈的運動，不知道是誰建議他們買的，請不要再跳了，休息保持體力才對。記住，「只要活動不要運動」。

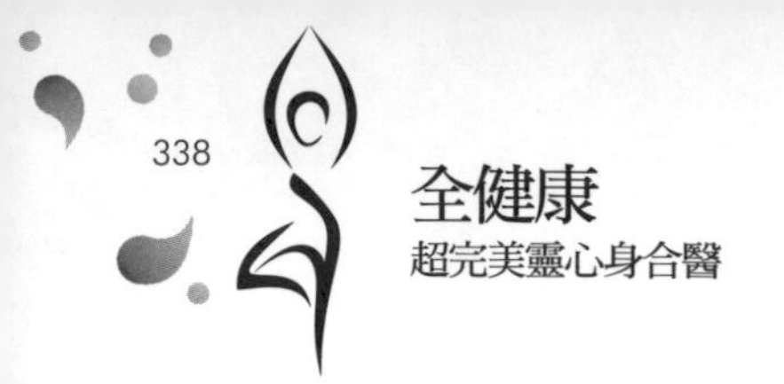

8.看到第六項，我又搖頭了，和大家一樣，都是別人介紹而吃一大堆不得要領的營養品，錢花得實在冤枉，信中所列的營養品大多沒有幫助。

更離譜的是吃「識霸」，那是日本人研發改進眼睛疾病的直銷品，不是治療癌症的，約在2005年中進入台灣。經我一問，原來是她妹妹的朋友介紹的，說「有人吃了有效」，我只能搖頭，只靠此種轉述就花錢去買，吃眼睛的商品也能治癌，醫生統統要去撞牆了。

在和他們夫婦見面之後，我心情頗沉重，他們花了不少錢，卻越治越嚴重，證明過去他們所用的方法並不正確。

總之，治病尤其是癌症都要講學理和正確方法，不能亂聽人家報的，或是市面上一大堆特意推銷的號稱治癌的聖品，這些絕對是騙人的，如果是真的，我鼓勵號稱研發治癌聖品的人趕快去申請諾貝爾醫學獎，全人類一定感激不盡，各國總統都會頒給最高榮譽獎章，成為全球最風光的人物。怎麼會只是在街頭巷尾用人報的方式在賣治癌聖品呢？

二、彰化林女士乙狀結腸癌

再來看看其他例子：

林××女士 病例症狀簡述

出生：38年次，住址：彰化市×××街×××號，Tel：04-711××××，行動：0912-××××××。

病例簡述：林××女士於2004年11月因直腸乙狀結腸癌於彰化基督教醫院開刀切除，並於2004年12月至2005年6月接受12次化療療程，化療時除了一般5FU外並加Oxa等組合化療藥物，每次化療住院3天2夜。

至2005年6月完成化療療程後每月1次例行性追蹤回診，一切尚稱正常。但是2005年11月5日做追蹤檢查時，曾抽血、照X光、電腦斷層掃描、核子骨質掃瞄、正子攝影全身掃描、大腸鏡檢查結果發現大腸癌第三期已轉移至肺部，經大腸直腸科、胸腔科、血液腫瘤科評估不再手術切除，繼續以Campto＋5FU＋Avastin等組合化療住院3天2夜12次。

但是病患第二次化療時已排斥5FU，顯然已過敏反應，一天內竟發生三次休克反應，即使Campto與Avastin注射時也嘔吐激烈，身體虛脫，顯然無法繼續化療。

目前身體狀況與症狀：

胃口不佳、心情不好、胸頭鬱悶、失眠多夢、血壓正常但心跳稍快、早上起床常哈欠連連、打膈、舌頭生長舌垢、頭髮掉光。

大便1天3～4次，每次1～2條，很細，有解不乾淨的感覺。

有一點乾咳，喉頭有一點乾乾赤痛。

有更年期症狀，燥熱、心悸。

腳板會抽痛，左手拇指酸痛無力。

全身倦怠無力虛脫。

心中疑問請教：

1.若再安排化療，未完成化療療程前，吃中藥是否會產生過敏反應？

2.據說中藥對器官的毒性？對西藥的交互作用？對檢驗的干擾？甚至本身就有引發癌症的本事？

3.西醫化療與放療作用原理，就是殺死分裂比較快的細胞，但是有些中藥會讓細胞的分裂變慢，雖然口腔潰瘍、拉肚子、掉頭髮之類的副作用也許會減緩，但吃中藥也會使癌細胞的分裂減緩，卻可能殺不死它們，反倒使化療與放療治療效果更差，所以可否同時接受中西醫治療？

4.如果以麥苗粉加益生菌製品「排毒祛邪」；以綜合維生素、高效葡萄籽、高單位魚油、高單位維生素C、天然維生素E與礦物質、硒酵母等製品「全方位扶正」，如何購買真正的產品（非人工合成）？

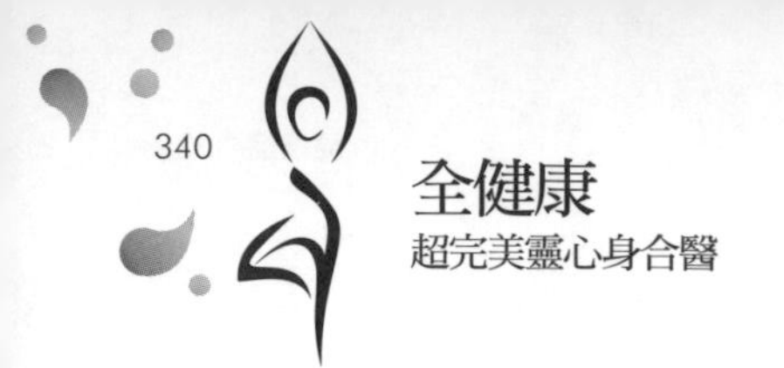

5.如果吃「排毒祛邪」與「全方位扶正」基因營養醫學療法，是否可以不需繼續化療？其實化療已不能做下去了，現在身體虛脫，病患只剩半條命了，已不能支撐化療帶來的副作用。

以上的問題，敬請指教！請盡速回覆，謝謝您！

我接到這樣的電子郵件，把它當做無法治療的肺癌來處理，這位林女士已經被整得「身體虛脫，只剩半條命了」，實在令人難過，於是我立即打電話過去，是她先生所接的，便在電話中針對他的疑問回覆如下：

第一、二項吃中藥會不會過敏？對器官有沒有毒性？本身就有引發癌症的本事？等問題，要看吃什麼中藥，因為現在中藥材來源很亂，又有很多添加西藥，最好不要隨便吃。

第三項有不少中西醫合併治療癌症的例子，也不一定有效果更差的事情發生，要看病人體質和病況。第五項由於病人現在已經無法做化療，只有用細胞營養矯正醫學來試試了。

由於林女士身體狀況極差，便在1月22日為她做了高達12種營養醫學調理品建議，一週後在電話中表示十分滿意目前進步情形，陳先生有骨質疏鬆問題，便順便問我調理方法，這是很簡單的，我就告訴他們。

2月4日收到陳先生的email，令人高興：

簡述：

我與內人林××女士於2006年1月26日開始食用。

1/26當天晚上我帶內人先去做腳底按摩（生平第一次做腳底按摩），沒想到回家的路上就內急，強忍回到家就立刻解出很多大便，且30分鐘內連續解三次，量漸少也漸稀，或許是排毒吧。

1/27（星期五）早上開始服用飯前配方，服完後15分鐘又解大便，用完早餐後15分鐘，又解大便且量多，服用飯後配方後，又解大便三次，但量漸少也漸稀，但精神很好，已可以操作家事了。今天僅單獨服用你開的產品，其他中西藥全停止，即使華陽複方、葡萄王產品也停用，目的是要驗證產品的功效。

1/28（星期六除夕）仍然依配方服用，解便舒暢，胃口好，除夕夜圍爐也吃了不少，深深覺得否極泰來的舒暢，也把未煎煮的4帖中藥扔掉。

1/29（年初一）仍然依配方服用，解便舒暢，胃口好。上午請按摩師到家再做腳底按摩，30分鐘內又連續解便三次。午餐後出門參訪慈濟與到和美拜訪三處朋友，沒有人覺察出內人曾經是重病的人，對產品有信心了。

1/30（年初二）本來年前不敢奢望回娘家，但今天有信心很高興回娘家，在午餐前排便量很多，而且午餐胃口佳，飯量很好，有說有笑，精神好。

1/31～2/4（年初三至初七）一切正常，參訪佛光山福山寺、寶藏寺、祥光寺、虎山岩寺、龍泉寺、書院等，並到南投、草屯、員林、和美等地拜訪親友，也到中寮龍鳳瀑布、溪頭等森林地區踏青（全天）。同時解便舒暢，用餐胃口佳，飯量很好，有說有笑，精神好。年初五上午有做腳底按摩，5分鐘後立刻上廁所解大號，或許還需排毒吧。

心中疑問請教：

1.目前不想急著安排化療，因化療後體重減少3公斤，尚未恢復，先服用你的產品後再說，妥當嗎？

2.現在服用營養醫學產品，是否過量？若沒有完全吸收是否浪費？

以上的問題，敬請指教！請盡速回覆，謝謝您！

聯絡人：陳××敬上

看到原本一位身體虛脫只剩半條命無法做化療的病人，這麼短時間內有如此好的成果，我相當高興，但是也很擔心，便趕快打電話過去，恭喜他們，能夠採納我的建議是他們的明智，不是我的功勞。並且告訴他們吃這些營養品不會有過量的疑慮，疾病全是營養失衡所引起，現在是在補充原本缺乏的營養。

更重要的一點是交待他們：「不要過度勞累，要多多休息，不要到處走，輕鬆的休息就好了」，看他們過年期間的行程，實在排得太滿了，比我這位已經健康的人的行程還要緊，所以在電話中叮嚀又叮嚀：「不要太累，時間這麼短，不要到處走，身體仍然受不了的。」

我在擔心過度消耗體力的不當。過了三天，陳先生又來信：

林××女士 症狀簡述

聯絡人：陳××

目前身體狀況與症狀：

自1月27日起服用產品後，精神、體力、胃口明顯轉好。但是1月28日又稍差、2月6日精神不佳、心情不好、全身倦怠覺得不舒服，胃部糟糟，感覺有胃酸，打嗝，嘴巴淡淡、沒有胃口，每天清晨6～7時燥熱、胸頭鬱悶，血壓正常（118～112／72～76）但心跳稍快（101～104）。

陳××先生目前身體狀況與症狀：

以前不曾吃補品或健康食品，喜歡慢跑爬山游泳等運動，算是注重養生的人，但是現在骨質疏鬆嚴重，身高稍減，自認為尿多，需經常排尿（非尿少的頻尿）。如何吃營養醫學品？

我擔心的事情果然發生了，於是打電話告知：「一定要多休息，不要勞累，讓細胞慢慢回復健康狀態。這些不適的症狀都是身體太累造成的，不要擔心，多休息就好了。」並為陳先生做骨質疏鬆及頻尿的營養醫學建議。

這位病人便完全依照我的指示去做，已經從「只剩半條命」回復到正常的狀況，並不是我的功勞，而是他們相信我的方法。

有時我會接到病人直接打給我的電話，例如有位住在嘉義縣的陳先生來電，他說曾在三個月前到學校來找我，一時我想不起他，因為每天都有找我的病人，遍布全台灣，大部分都沒有見過面，也不可能一一記住名字。便問明姓名，立即在電腦裡調出他的調理建議表。

果然有這個人，是2004年1月28日找我的，是一位肝癌與肝硬化患者。他說：「按照你建議的，我食用3個月後，回診抽血檢查，肝癌和肝硬化都不見了，而且所有的指數都在正常範圍內，實在謝謝你。已經吃3個月了，可不可以減量？」

接到這樣的電話，當然很高興，在電話中便問他指數狀況，果然都非常漂亮，於是幫陳先生做新的減量建議。

三、台北趙先生大腸癌

呂應鐘教授：

您好，我是一位大腸癌病患的家屬，日前看了您的大作後，有些問題想向您請教，還請您能撥空回覆。

首先，想請您提供好的淨水機，其廠牌名稱及在大台北地區何處可購買的資訊。其次，有關硒酵母不知在何處可購買。另外麥苗粉是否可在一般生機產品店內購買，如可以的話是否可惠予告知。

這些是我目前看書後所亟需知道的資訊，再次謝謝您。

讀者　趙××電話：0937××××××

當我看到這封email，內心又很難過，完全是典型台灣人問藥的模式，如果大家隨便看一些書，然後自行挑書中的若干方法去做，根本不知道該方法是否合用於自己，只會浪費錢而已。所以我這樣回覆：

「趙先生，你說看了我的書，可是沒有看懂我裡面強調的量身訂做的觀念，也就是必須為病人做適當建議，不是你這種問法。

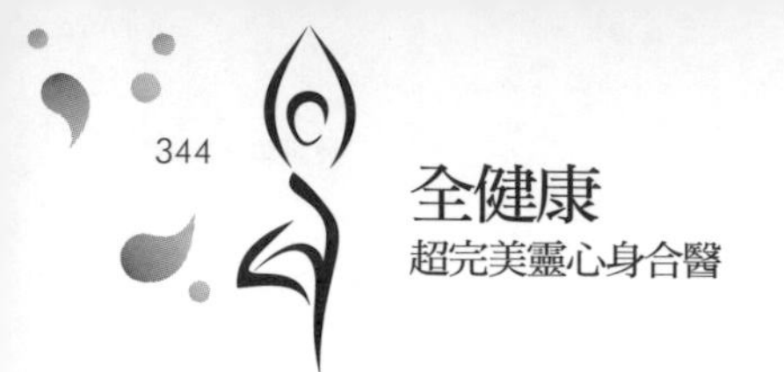

「你問兩個問題，我告訴你在哪裡買，你就去買，病就好了？如果有這種便宜事，大家為何會生病？

「這也是我書前所說的，台灣人喜歡亂聽亂買，也許有很多朋友親戚向你推薦聽來的抗癌聖品，我的書不是寫出我最痛恨這種沒有學理的事嗎？」

我要他們全家人先閱讀我給的叮嚀信，若是希望講學理回復健康的人，再用email來討論。

過了四天，趙先生回信了：

呂教授：

謝謝您的指正，雖然拜讀您的大作，但很慚愧沒能讀通，還請您見諒。

我父親在去年12月間，因腸胃不適住院，但卻未能檢查出是大腸癌，在今年3月24日因無法排尿，去榮總掛急診，經醫院抽血檢查發現可能是大腸癌造成腸堵塞現象，由於情況十分緊急，便在當日緊急開刀切除右邊大腸，之後更確定是大腸癌第二期，目前還在醫院治療中。

另因事發突然，父親並不知自己是癌症，為利其復原，所以尚未告知其真實病因，只提到腸堵塞的狀況。

之前我母親因為腎結石引發發炎住院，由於母親有糖尿病、高血壓，回家後母親除對於各項食物加以控制外（如：營養師說不能吃超過拳頭大的水果），更不敢隨便吃鈣的食物，有時在想，這樣會不會造成營養不良，但對營養的不瞭解，也不敢隨便說，考慮父親開刀順利恢復後將回家療養，後續飲食調理等問題即將展開，對於這方面的不瞭解更讓我不知如何才好。

您所提身心靈健康概念我十分贊同，我也會將您的觀念與我家人分享，還請您能撥空給我在營養方面一些建議，再次謝謝您。

趙×× E-mail：-------@giga.net.tw Mobilphone：0937××××××

這樣就對了。想想看，我們生病了，去看醫師，會直接向醫生說：「什麼藥在哪裡買？維他命什麼牌子比較好？在哪裡買？」等話嗎？當然不會，反而是醫生詳細地問病情及有什麼地方不舒服，我們要將狀況說清楚才對。

所以，這一封，趙先生就詳細說明他父親和母親的身體狀況，才能夠做最佳的營養醫學調理建議。因為我是希望大家能夠藉由疾病而獲得更多正確的健康知識，是在保護大家不要花錢受騙。

趙先生這封信提了一個很重要的訊息，他母親有腎結石、糖尿病、高血壓。「對於各項食物加以控制外，營養師說不能吃超過拳頭大的水果，更不敢隨便吃鈣的食物。」這是醫界普遍的說法，大家都習以為常。

但是請讀者深思一下：你們認識的人裡頭，很多人厲行飲食控制，病況有沒有好轉？事實上沒有好轉，只是控制而已，要控制一輩子。那麼這些醫界通用的規定就有必要存疑了，有腎結石就不敢吃含鈣的食物，有糖尿病就不能吃超過拳頭大的水果，這樣就解決疾病了嗎？

趙先生有概念了，所以我就為其父母做營養醫學調理建議，並說「令堂的糖尿病、高血壓、腎結石照我的建議吃，健康度一定有很大的回復。建議中的鈣是植物性鈣，缺鈣才會造成腎結石，不是多鈣。」

四、台北一位先生胃癌三期

呂教授你好，

真是幸運，上星期逛書店找書時看到你的抗腫瘤著作，我買回後這幾天把它看完了。

我是林××，今年38歲，兩個月前在榮總做了胃80%切除手術，是屬於第三期，淋巴腺有部分已感染，但未擴散至它處。

我很驚訝呂教授雖是一個社會學者（由你目前的專兼職來判斷的），竟然能以非常嚴謹的自然科學態度引經據典的討論如何對抗腫瘤，像是提到保持愉快心情，對氨多芬和生長激素的影響。

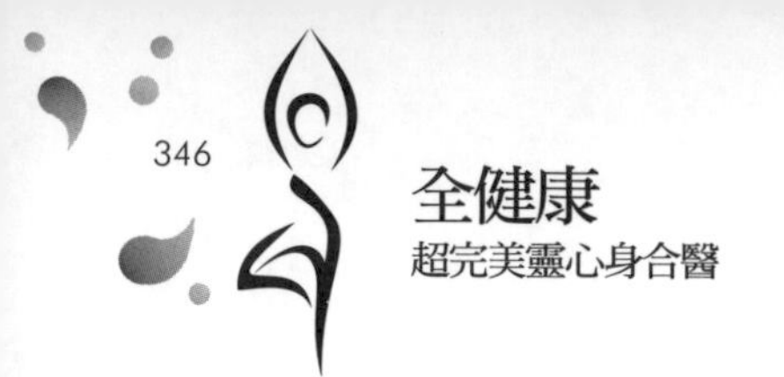

一個月前出院後，我藉由上網、去書店、和親友討論等等……，慢慢建立起要如何復原的輪廓，但對於療效，總還是半信半疑。事實上，很多書也都有不錯的建議，但對於讀自然科學的我，一定要有數字我才願意相信，直到看完呂教授的書，我才有點明了事實的真相。

我有一些問題，希望教授在百忙中能抽空給點提示，

1.關於 Power vs. Force一書，我到誠品書局找不到，請問哪兒可找到？另外，目前有無中文版，我想趕快看一下其他的重點。

2.很多書或網上資料都說要不吃肉或儘量少吃肉，但有些資料又說一定要吃肉，才可以有足夠蛋白質並有好的免疫系統。積極作法為何？

3.依教授的經驗，小麥草對抗癌可以有幫助嗎？還有巴西磨菇？如果都沒用，還有什麼是可以提升營養的。

4.對於有些人說癌症或其他重病是因為業障（不管是前世還是這世）所造成，不知教授的解釋及建議的積極作法為何？

5.推薦的運動或氣功為何？

6.如果一天除了睡眠，用餐，還有12個鐘頭，教授建議的時間安排為何？運動?小時，上網或閱報?小時，看電視?小時，看書?小時，練習英文?小時，or other suggestions?

另外，救國團的國畫班，吉他班，或一些的學分班也可以參加嗎？還是睡覺是最好的調養？如果用電話溝通比較節省教授的時間，我的電話是0935-××××××，謝謝！

我回覆表明我不是社會學者，而是理工出身的，寫的書才有科學邏輯。並回答他的一些問題如下：

1.《Power vs. Force》是美國出版的一本講氣功與能量的書，有請我寫序，台灣沒有此書的中文譯本。

2.要吃肉，提倡不吃肉的一定不是醫師與學者，大多是個人經驗所說

的，或是推廣生機有機的人，欠缺學理。想想，人體由細胞組成，細胞中蛋白質占最大成分，吃肉才能補足所需的蛋白質，否則會不健康，不少吃素或是吃得非常清淡的人並不健康。而且，植物性蛋白質和動物性蛋白質有差異，無法完全取代。

3.小麥草及巴西磨菇對抗癌症是有一些幫助，但是每一品牌的成分不同、劑量也不同，若是低劑量的吃了就沒有效果。住在台灣南部林邊鄉的一位癌友在電話中和我說過：「我看過用巴西磨菇做白老鼠抗癌的報告，按照白老鼠的體積及劑量換算成人體，要達到治癌效果，一個月大概要花12萬，劑量才夠。」這位癌友真是用功，大家想想，一個月要花12萬才有效果，病人只願花2萬，會不會有用？而且，要提升營養不是光靠小麥草及巴西磨菇單品就做得到，必須要多樣攝取。

4.沒錯，很多莫名的病是來自於業障，然而目前無法用唯物科學的方法證明，所以，大家都缺乏此種認知。因此我是用隨緣的方式 明病人，沒有緣的人縱使看了我的書也不會想要找我，病人自己後面的業力自然會讓他去找相呼應的方法。找我之後，我就提供健康資訊，但之後也要看對方有沒有程度能夠瞭解，我只幫助「能體會心靈重要」的病人，因為我不能介入別人的業力。

5.不要過度運動，要養精蓄銳。做簡單的快步走，直到流汗即可。

6.不用那麼麻煩分時做事，多看一些心靈書籍，我的網站drlv.0800.tw裡有很多資訊，值得好好閱覽。真正說起來，「心靈的提升」比運動重要，運動30分鐘就可以了，做甩手操也可以，學太極拳更好。上網、閱報、電視、看書等，想做就做，人生不要有束縛，自由自在才對。

五、李小姐吃生機又復發

呂教授您好，

很冒昧打擾您，我是您的讀者，今有一事想請您幫忙。

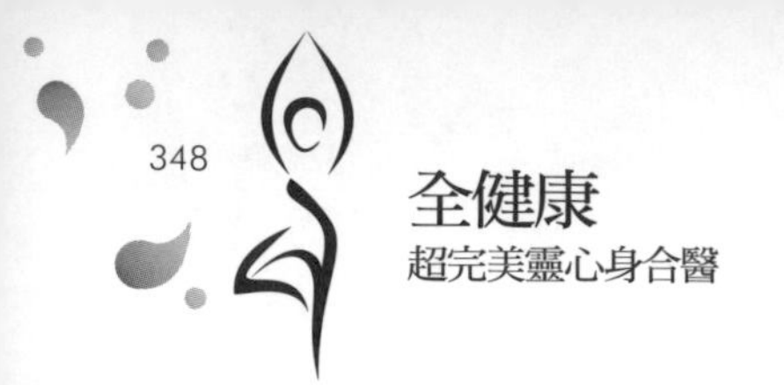

我母親在兩年前被發現罹患了卵巢癌末期，當時是手術切除之後馬上做化療，效果還不錯，腫瘤指數從2千多降到13，但是很不幸今年腫瘤指數又上升了，用電腦斷層及正子攝影皆找不到病源，所以只好又再繼續做化療。

期間腫瘤指數在正常值時，我們翻閱了無數的防癌書籍，大多都是要病患服用生機飲食，我母親也照做，幾乎都吃素沒有吃什麼肉類，但是癌症還是再復發了。在此時我們有緣得見呂教授的著作，我們認為很有道理，應該是均衡的飲食才會有健康的身體。

所以今天要麻煩呂教授，幫忙我母親調理一下她的身體，讓她的營養素能夠達到均衡，讓她的癌症可以控制住，而且也可以很快從化療的傷害中恢復。懇請呂教授幫忙，搭配一套讓我母親可以服用的營養素。萬分感激，謝謝！

李××

看到這樣的信，我的心情極為複雜，也為大家難過。

因為很多癌症病人都被要求改吃生機飲食，市面上也很流行，但是「生機」飲食是體內環保的「觀念」而已，絕對不是正確的抗癌「療法」。太多人把「觀念」弄成「療法」，以為得腫瘤改吃生機飲食或吃素就會好，這是不正確的，醫學界也大力反對。

道理很簡單，如同員警攻堅歹徒，大家想想看，如果員警的體力弱、火力不足（如同吃生機、或吃素的我們的身體），歹徒的火力強大（腫瘤細胞），請問：如何攻堅成功？

身體細胞就如同員警，如果細胞弱弱的、全身營養不足，腫瘤卻很強大，如何克服腫瘤？因此我就以此觀念回覆，並要她們全家人先閱讀叮嚀信，再來討論。

10天後收到回函：

呂教授您好，

我們已拜讀過您的新書，認為很有道理。另外您有傳了〈給病人及家人的叮嚀信〉一文，我們全家已閱讀過了，我們也很同意您的論點。所以我們會從身心靈方面各自去改善自己的問題。

但是身體方面，還需呂教授幫忙我們做營養醫學建議，讓我母親的病情可以控制住，且在做化療期間身體也可以復原較快。懇請呂教授幫忙，謝謝！

李××

李小姐家人完全認同我的理論，而且立即接受基因營養醫學的好處，只用兩個月就回復得很快，經常打電話給我報告身體複元的狀況，我都回說那是她們自己的功勞，能夠相信我。

所以，在此懇切地提醒讀者：如果你認識的任何人得了癌症，千萬不要讓對方去吃生機飲食或吃素。我這裡就有一位乳癌小姐的實例，她來找我之後，八個月內運用細胞分子營養矯正醫學方法，由一位癌症患者變成身體健康又回復美麗的模樣。後來就沒有再來找我。

大約四個月後，有一天，台灣全我中心的CEO問我：「你記不記得××小姐？」我說：「記得，怎麼啦？」CEO說：「走了。」我很驚訝：「怎麼會，不是回復得很好嗎，只是好幾個月沒有來了。」

CEO回答：「這幾個月，她一位朋友介紹她去×××那裡吃生機飲食。」×××是在台灣推動生機飲食的名人，也是某自然療法社團的總會長。

我一聽，不驚訝了，癌症患者加上改吃生機飲食，體內大寒，病情一定會惡化，尤其是肺癌，更不能吃生機飲食，很快就會和人間說再見的。

此時我只能遺憾、只能默默祝福她在天之靈，又不能批評那些不分青紅皂白、不分體質就一味推廣生機飲食的人。只有在此呼籲，讀者自己要有常識，要明辨呀！

六、台北張小姐父親攝護腺癌

呂教授您好：

我的父親在五天前經台北新光醫院用膀胱鏡診斷出膀胱癌，經過切片及斷層掃描判斷為二至三期腫瘤，亦即已侵入肌肉層及攝護腺，經過與主治醫師溝通希望能更精確掌握病情，黃醫師建議加作磁振照影及核子醫學檢查，以確認除精囊、淋巴結、後腹腔及骨骼是否已受到侵犯。

醫師目前建議的治療方式是摘除膀胱及攝護腺以免後患無窮，然後在腹腔造口導尿，術後暫無須做放療或化療。

我們沒時間悲傷，除了積極配合院方做各項檢查，也開始做功課，當天回家我立刻直奔書局，經過一翻流覽，您的大作架上有的三本我都買回來了，您知道買書也是要仔細比較的，同時也到網站大量收集資訊。

感謝書上提醒治療的決定不可匆促，目前已拿到新光醫院的病歷報告，幾天來東奔西跑中抓住空檔，我就拿您的書餵腦養腦，攸關父親性命的資訊在我們子女手上，我們要徵詢、要思考、要決定，不能不先快速補充基礎知識，否則碰到醫生連問題也不會問。您書中開出的條件我們是符合的，父親有堅強的意志和積極的態度，我們也瞭解抗癌成敗是我們自己扮演關鍵的角色，希望借重您的實戰經驗能助我父親順利贏回健康。

謝謝！！

父親的基本狀況：66歲，戒菸已20年以上，蛋奶素，信仰一貫道，病發前身體一向硬朗，練氣功，愛爬山，我們家族一向少有癌病史，所以警覺性不夠。爸爸生活型態健康，也喜歡身心靈修持，熱愛閱讀，唯一我們能想到的病因是他長期處於極大的心理壓力，又多隱忍不願家人擔心，才會積憂成疾。

謝謝您！！等您的建言！

張××敬上 0928××××××／0968××××××

我就馬上和張小姐通電話，將相同病例的狀況告訴她，最重要的是告訴她，必須先做化療，讓腫瘤變小再來手術，這是我輔導病人的經驗。

第二天收到回信，果然台大醫師也認為先做化療：

教授您好，

謝謝您百忙中的關心，回電又回信。

父親昨天12/5看過台大泌尿腫瘤科闞××醫師、腫瘤科林××醫師，他們建議父親先進行三個月六次的化療再動手術摘除膀胱，以防有漏網之魚的癌細胞，也許原本的腫瘤也有縮小的可能。家人和父親討論後決定選擇台大做西醫療程，目前等候通知安排病房。

父親經過這一個星期的折騰人很疲累，肚子裡像火燒一樣，嘴很淡，所以胃口奇差，加上排尿不順，睡也沒辦法睡好，我們擔心他的休養品質太差，這是到目前為止的狀況。

西醫的路徑暫時安排到一段落，接下來要趕快進行免疫及營養的提升，今天下午會和您連絡拜會買書做功課。另請問教授對中醫的協同治療有沒有寶貴意見?

謝謝您！！

張×× 敬上

我便這樣回信：

「張小姐，果然依我在電話中和妳講的，先做化療，不可一下就做手術，這是我多年和病人互動的經驗。因此，現在開始進行基因營養醫學調理療法，可以解除妳父親目前的痛苦，可以幫他回復很好的健康狀態，而且可以協助腫瘤消除。

「因此，在三個月的化療之後，我建議先抽血檢查腫瘤指數，說不定令尊在食用三個月的營養醫學調理品後，一切正常了，指數已經沒有腫瘤跡象，就不要摘除膀胱，當然，這要看三個月後的檢驗報告再作定奪。重點是，令尊會不會按我的建議去做？

「有關中醫的協同治療，我不便說什麼，只是現在中藥材的來源重金屬超標非常嚴重，做成添加澱粉的科學中藥粉，效果又降低，事實上，我這裡有太多例子，治療腫瘤要花錢的而且很辛苦，要明辨。也要請令尊將心放開，不要悶在心上，如果仍然把一切苦楚自己忍耐下來，長期心理壓力又極大，這樣當然會得病的。」

七、中壢周小姐父親鼻咽腫瘤

我叫周××，今年26歲，住中壢的普通菜鳥上班族，家中有爸媽兄與我四人。

7月中旬我爸爸（53歲），不菸不酒不檳榔，微胖體能不佳，近兩、三年來患糖尿病、肝也不太好，突覺右側頸部腫大，去醫院檢查竟疑是鼻咽癌，雖然切片報告下週一（7月25日）才出來，但家中已緊張萬分。

近日來全力研讀各類抗癌資訊，拜讀老師大作，使家人對癌症有了認識，也對抗癌有了很大的信心與希望，想依老師書中的經驗身體力行，備齊書中的營養品與知識來調養健身。

但市面上的藥品食品與醫療器材種類眾多，就拿蜂膠來說就有好幾十種可選擇，而能量水機、空氣清靜機也怕廠商誇大不實，實在不知道要如何選，或如鯊魚軟骨或硒酵母等既不曾聽過，也不知道要去哪購買。

所以希望能以老師專業的選擇為依歸，希望老師能給予書中提及產品的廠牌名稱，約略價格，與何處購買等之類的訊息，否則真的有一點無所是從之感，畢竟有些都是高單價的物品，買錯不只增加家裡經濟負擔，甚至可能越吃越糟。

謝謝呂老師！

收到這封信，我就立即回覆，告訴她看的書是我2001年出版的第一本書的嘗試方法，很多早已不用了，所以一大堆問題都白問了，在03年我改用細胞分子營養矯正醫學調理品，效果最佳。

我希望病人及家屬要有正確治病觀念，否則花錢又受罪，因此email叮嚀信，要他們全家讀，再來電話和我討論。

次日收到回信：

寫信給呂老師您後，說真的，剛開始並不抱著太大希望能得到回信。

一則也是因您的書出版距離今日已有一段時間，一些聯絡管道恐早已變更。

二則基於過去經驗，一些標榜所謂最完善服務最關心您需求的知名企業客服部門，最快也會拖個一兩天甚至一兩週才回應（我覺得他們跟老師您相比，則真該羞愧的縮到路邊的水溝蓋裡去）。

三則認為就算老師真是個「信人」，幾年來都努力奉獻的回應病患疑問，那全台有多少人要請教老師，照排也還輪不到我啊。

所以當今日下午抱著忐忑的期待來收信，突然看到老師有回我信，且時間就在我寄去後一小時內就回了，坦白說，真的感動感激到掉了幾滴淚水下來，因為我們全家在最彷徨無依的時候得到了最有力的安慰，雖然怕講太多打擾到老師或耽誤老師服務其他病患的時間，我真的還是非把滿心的感激表達給您知不可。

今天早上聽省立桃園醫院說切片報告已經出來了，又剛好有同一位檢驗醫師的門診，就和父母一同去看報告。

在心路歷程上，我爸其實有點偏向於傳統癌症病患的消沉與逃避，他平日就不算是樂觀型的人了，我媽則是傳統婦女，希望我爸要堅強面對，但對未確定的結果又懷抱希望而不太想正面談到癌這個字（有點駝鳥就是了），而我在這三四日狠K了老師的兩本著作後，已決定不管結果如何都要盡全力

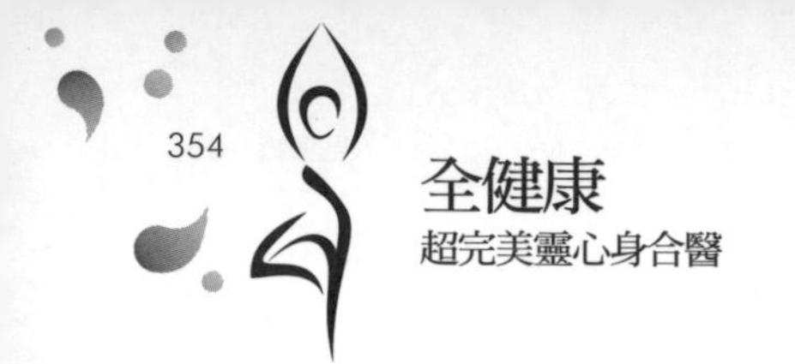

改變家人的心態與認知，要重回健康人生，且要如同老師般的更健康更有元氣。

切片報告結果，是良性的。

走出看診室門口，全家又因安慰而紅了眼框，但我知道身體醫療與保健仍是非作不可且刻不容緩，此時讀了老師的回信，知道老師又有更精確的見解與方法最直接快速有效的細胞分子營養矯正醫學的方法，真是讓我興奮不已，打算今明兩天要最快的K完詳讀後，再來跟老師您討論求教。

也要叫我爸不要因為良性而鬆懈下來，趕緊使他建立正確的觀念。

因為這次的事情我也開始由過去平淡平順亂吃亂喝的日子，轉而開始認真看待養生保健這件事。

當然也要再次感謝老師您「人病己病」的關心慰問，與所提供的討論管道。

看到這樣的回信，我很欣慰，總算又鼓勵起一家人能夠找尋正確的健康法。因為我非常注重健康教育，所以很不喜歡找我就直接問我到何處買的詢問者，遇到此種人我也是給一張叮嚀信，要他們看完後再來問，不過根據10年來的經驗，會繼續來問的只剩一半，反正我也不會主動幫忙。

就如同這位小姐所說「要盡全力改變家人的心態與認知」，這才是尋回健康的根本大法，而不是亂聽亂信就想治好身體，天底下沒有這種事的，希望讀者能夠記住我的忠告。

八、桃園何小姐乳癌末期

呂教授您好：

我是乳癌末期病患何××，手機是0920××××××，電話03-×××××××，位址桃園市××路××巷×號×樓之1。

病況已經確定為乳癌末期（四期），有轉移到左側頸部淋巴癌及骨頭、脊椎部分。已閱讀完你的著作，且受益良多，希望可以儘快接到呂教授的回覆，我們期待並感謝您。

我回覆email如下：「何小姐：只要方法得宜，乳癌其實不是很棘手的。不知目前醫生如何治療，請告訴我。如今已經有轉移到左側頸部淋巴癌及骨頭、脊椎等部分，營養醫學細胞矯正品要用的比較多，這是沒辦法的事，但為了回復健康，也只有忍耐數個月。」

同時我給她做了食用建議配方，並提供〈轉換內在舊有思維模式〉的好文章給她，且叮嚀：

1.我用的是採用全球各地最佳天然原料，經GMP製程，並經財團法人食品工業研究所檢驗的產品，請放心食用。
2.絕對不能用其他廠牌類似名稱的化學合成營養商品取代，因品質不能保證，而且劑量不一。
3.如果另外有在吃西藥或中藥，請隔開一小時以上。
4.最好是配合整個療程食用，讓身體細胞能夠維持最佳狀況。療程結束後，再看當時回覆狀況，和我討論減量，長期保養。
5.每個人的體質不同、食用後產生的反應也不一樣。有的人沒有任何反應，有些人可能會有一些不適狀況發生，希望能夠隨時用email或是手機和我討論，好瞭解發生的狀況，以便給予最適當的調整建議。

第二天收到她的回覆：

呂教授您好：

我是何××，已經收到您的訊息，更謝謝您寄了一些文章給我，讓我情緒久久無法自拔，直接宣洩出來。

由於我還有高血壓，所以醫生也有約我要看心臟病的門診，下禮拜二去醫院就是跟化療醫生約何時開始化療，最快的話應該就是下禮拜開始，請問營養品是在化療之前開始吃還是化療的時候吃？

其實，真的很有幸可以經由《戰勝癌症》這本書認識呂教授，也謝謝您的回應是如此的快速且有幫助，也希望我真的可以戰勝病魔。

何××親筆

我就打了電話給何小姐，和她詳細談談，她說昨天看了我的附檔文章，抱著先生大哭，把心中的很多積累釋放掉，於是我回覆她：「何小姐，有心臟病的話，可以增加產品中的Q10、RPC鈣，對高血壓有幫助，能再加魚油更好。

「在電話中妳能夠說出看了『轉換內在思維模式』後，抱著先生大哭，這表示妳懂了，有這樣的反應非常好，妳的身體會回復健康的。癌症不是要我們離去，而是給我們警告，要我們轉換，這一篇是美國全我自然醫學研究院Eva Liu博士寫的，妳可以打電話和她聊聊，會有很大的收穫。

「和妳通完電話，也觸動我的心，久久坐在電腦前，雖然妳是比較不好的四期，但是要相信天主一定會幫助妳度過難關，自己有信心，一切就OK，在此祝福你們！」

何小姐便開始食用基因營養醫學品，三個星期後收到信：

呂教授您好：

我是何××的女兒，媽媽星期三9/12開始接受化療，是用三合一的化療藥劑，那邊的護理師告訴媽媽不要吃健康食品，會造成肝腎負擔過大，請問會有此問題存在嗎？

在化療前有去做經絡療法，腫瘤都有縮小，能代表什麼意義嗎？可否盡速回答，謝謝！

×瑋 親筆

我回覆如下：「×璿：我和妳爸爸通過電話了，原本就談好不用回信，但還是鼓勵你們一下，腫瘤有縮小，非常恭喜，告訴妳媽媽，呂老師為她高興！

「護理師說的沒有錯，市面上絕大多數健康食品、保健食品、營養食品都不能吃，因為絕大多數是化學合成的，就和藥一樣，吃了當然會造成肝腎負擔。

「然而，我介紹的一定要符合下列條件：純天然萃取、告知原料來源、絕對不含任何添加劑等等，所以，不會造成身體任何問題的，我自己用人體親自做實驗，已經吃很多年，要有問題早就出問題了，這也告訴我們，不能聽信市面上的就隨便買來吃，一定要有深厚學理才行。祝福你們！」

9天後收到回信：

呂教授您好：

我是何××的女兒，媽媽還是決定要繼續化療來消除可怕的癌細胞，媽媽的營養醫學矯正食品也快吃完了，又要再訂了囉！！！

對了，媽咪第一次化療狀況副作用並沒有很多，10/2要接受第二次化療，而媽咪的睡眠品質不是很好，不知道有沒有改善的辦法？

媽咪現在除了化療之外還有做腳底按摩＋經絡療法（這樣對媽咪的身體是好的嗎？），也謝謝呂教授的盡速回覆。

×璿 親筆

我用電話關心她們，順便告訴她們要改善睡眠品質不佳，只要在晚餐後及睡前食用2粒植物性鈣。

而腳底按摩及經絡療法都不錯，可以去做，增加整體效果。並交待在醫師的整個療程中照我的營養醫學配方食用，不會有什麼副作用。四個月後收到回覆：

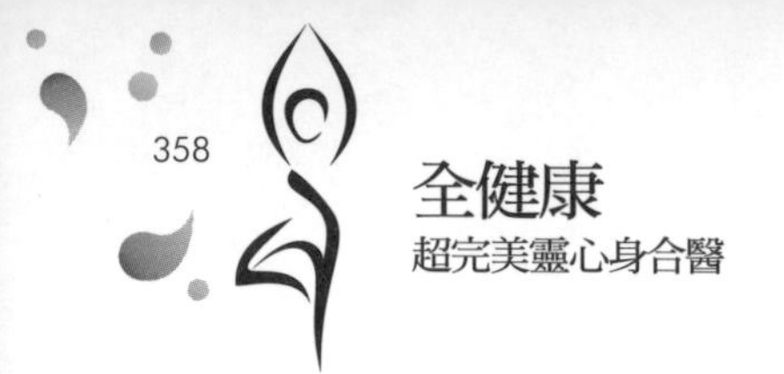

呂教授：

我是何××的女兒，媽媽在1/14回診和信醫院，六次化療已經全部做完了。醫生跟我媽咪說，結果不錯，腫瘤有縮小，所以建議直接開刀，或吃口服藥。

口服藥開的是諾瓦得士錠10豪克，白色圓形錠劑，學名是Tamoxifen Citrate 10mg/tab。

不知道教授有什麼建議可以給我媽咪～～～

或是請直接打電話給我媽咪囉！感謝您……

對於一位乳癌末期的病人，能夠有這樣好的健康回復成果，實在令人高興，所以我立刻打電話給她，何女士跟我說很不想做乳房切除手術，問我的意見。

數年來我協助過很多乳癌患者，發現台灣的醫師看到乳癌，都會先整個切除，然後做化療及放療，他們都說那是「標準療程」而且「一勞永逸」。可是事實上如此就安全了嗎？

大家應該看到很多乳癌女性並沒有一勞永逸不再復發，很多人不到1或2年就復發了，足見台灣醫生的作法有盲點。其實在美國已經不用這個療程了，他們新的作法是：如果乳房腫瘤沒有擴散，先做局部電療；如果有擴散就先做化療，這兩種療程一定會將腫瘤縮小，然後再做局部手術，根本不用一開始就把乳房切除。所以我建議不要白白被動刀，並介紹她到另一家醫院找我熟識的腫瘤科醫師諮詢意見。

九、新莊雷先生與腫瘤對話

呂教授您好：

敝姓雷，名××，民國42年生，家住新莊市××路×號之一，電話:02-2299×××，手機:0928××××××。

因吃東西難以下嚥，於上星期三8/8進入台大檢查，今天8/14下午全部完成，已可確定罹患食道癌，在食道上方及咽喉處（25cm）各有一小處的癌細胞，今天下午要離開台大前，在地下一樓誠品書局購得您著作的《戰勝癌症》一書，回家之後拜讀了兩次，對於您的觀點與論述深感佩服。

我所認識的您，均是從電視上的飛碟節目中約略得知，直到今日看了您的大作，才知道您與癌症奮鬥的歷程，尤其您研究不懈的精神更叫我敬佩與信服。

下星期二門診，醫院將會告訴我整個療程，容我斗膽在此請求教授，是否能夠告訴我基因營養醫學的個人處方及如何購得；如能有幸與教授見一次面或通一次電話，那真是我的福氣！

深切期待您的回音。謝謝您！

相信您的雷×× 敬上

由於雷先生如此誠懇，我就立即為他做營養矯正配方，並附此產品的詳細資料，告訴他可以上網瞭解該公司。也和他通了電話。

呂教授您好：

我是雷××，距上次與教授通過電話也已經過將近三星期了。這段時間就是等待接受診療通知，所以自8/20起食用營養醫學品，一方面趕快將細胞養壯，另一方面趕快重建心靈，所以沒有向您報告治療進度敬請原諒！

本星期二9/4做了一次正子掃描，同時在台大接受第一次化療療程（3天），昨天9/7出院，截至目前為止唯一副作用只感到耳鳴，其餘一切正常，當然細胞也持續養壯沒有間斷。

剛又複習了您的著作《癌症是一份偉大的禮物》中的身心靈全方位的治療，讓我感觸很深且受益無窮。對於您的善念與愛心，我想您的福報將是與天同高，在此再次謝謝您！

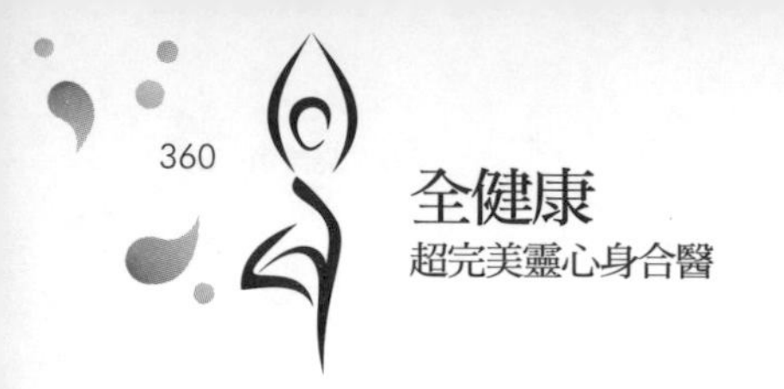

希望在不久的將來，能有福氣追隨教授去幫忙與鼓勵病友！讓每個人都活得快樂！

簡短幾句謹祝教授安康愉快

雷××　敬上

我的回覆：「雷先生，你能夠有這樣的心靈認識，我相信整個療程中的副作用不會太嚴重。其實宇宙給我們的道理是很簡單易懂的，所謂『大道至簡』，然而地球人總是認為聽不懂的才是高深學問。『把細胞養健康，身體就健康』，可以延伸出『讓細胞健康，治療副作用就會減輕』，整個療程就會順利。」一星期後收到回信：

呂教授您好：

正要寫信向您請安，真巧也真高興收到您的來信！我要報名參加所期盼的台北身心靈全方位健康交流會。

昨天是上星期9/4經過正子掃描→第一次化療→再正子掃描後初次回診，情況似乎比我預期的好，縮小了60%以上，只有輕微口腔黏膜破損，食量正常。

自從8/14看了您的大作之後，除了對於您的論述深感贊同之外，在《禮物》這本書的封底的那一段話——1/3嚇死，1/3餓死，1/3正面接受，更深深烙印在我的心底。

如果病友有幸能在最短的時間去體會，並立刻去做心靈的調適，那1/3的成功就已經先掌握住了！但願我有機會能與病友分享並鼓勵他們！

自從8/20開始服用您建議的基因營養，我開始敢與所有的細胞對話，過去對於細胞的缺乏照顧並向他們深表歉意，我也將9/20當作是60兆個細胞的滿月日！當然持續的照顧與服用更是必須的！

因為這條路我有信心再走下去，並願意追隨老師去幫忙病友離苦得樂！

最近朋友來訪，讓我有機會一再提到您的理念及您的著作，多非常贊同您的論述及善心，我準備下星期到出版社購買一些放在我的辦公室，以便可以隨時送給有緣的朋友，讓有緣的朋友可以分享您的喜悅與經驗!

雖簡短數言，但卻有無數的喜悅在期待10月的來臨！祝 老師安康快樂

雷××　敬上

這中間我們又互通了數次email，雷先生總是相當正面地在進行身體健康計畫，一定會有很好的成果。到了9月底收到他的email：

呂教授您好:

下午才剛從台大接受第二次化療回來，正想向您報告治療心得，又剛好看到您9/27及今天的mail真是高興！

這次的化療由醫生的眼光及訊息中，及本身的感覺中似乎頗有進展，但更值得高興的是由於我對1/3加1/3的堅持及對教授的信心，竟然能感染到2位病友的太太，帶著她們的先生到我的病房來做交流，經過我向他們告知與教授這一段時間的因緣，及介紹教授的理論及研究與親身的經歷，並鼓勵他們要確實掌握1/3＋1/3，利用機會讀讀您的著作，我深信如果他們與教授有緣，必也會獲致如我一樣的「希望」與「成效」。

從他們的笑容裡我深深體會出，這是我此次住院感到高興與有意義的事，教授您認為呢？

簡短幾句並獻上深深的致意。祝教授 安康愉快

雷××　敬上

我為雷先生鼓掌，能夠在病房分享他的效果及正確的健康理念，讓病人露出笑容，實在令人敬佩。於是在10月的健康交流會中，我們見了面，我也特地請雷先生向參加的人分享他的體驗。

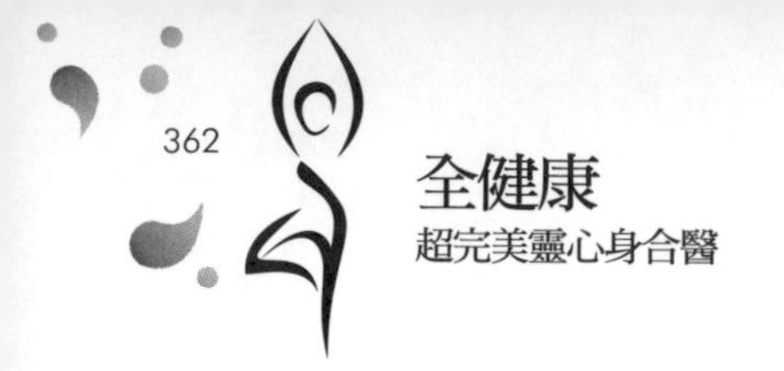

十、美國芝加哥張爸爸肺癌

找我的病人也有在馬來西亞、新加坡、香港、洛杉磯、紐約、芝加哥各地的華人，他們都是在當地華文書店看到我的書，然後寫電子郵件給我的，下面舉2010年5月1日我收到芝加哥的張先生的來信：

呂教授您好：

我想向你求助，因為我爸他就是一開始的時候肺部有腫瘤，然後又不知道怎麼了，現在連腦部也有一塊腫瘤了，去做了幾次電療，發現他肚子老是漲起來，連走路也沒力，身體一天比一天差，我真的好擔心他……

所以想請教教授分析一下病情，還有怎麼調養，應該吃什麼和不該吃什麼……後輩感激不盡。

我立即回信：「張先生，請勿擔心，附件請詳細閱讀，發燒不是病，是身體的反應，是在告訴我們細胞的矯正過程的一些反應，多喝水，把心放開。

「我們推薦的不是藥，是高劑量天然原料萃取的純營養品，附給你們的資料中也有說明，你們把瓶子打開，聞一聞，都是蔬果香味，沒有藥品的味道。有任何問題，也歡迎直接問我，沒有關係。」

5月16日下午收到回信：

呂教授：

但是我爸他已經發高燒兩天兩夜了，還沒退燒，我們真的很擔心他。醫院檢查說他胰導腺發炎。現在我們該怎麼辦呢？

以下是我的回覆：「如果是胰導腺發炎，醫院應該有他們的作法，就依他們的決定去做。此時可以增加食用500mg維生素C一小時1至2粒，有消炎效果，不過，這是輔助的方法，還是要先用醫院方法來消炎，才能降低發燒情形。」

第二天收到信：

呂教授，我爸他想不做化療了，行不？

因為他太辛苦了，身子現在很弱，他還拉肚子，光吃你開的藥要幾天才有成效啊？

我又回覆：「附件是美國約翰霍普金斯大學的研究，裡面已經說明化療、放療是沒有用的，只會摧殘病人，真的可以不要讓父親痛苦了，這樣才是真正的孝順。

「在家修養，依照我開列的營養品好好食用，體力會一天一天回復的，第二個月再和我討論做調整。拉肚子時，可以食用六益菌2粒，有止瀉效果。目前你父親的體力很弱，我也無法說要幾天才有成效，但是我可以肯定的說，快則2天，慢則4天就會有感覺。」

18日收到信：

呂教授：

真是人算不如天算，現在又檢查到他的胰島腺那裡有一塊腫瘤，該怎麼辦？

醫院不給他吃你開的那些營養品，現在又要他做化療，他身體已經支持不下去了。還能怎麼挽救呢？

教授你真的要教我怎麼做才好？

張先生每次來信都看出他的慌亂，這也是大多數病人的常態，因為他們已經不知道有健康方法了，因此我這樣回信：

「你們知道身體已經支持不下去了，醫師只會繼續做化療，一直摧殘病人，這是西方治療癌症最大的矛盾。你們家人必須要有覺知，要有自己明智的決定，我只能提供建議：不要讓父親痛苦了，讓他舒服地完成他這一生的路程。

「現代醫師是不顧人道的，他們眼中只有器官、疾病，這也是現代醫療最大的困境。我用的orthomolecular medicine是他們不懂的，所有疾病就是因為缺乏營養素而產生的，用大量天然活性營養素（不可以用化學合成的）才能矯正病態的細胞，不是用西藥。我提供建議，但是你們要自己決定！一切順著上天的安排去走，而不是人定勝天。」

馬上收到他的回信：

呂教授：

他既然多了一塊腫瘤，那該不該繼續吃你開的營養品啊？

現在他的胰影響到他，弄得他很痛，我在電話裡都能聽到他叫的痛苦聲，做兒子的又沒幫得上什麼。

至於他的胰臟，該怎麼吃你給的那些營養品啊？

他媽媽一早就從芝加哥打電話給我，所以我回信如下：「你媽剛剛有來電話，我告訴她，吃這些營養品不會導致任何疼痛，那些疼痛是因為胰臟以及其他器官受損所產生。要瞭解所有化療藥的作用是在殺死腫瘤細胞，但同時也殺到好細胞，本來就是摧殘式的治療，大家都以為有化療就會好，其實不是這樣的，只會讓身體更加受不了。

「細胞分子營養矯正營養品不是一般化學合成的營養品，而是針對病人狀況做處方用的，會讓細胞更健康，但是，你爸爸目前的狀況，也只能用這些營養品來協助，至於能夠幫助多少，也要看他個人的理念，他必須要有正確理念，要對營養品有信心，否則，任何人是無法幫忙的。」

呂教授：

我明白了，現在只能安心吃你的營養品。再看他的情況怎樣，謝謝你哦教授。有什麼事我再發資訊給你。

經過兩天，又收到信：

呂教授：

我很痛苦啊，醫院說我爸他還有幾個星期活著，我想知道吃你的營養品還有希望嗎？

我還沒盡過自己的孝義，怎麼可以離去。

收到這樣的來信，可以看出病人兒子的無助，醫院竟然告訴家人病人只剩幾個星期的生命，這樣殘忍的事，要如何來回覆呢？由於我在台灣也是研究生死學的教授之一，所以就用生死學的角度來開導：

「張先生，把心放開，沒有什麼好痛苦的，任何生命本來就是要離開地球，只是有人早有人晚而已。有的人舒服的沒有病的離開；有人滿身疾病的離開，這是他們前世的業力關係，和今世的人無關。

「所以把心放開，父親年紀大本來就會走的，只是不幸他的靈魂選擇生重病的方式。任何人會怎麼走，那是他靈魂的選擇，當然，你們以唯物主義角度是無法理解的，我只能說：一切隨緣。

「醫生都沒有辦法了，營養品當然無法使他回復沒有病的狀況，只能協助他在未來的日子舒服一些。還有幾個星期就幾個星期吧，讓他用營養品來維持好的狀況，不能想要讓器官回復正常，仙丹也沒有辦法，只有你們的心

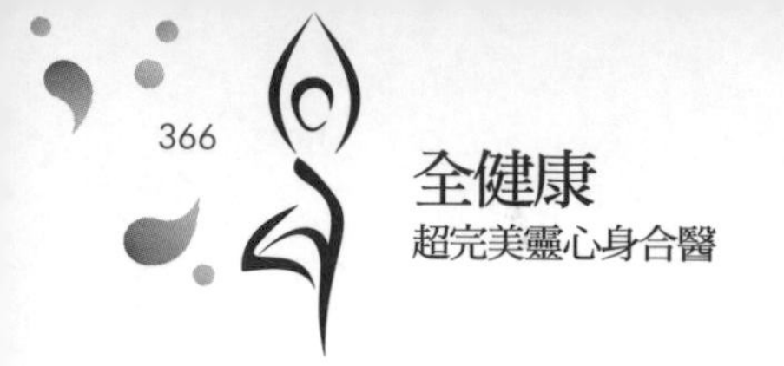

要改變，才能舒坦。

「生命本來就在宇宙中生生不息的，地球上的階段只是一小段而已，未來你父親仍然活著，只不過是活在地球空間而已，他是活在另外一個空間，要祝福他。」

5月23日收到回信：

呂教授：

你好，我爸他堅持吃你開的營養品，好像有點效果了，現在胃口好了，臉色也比之前紅潤，教授你說會不會有奇蹟發生呢？

現在主要是他的胰臟問題，你看看能不能加點什麼營養品對胰好的。反正就覺得比之前好，這會不會是好轉的跡象呢？

在最沒有辦法的時候收到這樣的信，實在欣慰，所以我也很高興地回覆：「看到你的來信，我們非常高興，祝福你爸，他的堅持是對的，他靈魂的選擇也是對的，這是他的福氣，我們要祝福他。

「現代西醫的治療是使用有毒藥物來對抗疾病的方法，所以，任何疾病越治療越嚴重。而細胞分子營養矯正醫學是用天然高劑量營養品來使細胞回復健康，疾病自然消除，能夠讓細胞好一些，身體就會好一些，用這種自然的方法，是正確的，總之，能夠好轉是好事，但也要看你爸的各個器官能夠回復到何種程度，這就不是任何人能預知的。為你爸爸調整營養配方如附件，請參考。」

第二天一早他媽媽就來電話，所以我回覆信件如下：「張先生，今早你媽來電話，告訴一些經過，很好，有醫生和護士都看了我寄過去的營養品，都說這些可以吃，他們是理解的。不過你爸爸由於腦部腫瘤影響到右手右腳，我就增加銀杏果、人蔘，新配方表如附件。信念最重要，請你爸能夠照裡面所寫的，天天念、天天想，腫瘤會縮小的。」

過了兩天即25日又收到信：

呂教授，真是非常感謝教授你，現在聽我媽說爸的情況我也很開心，真希望他能堅持吃著，有奇蹟出現。

但是28日又收到這樣的信：

呂教授，你好，我爸他現在情況又變糟糕了，他好像對營養品沒有信心，不想再吃下去，教授你能不能舉例說說有成功康復的例子，好讓我爸有信心。

我只好趕快回信：「張先生，你爸的器官已經壞掉了，西醫也無法治療，你們心裡必須要有清楚的認知才對，給他吃高品質營養品，對細胞有絕對的好處，一定會有改善，但是，能改善多少，必須看病人的器官狀況，而不是看吃多少營養品，必須要有這樣的正確觀念。

「另外更重要的是，病人本身必須要有絕對的信心和堅強的信念，這是心靈上的問題，我也曾經給你們一些心靈文章，心靈比肉體重要，你們大陸人是不相信心靈的，然而，自古以來心靈現象很多，人類絕對要相信心靈的存在及力量，而不是只靠物質的藥物或營養品。

「你爸爸本來很有信心，就顯得比較好，現在又沒有信心，不想吃下去，如果這樣，任何人是無法協助的。

「10年來看我的書，直接找我做營養醫學配方的有數千人，真的和病人的相信度有關，有些人什麼都不懷疑的就吃，連肺腺癌四期的也都活著。有些病人三心二意，問題一大堆，他們就好得慢，甚至不算嚴重的乳癌二期也走了。要不要健康，不是靠醫師，不是靠他人，不是靠藥物，而是依靠病人自己的信念，請仔細思索這個邏輯。」

經過一個星期到了6月6日，才又收到信：

呂教授：

告訴你一個很不幸的消息，我爸他現在一連5天都在睡覺很少醒來，這是什麼原因呢？肚子也老是脹起來，要怎麼補救啊，我真的很心痛。還能救不？這樣很受罪。

即使還有一線希望我都要堅持下去，我相信會有奇蹟的，願上天保佑。營養品什麼時候可以訂啊？

我回信如下：「如果是這樣，就很難了，這是器官逐漸衰竭的現象，所以很少醒來，加上無法自行清理體內雜質，所以肚子會脹，器官已壞，無法補救，所以，請你們要準備，你爸爸的靈魂將回到宇宙母親的懷裡，這不是壞事，是每一個人必然之路，宇宙才是人類的老家，地球只是一段過程，不要悲傷，不可痛哭，這樣會影響你爸靈魂的離開，對他不好，必須靜靜的送行，如同送別親人到另一個國家，發送你們家人祝福的念頭，謝謝他在地球上一生對家人的照顧，感謝他，祝福他，完全用正面積極的方式給他好的意念能量，他就會很舒服的回到宇宙。」

到了6月20日收到回信：

呂教授：

你好，我爸自從吃了你的營養品後，身體的各方面機能都有所提高，這次胃出血進院，檢查都說他這次身體比上次好很多

這非常感謝教授你，我媽他想知道，還要吃多久才能將腫瘤縮小。

經過半個月食用我寄去的細胞分子營養矯正醫學營養品，張爸爸的身體又逐漸好轉，也替他們高興，所以我回信如下：

「每個人體質、腫瘤大小等狀況都不同，說不準的，醫師幫病人做化療，他們也說不出每個病人的回復狀況，只要身體各方面機能都提高，就是好事。營養品配方裡頭含有硒酵母（selenium yeast）有抑制腫瘤的效果，持續地吃，你爸爸的配方是三餐各2粒，已經足夠，絕對要照我的配方食用，這樣的配方是有道理的。

「我用的是分子矯正醫學學理，使用的是全球最佳原料廠的原料、台灣出品的具有天然活性的量子醫學臨床營養品，絕對不可以使用美國市面上一大堆的化學合成的營養品，你們可以和醫師討論這些學理，讓不知營養學的醫師也開開眼界。」

我很高興張爸爸有回復健康跡象，但是第二天6月21日卻收到這樣的信：「呂教授你好，昨天很不幸，我爸他已經走了，不管怎麼都好，我都該謝謝你。」

我也驚訝，立即回信問：「是什麼情況走了？身體狀況不是比以前好嗎？很令人驚訝，雖然我們沒有見過面，知道此消息也令我感傷，只有祝福他在天之靈安息。」

張先生回信說明：

呂教授：

是的，醫院是這樣說的，就是他那天在吃東西的時候，咽著喉嚨，咳了幾下然後就這樣走了，真的很心痛，連最後一面都見不了。謝謝教授你的關心。

後來在電話中詳細問情形，原來是張爸爸感覺身體好很多，心情也高興，就放心地吃東西，沒想到一時太大口，噎住喉嚨，一時氣喘不過來，加上身體比較虛弱，沒有力量大咳出來，就這樣走了。

我也只好說讓張爸爸能夠在身體比較好點時，舒服一些的時候，平安地回到宇宙，也是他靈魂的選擇，我們應該祝福他，願他在另個空間平順。

十一、波士頓楊夫人卵巢癌四期

2010年10月收到虎尾科技大學一位好友教授的信件，說他的麻省理工學院同學楊博士，現住在波士頓，夫人得了腫瘤，希望我能幫忙。次日就收到來自波士頓的email：

呂教授，你好，經由廖博士的介紹，現將病人的情況告訴你：

女，19××年×月生，吃素。容易便祕，月經量不多，沒生孩子，20多年前小腹就稍大，現懷疑癌細胞早已存在。

約1999年，發現零期乳癌，不願作任何處理。2010年6月底，因做3天倒立，腹部開始有異狀。7月初，腹水開始累積，以為是脹氣，經二個多星期，腹水脹得吃不下飯，呼吸出現困難。

27日西醫CT Scan檢查出左肺與腹部積水，抽取組織，為卵巢癌四期。心臟旁淋巴結腫大。CA125=2950，醫生認為腫瘤太大，應先作Chemotherapy三次再決定要否開刀。29日抽掉3磅，左肺與腹部積水。人覺得舒服，可以吃了。

8月3日，第一次Chemotherapy。每次Chemo後24小時打白血球針，刺激骨髓造白血球。8月3日，開始服用Cellfood，每天120滴。化療反應—因為有服醫生開的藥，嘔吐、暈旋現象沒發生，2週後開始掉頭髮。每天吃五穀糙米飯，早餐紫蕃薯。

8月9日，開始喝×××能量水。10日，開始服用Sun Farm Vegi Soup（華陽複方），覺得呼吸變得較順暢。同時，練平甩功，多走路，身體狀況不錯。能吃能睡能拉，體力還算很好。體重106磅，一直上不去，身高154CM。驗血—白血球正常，甚至是屬於高的，但紅血球偏低，建議輸血。

其他服用：L-Glutamine 1000mg（Jarrow牌），大陸學者牌靈芝，Coenzyme B-Complex （Country Life），Selenium 200mcg（L-selenomethionine，Bluebonnet牌），Probiotic Complex。

8月23日，CA125=1450醫生認為可以開刀。24日第二次Chemotherapy。30日CT Scan檢查，胸下與腹腔還有些積水。9月14日第三次Chemotherapy。23日，CA125=444。

28日開刀。發現癌細胞黏在大腸與膀胱，包在一起，切除大腸與膀胱會影響生活功能，醫生決定不應開刀，脾表面也有癌細胞。只抽掉腹水，又縫合。

住院4天，紅血球偏低，輸血2次，每次500CC。現在加服AHCC 800mg每天四粒。Vitamine D 1000 IU 1或2粒。開始做針灸。

被告知：人蔘、黃豆與豆漿、亞麻仁油應避免，以免增加雌性激素。

楊××於Cobleigh Dr. Tewksbury, MA 01876

已經是四期癌症的病人，不容拖延，於是立即回信：

「楊博士，你寫得很清楚，但也令人為夫人感到惋惜，希望這是上天的安排，因為廖教授是非常nice的人，我們會全力協助你們。你信文的一些敘述，在此提供我們的經驗與實證：

1.現況『癌細胞黏在大腸與膀胱，包在一起』，20年前小腹稍大，1999年發現乳癌，必定是那時身體內就已經有tumor了。目前看似狀況不佳，又無法開刀，但換個角度看，那是『發展非常慢』的tumor，可以給我們多點時間來矯正它。所以，請夫人和你先把心放下，如佛家所言：放下、看空。請每天任何時刻默唸『腫瘤縮小，身體健康』，當做八字真言般地唸，全然地把腫瘤放下，不要去想它，把它當做已經沒有了，一定會有奇蹟的。

2.Sun Farm Vegi Soup（華陽複方）可以繼續吃，對肺部有幫助。多練平甩功，走路用快走，不要慢跑，此時要養精蓄鋭，不要像西方運動般的消耗體力。

3.五穀糙米飯和紫蕃薯都可以吃，但是，你們長期吃素，體內營養非常不足，這也是造成紅血球偏低的原因（所有素食者都如此）。人是雜食性動物，也必須從蛋、魚、肉當中攝取必要的營養，才足夠身體所需。但由於很多人宗教信仰的關係要吃素，這是無法改變的現實，所以必須額外攝取營養素來補充飲食的不足，才比較不會生病（後來知道他們是波士頓一個佛教團體的護持）。

4.目前在吃的L-Glutamine 1000mg（Jarrow牌），大陸學者牌靈芝，Coenzyme B-Complex（Country Life），Selenium 200mcg（L-selenomethionine，Bluebonnet牌），Probiotic Complex等，不是不好，而是要看原料、成分是否天然，劑量是否足夠。但以我們研究所知，美國的營養品絕大多數是化學合成的，劑量又低（只是設計為膳食補充而已，沒有矯正細胞的效果），又摻有非常多的添加物（幾乎占三分之二以上）。所以建議，如果要食用我做的營養配方，這些東西不要再吃了，一方面怕裡頭的化學成分產生拮抗，影響效果，甚至發生衝突。

5.AHCC可以吃。但Vitamine D不是這樣吃法，它不是單獨食用的。這裡牽涉一個觀念：任何營養品都要複方，如草藥都是複方煎煮食用，沒有用單一草藥，一般營養品也是同樣道理。

6.被告知人蔘、黃豆與豆漿、亞麻仁油應避免，以免增加雌性激素。邏輯上對一半。素食者經常會食用黃豆製品及豆漿，要避免是對的。但是，人蔘和亞麻仁油如果是萃取其有效成分、去除雜質之後的產品，是可以吃的。尤其是亞麻仁裡頭的Lignans已經有很多文獻證明對於腫瘤非常有效。所以，要這樣說：『不能直接吃人蔘和亞麻仁油，可以吃人蔘裡頭萃取的多醣體及亞麻仁油萃取的lignans。』」

7.市面上很多說法只是一些人的經驗值，但不一定是普遍值，抗癌市場非常混亂，經常讓罹癌者產生各家抗癌書看得越多越迷糊的感覺，不知要相信誰。我運用的是orthomolecular medicine為基礎的學理，加上原料成分保留天然活性，經過多方檢驗具有quantum能量的營養品，這樣才是在幫助病人，而不是賺營養品的錢。

希望將此信連同附件一起印出，拿給夫人閱讀。我們會全力協助，但是我希望患者及家人也要有正確健康觀念，謝絕親朋好友的道聽塗說。祝福你們，會順利的！把心安下，如果醫師的療程有50%的成效，再加上我們的營養矯正及抑制腫瘤的30～40%效果，成功率就提高八成以上，這是我們多年來的實證。但是，病人及家人的信念是決定成功與否的最重要因素！」

附著這封回信，還提供八篇抗癌、心靈文章給楊博士。接著幾天就是密集的聯絡，並將他夫人需要的營養配方寄到波士頓。不久接到來信：

呂教授，

加州有位把脈很高明醫生，內人昨天請他把脈，他說大腸內有阻塞現象（我不知這是舊餘或新起），建議用生理食鹽水洗大腸，讓那的癌細胞沒有營養補充。平時吃五穀粥，莫吃五穀飯，少吃纖維，以減少食物停留腸內。又說可用黑紅糖熬湯大碗喝，除去癌細胞。這樣方法似乎與您的主張相違，您覺得如何？

該吃五穀粥還是保持吃五穀飯？又內人的排泄很正常，每天兩次，腹腔也覺比以前舒暢，所以想請問您的意見，洗大腸有幫助嗎?或絕不可行？謝謝您。

附帶轉寄下面文章「美國人終於承認手術或放化療後癌細胞反而加速擴散」，這內容很有意思。

××敬上

我是這樣回覆的：

「楊博士，我很推崇古老中醫理論，非常符合人體自然宇宙規律，多年來自己也研究一些中醫學理，但中醫師各有各的專精門道，比較無法有一致的檢驗標準，所以不同中醫師把脈後，經常會出現不同的建議，無法驗證。我們都是搞學術的人，你可以詢問那位中醫師Why？讓我們知曉他建議的學理何在。

1.『用生理食鹽水洗大腸，讓那的癌細胞沒有營養補充』，在台灣也有人在市面上推廣洗大腸（灌腸），但是學術及醫療單位都在反對，我也反對，因為洗慣了，會影響肛門擴約肌的收縮力，變成肛門無力，反而遺害一輩子。

2.『平時吃五穀粥，莫吃五穀飯，少吃纖維，以減少食物停留腸內』：這一點我贊同，腸道癌本來就要少攝取纖維，免得增加腸道的負擔，我也會交待腸道癌的病友如此。

3.『可用黑紅糖熬湯大碗喝，除去癌細胞』，黑紅糖富含礦物質，也是我經常推薦的。

每個人的體質狀況不同，既然夫人排泄很正常，腹腔也覺得比以前舒暢，就是很好的回復狀態，何需再用人工的方式來洗腸？而且，又要多花一筆錢買洗腸器具，是否必要？你自己推敲。

附帶文章和我在第一次提供的John Hopkings大學的研究報告論點相同，這也是我多年來在台灣提倡的觀點。嚴格檢視，現代醫學治不好癌症，也治不好慢性病，只會摧殘患者，而製藥工業就是化學工業，他們想的是暴利。想想，化學工業能否協助人體健康？

我相信繼金融風暴後，未來會有醫療風暴，現行的西醫療法會成為過去，未來將回歸到自然傳統醫療的局面。祝夫人越來越健康。」

此後幾個月，楊太太從波士頓打電話來詢問我們很多次，我們都非常嚴謹地提供建議，她也都樂意照我們指示的去做，身體回復得非常好。

到了次年元月27日，收到楊博士的來信：

呂教授，

我將寫篇內人抗癌經驗的紀錄，發表在《美佛慧訊》，提供一些經驗給他人參考，三月出版。當然會提到您的部分。以下是有關您的部分，若有錯誤之處請告知。謝謝您。

內人現於加州接受一位氣功高手治療，情況好轉很多。在他眼中，化療簡直是胡搞的醫療方法。他治好非常多癌症病人，每次收費 $70，給他治療過者都驚奇進步的快速。

××敬上

楊博士要發表在《美佛慧訊》的文章中提到我的部分是這樣寫的：

「三次化療後開刀，開刀的結果聽醫生口氣，腫瘤是非常嚴重。面臨眼前更嚴峻的挑戰，我們以前閉門造車的應對方式，可能還是不夠，便進一步向台灣的呂應鐘教授諮詢專家意見。呂教授近10年來協助數千位各式各樣的病人用自然營養的方法回復健康，他認為我們如此拼湊式的吃保養劑是不正確的。他提出幾個重點：一、防癌品與抗癌品不同。一般維他命或營養品多吃有害，因為多是化學合成的，必須吃純天然蔬果原料的才易吸收，沒什副作用，而美國號稱nature的，也不是100%天然。二、依據兩次諾貝爾獎得主Linus Pauling的理論，人會生病是因為營養失衡與不足，但西醫沒有營養學觀念，所以治不好慢性疾病。三、別信單一藥或食物可治病，必須複方才可。四、他可依病情與整體營養醫學觀念，建議一套『量子醫學營養品』來矯正變異的細胞。」

過了數星期又收到來信：

呂教授您好，

許久未聯絡，也未向您報告內人近況。上回的文章已經於《美佛慧訊》登出，將會有數百本寄給台灣讀者，未來可能會有人向您尋求幫助。您又要辛苦了。

內人經過數月來的努力，病情總算已經得到控制，精神與體力都正常。附件是她近來驗血報告。美中不足的是白血球偏低，其他還算可以。

她將於月底前回台，由於要長程飛行，不知您有何建議？我希望她能繼續服用基本的營養保護品，是否能再請您開在台灣期間一個月的處方，然後回美國前再開兩個月處方帶回？

我不建議她回台後到處跑，所以此次或許無法去拜訪您與劉老師，作當面道謝。等她更健康後，必然去向您們道謝與請益。

敬祝愉快康泰

××敬上

於是趕快回信給楊博士，請夫人和我們聯繫，能夠見面是很好的事。後來，楊夫人體力充沛地南下高雄旅遊，我們才能見面。在此，要特地說一下，找我協助的病人，有95%的病人沒有見過面，都只憑email往來，就能夠回復健康。

曾經有人問我：「沒有和病人面對面，能夠正確嗎？」我笑著反問：「經驗豐富的修車師傅只要打開前車蓋，打開引擎，聽聲音就能正確判斷故障在何處，不是嗎？」

半年後，收到楊太太親自寫來的email：

呂教授：

自從結緣以來，您每次的來信都令我感動。在照顧這樣多病患的情況下，這是多大的愛心與耐性啊！而這份美意，我的小細胞們都受到了潤澤。

早就想給您寫信，只是在調養的過程中，除了向朋友們報告近況，幾乎是不碰電腦。散步、睡覺、練氣功、曬太陽，作一切可以令小細胞歡喜，也令先生與好友們安心的事情。如今，頂著茂長而又捲曲的新髮，身骨挺健（在台時有高人替我整骨），我甚至還長高了些許。

整個調養的過程，是一場又一場美麗的奇蹟。在每個人都平等具足的如來寶藏中，恰到好處的時節因緣，成為我在這一場經歷中，感受到最大最大的福報。於是，幸福快樂的感覺，竟是整個過程中最慣常的心情。

我先生操心，是因為他為我承擔了太多太多的事情。如今我的體重已逐漸回升，他卻依舊消瘦，您的來信，對我們是最切要的提醒，我們都將因此而心寬體胖起來。

附上寫給朋友們的書信，感恩您在這過程中的守護與陪伴，病中美好的心情理當與您分享。祝福您靜好平安！

張××　敬上

2010年7月確定是卵巢癌四期，因為「癌細胞黏在大腸與膀胱，包在一起」，無法開刀，又縫合回去的病人，在10月找我開始運用細胞分子營養矯正醫學，以及更重要的心理輔導、心念轉換、宗教信仰，經過一年後收到病人親自寫的這封email，令人高興，也為對方祝福，因為她們相信我所運用的學理，成功在於她們信念的正確。

十二、台中高小姐甲狀腺乳突癌

2014年中，收到台中一位高小姐的電話，於是提供諮詢者必須先閱讀的資料給她，6月27日收到來信：

呂教授您好：

很感謝您快速的回信，想請您為我的狀況做（細胞分子營養矯正）食用建議，謝謝。

姓名：高××年齡：40歲　　身高：體重：（略）

電話：0934×××××× 地址：台中市龍井區××××××××

日常飲食習慣：早餐大部分是麵包和五穀粉為主要，中午是帶便當（前天晚上的）有時外食，晚上大部分自己煮，有時來不及會吃外食，晚餐後會吃水果2～4種，有些時候會比較晚吃飯（超過8點但很少），自己煮會煮比較簡單的飯、麵、水餃，然後加上1～2種青菜，比較常吃魚，大部分以清蒸為主，有時有吃零食的情形，以前喜歡喝飲料但現在已在改進。

目前病況：甲狀腺的乳突癌，但沒有什麼不適症狀，除了甲狀腺有一顆突起，確診後沒再做過回診，但身體有其他問題，有時會頭暈嚴重會有暈眩情形，比較容易覺得疲倦，肩頸比較容易僵硬和酸痛，皮膚有過敏及濕疹的問題，排便有時會有排不乾淨的感覺，鼻子過敏會鼻涕倒流，所以晚上睡覺和起床常覺得喉嚨有痰，導致咳嗽情形，尿道和陰道會容易細菌感染，以前檢查時有子宮肌瘤不大但沒再追蹤。

謝謝您撥空看我的信件，我的表達能力不是很好，有時不知如何才能寫出真正的想法，以前就一直覺得自己的身體狀況不好想改善，但是只是頭痛醫頭腳痛醫腳，最後還是一樣，如果不是因為腫瘤想對這個病多一點了解，想知道自己除了開刀是否有另一種選擇，在網路上看到你的書《我的腫瘤不見了》，看完以後覺得這或許就是我的另一種選擇，也許您會覺得我這樣說不適當，但我心裡真的有這樣的感覺，再看完您的另一本書《癌症是一份偉大的禮物》，終於鼓起勇氣寫了第一封郵件，這個信箱是公司的只有上班時用，所以我留了另一個信箱比較方便，再一次感謝您，也很抱歉占用您的時間。

祝福你

高××

因為高小姐先看過我的兩本書，已經有正確觀念，所以毫無疑慮的就照我提供的營養配方食用，過程非常順利，身體改善很多。

一個月後（2014年7月28日）來信說：

您好，我是高××，我要訂第二個月要吃的。

我食用第一個月至現在，只有腳出現比較嚴重的濕疹，但不會感覺很癢很不舒服，排便雖然每天都有，但是有點便祕的感覺，排出來的比較硬而且不成型。

請問第二個月會增加其他的，我又該如何食用呢？謝謝。

我就為她再配第二個月配方，繼續食用，到了2014年9月24日來信：

呂教授您好：

我想請教您第四個月的食用建議，第三個月開始時身體又開始長了濕疹，就手腳比較明顯，從開始的一點點到現在慢慢有比較多地方出現，有時會很癢但還能忍受，感覺好像體溫比較高還是天氣熱所以很容易流汗。

我平時運動都練甩手功，但是肩膀背部的關節都會出現喀喀聲，不知道久了會不會不見，前兩個星期開始喉嚨有一點不太舒服，感覺睡覺起床時痰比較多，有時聲音會沙啞，這兩天有好一點。

麻煩您看第四個月有什麼須要作調整的，謝謝您。

我有時會想，我不直接開刀的原因到底是什麼，其實有部分原因是我害怕吧！因為有看到一個例子是原本只是開刀切除腫瘤的，但做完病理切片後馬上再做第二次的淋巴清除手術，然後醫生告知後續要做化療，這個例子讓我害怕開刀後的情形。

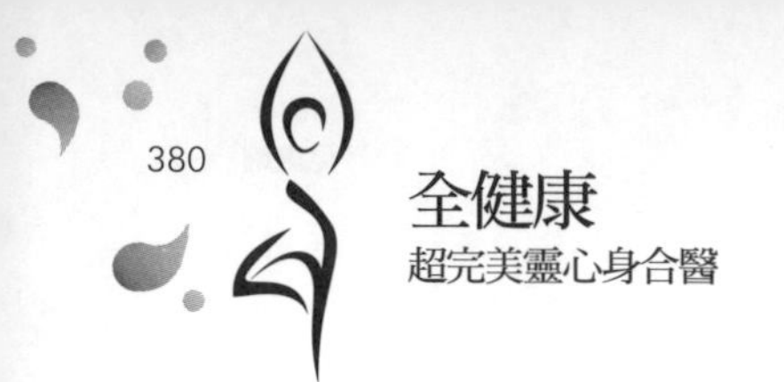

但我想既然害怕那就不要去做，即使未來或許還是要開刀，但這段緩衝時間就是我要去努力的，如果我能讓腫瘤不見，開刀就沒有必要了，很多人能做到，那我也要試過才能知道對不對，謝謝您不厭其煩的幫助，讓我能持續下去，感謝您。

祝 平安健康

針對濕疹問題，我加強了「食物型態酵母硒」的每日攝取量，因為硒可以讓壞細胞自動凋零死亡，所以對於腫瘤細胞及皮膚細胞都有幫助。

至於不想開刀的心理，是因為高小姐看到其他病人的例子，給她很不好的感覺，所以我鼓勵她先不要開刀，用營養醫學來矯正細胞。

一個月後又收到來信：

呂教授您好：

想請教您第五個月的食用建議，目前皮膚的情形有比較好，只剩一小部分的濕疹，這個月剛開始食用以後，感覺有時會有一點點頭暈的情形，還有一次暈眩但沒多久就好了，後來就沒有再有同樣的情形。

但是這個月後面慢慢比較會感覺疲勞，須要小睡一下才會恢復，身體比較明顯的還是肩胛骨週圍的酸痛感，目前是右邊比較嚴重，有空時會做一些伸展操，但感覺沒什麼幫助，本來有好轉了，但最近又突然痛起來，比之前感覺痛，尤其活動的時候會更痛，這是不是也是好轉反應的一種呢？

還有一個情形之前沒說過，就是如果不小心有傷口時，如果比較大一點的傷口會好得很慢，常常會化膿然後要很久才會好，這種情形是因為什麼原因造成的呢？謝謝教授您每個月不厭其煩的幫助。

祝您　平安順心

2014年11月7日：

呂教授您好：

謝謝您的建議，但還是先不打算開刀了，想過兩個月去回診後如果變大再來考慮，如果不變或變小就表示可以不用開刀了。

現在身體有一個嚴重的問題，就是上星期去做完背穴按摩，結果脖子開始出疹子，慢慢越來越多幾乎整個脖子都有，有的更嚴重會流組織液，還有手肘窩和腋下也有，今天開始手背也冒了幾個了，我都沒吃藥和抹藥，長疹子的皮膚摸了都覺得很熱。

請問這是好轉反應嗎？也不知道這種情形要再多久，有沒有什麼方式能使過程不至於癢到受不了，然後能快點過去。謝謝。

祝您平安順心

高××

2014年11月26日：

呂教授您好：

感謝您這麼多個月來的幫忙，身體有些狀況已經很少出現了，體重也有一點一點的減輕，比較常發生的還是皮膚過敏和濕疹的問題，請問上次的筋絡排毒對身體不好嗎？把身體不好的毒素排掉不是好事嗎？

雖然有好轉，但看起來像是有過敏情形，在胸前有起一些疹子看起來像濕疹，因為衣服磨擦就會覺得很癢，總覺得皮膚很敏感，而且天氣比較冷就會比較乾燥，身體就容易乾癢，肩膀的問題有比較好轉，右手還是有一些不舒服，但筋好像有比較鬆了，所以感覺應該慢慢會變好的，想請教授規劃下個月的食用建議，謝謝您。

祝平安順心

高××

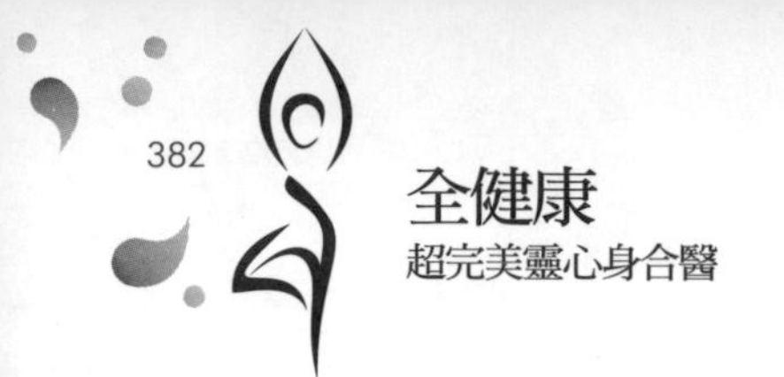

2014年12月29日：

呂教授您好：

想請教您下個月的食用建議，這個月初有一天突然頭暈眩加嘔吐，持續到下午休息一會就慢慢好了，這天我一樣有上班，跟以前不同，不用一直躺在床上和吃藥；一星期前脖子之前長疹子的地方突然又長出疹子，不過範圍只有一小部分，還有右手手背的地方，過程沒有第一次那麼癢和不舒服，已經在慢慢消退了。

喉嚨跟鼻子也因為天氣冷有時會不舒服，但多喝水都可改善，請教授幫忙建議下個月該如何食用，謝謝您的幫忙。

祝您平安順心

高××

2015年2月4日：

教授您好：

謝謝您每個月的建議，這個月沒有什麼狀況，皮膚的情形已經很少了，只有腳還有一點點，只是可能冬天濕疹本來就不明顯，不知道夏天會不會比較嚴重。

最近比較覺得疲勞，眼睛比較容易酸澀跟乾乾的，其他就沒有症狀了，想請教接下來該如何食用，謝謝。

祝平安順心

高××

到了2015年5月17日：

呂教授您好：

很感謝您每個月那麼用心的幫助我，看我的症狀幫我搭配不同的食用建議，現在我皮膚的狀況有改善了，即使起疹子也不會很多，幾天就消了，只剩下腳還沒好，但也比較少了。

只是有時會覺得頭昏和頭暈，有一次頭暈然後吐了幾次，不過多休息就有比較好轉，也沒有以前暈到只能躺著不能動了，其他就沒有什麼不舒服的地方，請您建議再來的食用方法，謝謝。

祝您　平安順心

高××

2015年8月2日：

呂教授您好：

現在身體真的感覺好很多，除了皮膚問題還有小部分，偶爾下午會感覺疲勞，其他就沒什麼狀態了，前陣子偶然跟人聊天時聊到了皮膚的問題，她也是皮膚敏感的人，只要曬太陽就會起疹子，我就跟她說了我這一年來的改善和食用的東西，但因為講得不是很清楚，所以我建議她先去看您的書，瞭解您的理念，如果覺得可以再聯絡您，不知道我這樣的作法可不可以。

我最近有去做了追蹤超音波，雖然沒有抽細胞血做檢驗，但腫瘤的大小變化不大，我想這是一件好事，謝謝您的幫忙，想請您建議再來的食用方式，謝謝。

祝您平安順心

高××

我的回信是這樣的：

「高小姐：向朋友這樣的建議是對的，對方必須有觀念，我才好協助，我一向希望想要健康的人不是只會問哪裡買？必須要有整體的、根本的健康知識。

「恭喜妳越來越好，這是妳自己的功勞，因為妳的智慧指引妳相信我講的深厚學理及方法，而且一年來能夠每個月有毅力的食用，一切來自妳的心，要感謝妳的細胞，感謝妳的心！永遠祝福！已經很好了，就可以省一些費用，為妳調整如附件，考量協助肝臟排毒、攝取綜合營養素，讓細胞更週全。」

我相信高小姐身體一定會越來越健康，一些皮膚小問題也會解決的，腫瘤能夠在不開刀狀況下維持原狀，這也就是「與癌共存」的最高境界。祝福她！

十三、台北趙教授鼻咽癌

2013年11月3日收到一封很長的信：

呂教授您好：

我是鼻咽癌患者，日前拜讀您的大作《零癌症》，很希望能效法您的養生之道，早日恢復健康，也有很多問題想要請教。以下是我的概況與問題：

概況：

1.女性，現年37歲，為大學教師。2012年10月診斷為鼻咽癌三期，但沒有馬上接受西醫治療，而是以中醫和氣功調理，無明顯不適，症狀只有左耳阻塞、痰血，以及偶發性的吞嚥倒流與頭痛。今年八月回診檢查時，發現腫瘤變大，診斷為鼻咽癌四期（T4N1M0）。腫瘤位於左側頭部（主要是堵塞左耳內耳），侵犯進入顱內，並轉移到頸部一顆淋巴結，身體其他部位沒有轉移。

2.於8月中、9月初接受兩次住院化療（第一次3天，第二次2天），第一次化療後，頸部淋巴腫瘤消失，痰血的症狀也消失了。

3.於9/17起，接受33次電療與6次化療，預定11/4完成最後一次化療，11/5完成最後一次電療。

4.治療期間原本無明顯副作用，只是常咳嗽（醫師有開止咳化痰藥，但無明顯效果）、味覺喪失、口腔有少許小水泡、頸部與臉部色素沉澱與輕微脫皮，體重維持49～50公斤左右（身高165公分），白血球在第三次化療之後，均在4000以上，其他血液生化指數都正常，精神食慾排泄也都很好。

5.但從10/27起，因為口乾、唾液變濃稠，常嚴重咳嗽到嘔吐，吞嚥也變得困難。自10/31起，喉嚨和舌頭發炎突然變嚴重，可能有破皮（看不見明顯傷口，只有白白的一片），喝水、吞嚥和說話都會劇烈疼痛，嚴重影響進食，只能喝流質和稀粥，但因為咳嗽咳到吐和喉嚨舌頭都會痛，覺得非常痛苦，體重也於今天掉到46.3公斤，白天甚至需臥床休息（之前白天都不會累）。

6.平時無特別運動，睡覺時間很長（10～12小時），偶爾會太晚睡（超過12點，一週一兩天），現正努力改進中。

7.發病前吃蛋奶素（含五辛）約6～7年，期間有吃安麗的營養品（Double X、蛋白素），並有中醫調理身體，但仍常感疲憊。

目前服用之藥品與營養品：

1.止吐藥：止敏吐（只有化療當天服用）、Prometin（三餐前服用，防止食道逆流）

2.止痛藥：Acemet Retard（早晚飯後各一顆）、康護寧消炎噴劑（喉嚨不適時和進食前隨時噴）

3.營養品：L-Glutamine、肽健康（對於提升白血球非常有效；我原本第二次化療前，血球只剩下將近3000，所以化療只做兩天；後來我從網路上查到此產品的資訊，便開始買來吃，之後血球就一直維持在4000以上）、Aminorigo 101（早晚各一顆）、Hope 815（一天大約兩三次，每次四匙）、Vegi Vita，合利他命F100（一天2顆；此營養品非常神奇，竟然治好了我意外發生的複視症狀，原本群醫束手無策，只說必須觀察一段時間，但我吃了3天之後，眼睛就自己好了，到現在醫師仍嘖嘖稱奇，認為無法解釋。）

4.雞精、滴雞精（吞嚥出現嚴重困難之後加入）

問題：

1.其實我目前最想解決的是電療副作用（咳到吐、嘴痛）和進食的問題，不知教授您能否建議一些緩解的方式？之前我的醫師有開了嗎啡貼片，但是因為有呼吸抑制的副作用，我又一人獨居，旁邊無人照顧，有點擔心會有危險（醫師說最好能有人在旁觀察），所以一直不敢使用，但這幾天喉嚨和舌頭又都痛得厲害，就像是嘴裡含了一堆碎玻璃一樣，我很擔心會因為進食困難而導致營養不良。

2.能否請您幫我量身規劃個人營養處方？

3.自從喉嚨和舌頭劇烈疼痛之後，我的心情開始變得很差，也出現許多負面想法（如怨恨和輕生的念頭），甚至像是中了邪一般，長時間上網尋找死亡與災難的資訊。開始治療以來，我其實心情一直都很不錯，最近的身心變化，讓我覺得非常憂心害怕，除了繼續念藥師咒和佛號之外，不知該如何是好，希望教授您能幫幫我……。

4.之前剛生病時，有通靈人表示，我的病是因為卡陰（先前住了六年的房子，原來是眾多阿飄聚集之處）和祖先及自身業障引起的，後來有一位中醫師在我身上摸到鬼祟脈，也提醒我需處理往生祖先之事。後來巧合的是，就在我發病後，才輾轉得知家中已故（自殺）長輩的墓地需要搬遷，但儘管我和父母想盡辦法和家族溝通，但家族最高的長輩遲遲不願處理，一直拖到現在，還是沒有下文。因為我家中沒有癌症病史，醫師也覺得我完全不在高危險群之中，突然生了這種病，又遇到怪力亂神的事，我的心情既無力又委屈，在最低潮的時候，甚至還會懷疑：祖先和業的事情如果不能解決，那我的病會不會治不好？但是目前我又完全無法處理，只能先求把自己照顧好，盡到為「人」的本分，至少不要受太多罪。我知道教授您長期研究不可思議之事，不知在這部分能否給我一些指引？

5.我看了您的書，也反省了自己心靈的問題。我發現自己是非善惡太過分明，要求完美，甚至會有不成功便成仁、不自由毋寧死的偏執想法，因此很不容易原諒自己和別人（太ㄍㄧㄥ），也常因為爭強好勝，非常在意努力之後要有所收穫，還有在別人面前總是以陽光自信開朗的強者形象出現，眼淚只能暗地裡自己吞，因此有很長一段時間都不快樂（儘管別人都覺得我是笑容可掬的開心人）。

我知道這次的病，是一個很重要的療癒過程，我很希望能透過這個機會，放下過往的問題，重獲新生。只是我不知道該從哪裡開始，目前只勉強做到多疼惜自己、不隨便批評自己而已，但這幾天身體極度不舒服時，好像又破功了，因此很希望教授您能對此分享一些自身的心得。

很抱歉寫了這麼多，占用您寶貴的時間。再次謝謝您與諸多病友分享經驗，也祝您健康快樂！

趙小姐敬上

看完這一封長信，我就回覆如下：

「1.電療副作用（咳到吐、嘴痛）和進食等等——這是電療治療到目前必然發生的狀況，短期內是沒有有效緩解的方法，因為口腔鼻腔黏膜全被破壞太嚴重了。當年我也有過2～3個月只能喝流質的日子，可以做的只有勤加攝食Premix850。但是也要經歷一段時間。

2.能否請您幫我量身規劃個人營養處方？——當然可以，但要瞭解，我用的不是一般的養生、食療、中醫藥、一般營養品（幸好妳列出的營養品是正確的），而是整合性的細胞分子營養矯正醫學，請仔細閱讀附件文章。

3.自從喉嚨和舌頭劇烈疼痛之後，心情開始變得很差，出現許多負面想法——疼痛當然會引起這樣的想法，建議：不要再憂心害怕，繼續念藥師咒和佛號，並仔細閱讀附件有關心靈方面的文章，深深思考，澈底改變。

4.卡陰和祖先及自身業障引起的——的確有些人的疾病和此有關，但是目前無法處理祖先事情，當然先求把自己照顧好，盡到為『人』的本分，不過這一方面，不是很容易的。建議妳可以靜坐冥想，觀想宇宙光束從頭頂進入全身，盈滿全身，然後用雙手將這些白光分享給祖先，都用觀想方法，也可以觀想這些光包著腫瘤處，緩解腫瘤，消除腫瘤。

5.我發現自己是非善惡太過分明，要求完美，會有『不成功便成仁』、『不自由毋寧死』的偏執想法，不容易原諒自己和別人，爭強好勝——妳既然反省了，也知道是一個很重要的療癒過程，就必須放下一切，問自己，要不要重生？要不要療癒？既然要，就必須做到附件心靈文章的澈底轉變。否則，達不到的。

只能建議，有空把這些文章多看幾遍，思考，妳會有逐漸明朗的方向。請依附件1-1下方所交待，回覆我，才會替妳做細胞分子營養矯正配方。祝健康、安好」

後來多次電話連絡，知道趙教授任教於台大，她很有信心地依照食用，2013年12月24、25日分別收到兩封來信：

呂教授您好：

我最近身體都還好，鼻塞和聽力都有改善。

唯一的煩惱是：週日清潔牙齒時，戴了20年的牙套突然脫落，診所的牙醫師建議做植牙。但我記得之前台大的醫師有交代，放射治療完兩年內不能拔牙，只好跟醫師說，等我先跟主治醫師確認之後，再進行治療。

因為這些事，我心情有點差，這兩天晚上也睡得不太好，覺得好不容易生活才平靜下來，似乎又出現麻煩的狀況，不過牙齒的問題只好交給醫師處理了。

下午我會去台大牙科部，請醫師評估牙齒狀況和處理方式，月底回覆產品服用狀況時，再一併向您報告，謝謝！

祝冬日愉快！

趙×儀敬上

呂教授您好：

謝謝您的回覆。不好意思我之前太緊張了，很抱歉讓您操心了，希望您不會見怪。

昨天我去台大醫院看了門診，醫師說我這次電療的總劑量高達6800雷得，而且上個月才剛做完療程，絕對不能拔牙，風險太大，況且牙齒還有機會修補，目前就先把舊牙套黏回去，一月下旬開始治療。

我現在也依照醫師囑咐，每天仔細清潔牙齒，我也一直跟蛀掉的牙齒說：「謝謝你30多年來，一直努力維持我的健康，又這麼乖巧，不痛也不發炎，總是默默承擔一切。也謝謝你讓我知道你受傷了，從現在起，我會好好照顧你，醫師也會來幫忙，相信這會是除舊布新的開始，希望我們能夠繼續一起加油，好好生活下去喔。^^」

另外也感謝台灣全我中心提供一月份的量子排列課程資訊，我1/4應該能夠參加，會再向主辦人報名。敬祝聖誕新年快樂！

趙××敬上

趙教授很認真地每個月都依照我的營養配方食用，其間也有多次來信聊到她心情的變化，我們都用最大的愛心來協助，四個月後的2月3日來信如下：

呂教授您好：

新年快樂！也謝謝您分享文章。

目前我的營養品約剩下四天份，以下是近況概述，煩請再告知處方。

1.飲食排便均正常，胃口都不錯，味覺已正常。身體變得很敏感，吃到不適合的食物或藥物，會馬上產生不適反應（疲倦、噁心、腹瀉、怪怪不對勁的感覺等）。

2.練習正念靜心之後，心情輕鬆愉快，身體緊繃的感覺也減輕很多。家人和諮商師都說，我看起來跟以前很不一樣，我自己倒是看不出來，只是覺得好像忽然看開放下許多事，像是換了一顆腦袋，然後開心笑的時間多很多。

3.一月中開始，臉頰、眉心和額頭皮膚出現輕微紅腫乾燥脫皮的現象，可能是對新的保養品過敏，加上排毒反應所致。已停用保養品，濕敷絲瓜水之後已有改善，只是還沒有完全好。

4.就在同時，電療副作用的鼻塞和鼻涕改善很多，白天和晚上睡覺時，幾乎都不用張嘴呼吸。

5.體重減輕至46.4公斤，但臉頰反而變得豐潤，氣色也不錯。

6.月經還是沒來，電療後已經是第三個月停經，無任何不適。

關於營養品，我對護膜寶反應特別好，一吃見效、屢試不爽，其他幾樣產品，則尚未感覺到明顯效果。

敬祝馬年順心、闔家平安！

趙××敬上

2014年2月19日來信：

呂教授您好：

昨天我回台大醫院看報告，治療結果很成功，頭部和腦子裡的腫瘤都消掉不見了，只剩下一個小淋巴結，醫生認為應該是腫瘤的殘骸，接下來只要定期追蹤即可。

後來醫師告訴我，因為我治療前已經是四期，腫瘤很大，當初他們只想說做完治療，能讓腫瘤縮小一半，就已經很不得了了。沒想到現在比預期的狀況更好，我聽到時還蠻驚訝的，因為治療前他們只說有六、七成把握能治癒。

無論如何，感謝老天幫忙，即使在治療前病情最嚴重的時候，我也沒有太大的不舒服，還能自己料理生活起居，治療期間和治療後狀況也都很好，真的是萬分感恩。

此外醫師也對我恢復的速度極為滿意，甚至嘖嘖稱奇，因為一般聽說都需要半年左右，副作用的影響才會漸漸消失，而我在三個月內，味覺、口腔內膜、頸部和臉部的皮膚都完全恢復，甚至連頭髮都長出來了，大家都覺得不可思議。

雖然這次檢查過關，只是邁向健康的第一步，但我覺得非常欣慰，感謝全身的細胞努力復原，也很高興營養品對身體有很大的幫助。

再次感謝您一直以來的幫助和鼓勵，月底我會再更新身體狀況，繼續請您協助調理，我會好好照顧自己，多行善事，珍惜失而復得的健康，以感恩愉快的心，過好每一個當下，享受浴火重生的嶄新生命。

敬祝平安順心！

趙××敬上

能夠協助趙教授在短短3個月內就回復，讓醫師也感到稱奇，只能說有兩個原因，一是趙教授相信我的身心靈營養醫學方法，一直沒有懷疑地每個月安心食用；二是她自己心念的轉變，也感謝她自己全身細胞的功勞。

2014年9月28日來信：

呂教授您好：

感謝您的分享。很抱歉這麼久才更新近況，我一切都很好，回診追蹤都很OK，除了一些輕微的長期副作用（口水少口乾、說話較吃力、中耳積水、疲倦反應慢），其他與健康的人幾乎沒有什麼兩樣。

這學年我很幸運獲得補助，前往中研院訪問研究一年，學校毋需授課，很高興可以多休息，做自己真正想做的事。

其實上個學期我一直很苦惱副作用影響講課的問題，當時也曾寫信向您詢問是否該繼續請假休養，沒想到後來宇宙竟然用這麼神奇的方式幫助我，我覺得非常感恩。

再次感謝您的幫助，敬祝教師節快樂、週末愉快！

趙××敬上

2015年2月18日來信：

呂教授您好：

感謝您的祝福！

我一切都很好，上週剛完成所有例行追蹤檢查，結果都正常健康，主治醫師們也對我的復原狀況非常滿意，而且聽說我看起來的治療副作用，反而是變年輕了，這還真是意外……（笑）

在新的一年裡，我會繼續好好愛護自己與身上的60兆小細胞好夥伴，開心踏實活過每一個當下，也祝福您闔家平安、喜羊年吉祥如意！

趙××敬上

看到如此好的成果，真是為趙教授高興。我的回信是：「恭喜，賀喜。胺基酸會健康細胞，故能年輕，人體是靠營養長大的，非靠西藥，西藥建構於對抗細菌之上，西醫建構於切殺之上，何能健康？祝新一年年如意。」

十四、台北陳教授姐姐的肝癌

呂教授您好：

我是空大管資系教授陳××，承許××博士的介紹，寫這封信向您請教：

我姊姊，民40年次，在台大醫院檢查發現肝腫瘤：

103.5.8由外科何××醫師進行肝臟手術切除（S5切除大小7×5.5×5公分，約整個肝臟的五分之一），病理化驗結果，屬第二期，肝臟血管用顯微鏡觀察有發現癌細胞。

103.8.10進行肝臟血管攝影及栓塞手術（S7與S8兩條血管）並打入小紅莓藥物。

103.9.15做栓塞後的驗血及電腦斷層CT，結果：AFP 13,380很高，S6-7有4.3公分，S8有2.9公分。

103.10.2進行第二次手術，右肝整個切除，目前左肝以肉眼觀察是正常，沒有腫瘤（未發現並不代表沒有）。

病理化驗：腫瘤細胞分化的程度分四級（1～4級），愈多級，細胞不成熟度愈高，成長速度愈快，惡性度愈高，分析結果屬3級，術後左肝是否已轉移？等一兩個月後再追蹤。

想請教呂教授有何建議？何時方便通電話請教?

弟 陳×× 敬上 聯絡電話:0928-××××××

2014年10月28日收到這封信，由於是好友許博士介紹來找我的，遂打電話過去關心，之後我是這樣回信的：

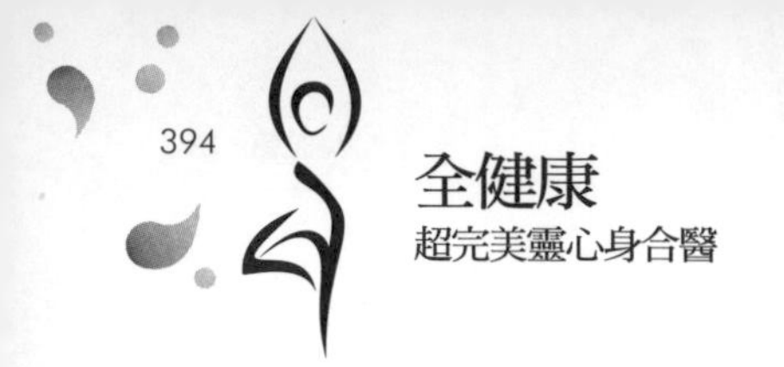

「陳教授，你好，你所敘述的醫師所執行的切除、栓塞作法，是目前治療肝癌的標準程序，將有腫瘤的右肝整個切除，短期所有指數必然下降，然後只是追蹤、回診，並沒施行有效的後續作法，只是時間到了再去給醫師看看指數有沒有上升，沒有的話就安排再下一次追蹤，指數若是上升，就安排再打化療藥。

不過，以你在企業管理方面的崇高地位及專業，似乎體會出，醫師所做只是SOP而已，根本沒有解決（身體）公司治理的問題！這樣的SOP不能保證日後沒事，也不能宣布痊癒了，只能從此讓患者活在癌症陰影中，一輩子擔心復發。

肝臟是體內唯一能夠再生增生的器官，全身細胞需要的是正確的足夠的營養素不是藥物。

1.身體細胞是由蛋白質構成，蛋白質的結構是胺基酸，因此給予細胞最佳的完整胺基酸，就可以讓細胞回復健康，很多不健康現象自然消失。

2.體內缺乏微量元素Selenium硒，容易長腫瘤，不幸台灣土壤內就是缺乏硒，因此補充足夠的有機硒酵母（不能是無機礦物質態），就能讓腫瘤apoptosis。

3.所有器官生病都是起因於於發炎，如B和C肝炎、發燒等，因此，給予足夠殺死細菌病毒的食物型態大劑量天然維生素C，可以緩和症狀。

4.腫瘤細胞最怕氧氣，因此用高劑量Q10讓血管充滿氧氣，則腫瘤細胞自然萎縮。

5.當然還有一些輔助、完整的方法。你們若同意我的學理與方法，依附件1第一頁下方所述回信給我，方能為姊姊做細胞分子營養矯正配方。並請閱覽我的網站drlv.0800.tw或www.wiselife.org.tw，有關健康的部分，以及附件文章，充分了解我所有的學理。

不過，患者是你姊姊，她本身的了解最重要，生病是他人無法幫忙的，因此請印出所有資料，給她看，或是告訴她，這是具有高深學理的整合方法，不是市面上道聽塗說，我們方好協助。祝安好」

兩天後，他們閱完我提供的資料，回信：

呂教授您好：

所寄來的資料已詳讀過，也跟我姊姊討論過。謹提供病人資料如下：

（略）

飲食習慣:無特殊習慣

目前病況:

103.10.2進行第二次手術，右肝整個切除，目前左肝以肉眼觀察是正常，沒有腫瘤（未發現並不代表沒有）。

病理化驗：腫瘤細胞分化的程度分四級（1～4級），愈多級，細胞不成熟度愈高，成長速度愈快，惡性度愈高，分析結果屬3級。

請教授協助，謝謝。

因為他們經由雙方好友介紹，所以非常放心地依我為他姐姐做的細胞分子矯正營養配方食用，將全身細胞照顧很好，又由於肝臟可以再生，所以情況非常穩定。

十五、又證明我的方法是正確的

多年來如同上面的實例不計其數，統統保留在我的email內，大部分的病人都沒有見過面，只因為他們相信我運用的學理，相信我採用的方法，所以能夠完全相信而安心去做的病人都能夠回復健康。

所以我只能說「一切來自你的心」。

在生物性方面，運用細胞分子營養矯正醫學來治療疾病已經被國外醫界開始實踐了，這是抗腫瘤與保健康的最後一道防線，也是讓生命延續的新契

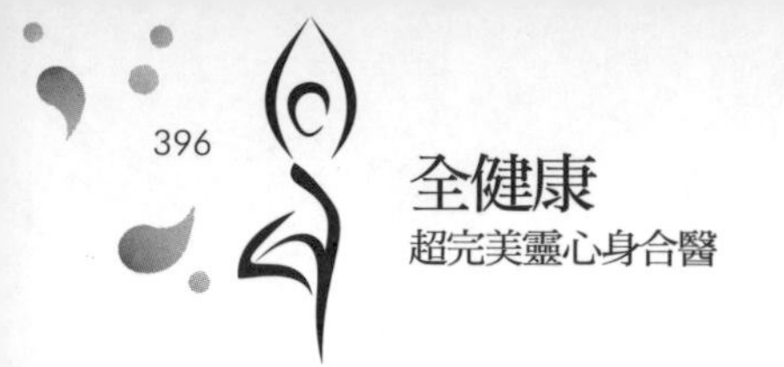

機！

不過仍要叮嚀：細胞分子營養矯正醫學調理品不是一般市售營養品或保健食品，必須重視它的原料來源一定是天然的，不可以為化學合成的，生產工廠必須是cGMP認證廠，劑量也要比一般保健品高，最重要的是要經過專業人士做個人營養治療處方，不是自行去亂買。

在心理性方面，這麼多年來的經驗顯示，那就是「病人能夠做到澈底的心靈轉換，一定會回復的健康」，可惜的是很多病人都是陷入失意的狀態下，一步一步走向醫師設定的日子，我也無能為力，只能一切隨緣！

一位印度傳統醫學醫師及能量醫學的開業醫師安德列莫瑞茲（Andreas Moritz）在他的《癌症不是病》[369]一書中說道：「甚至完全不治療癌症，還比接受治療擁有更高的成功率。

「現代化西醫的醫療行為，包括開刀、化學治療、放射性治療等，產生的傷害非常大，甚至是病人致死的主因！癌症當然要治療，但是要先『改變心情、紓解壓力、潔淨飲食』！」

所以，癌症及各種疾病是給我們重新思索人生意義的警訊，不是一定要我們離開地球的重病，可惜現代醫學採取對抗治療，將一切疾病視為敵人，於是運用極毒的藥物及放射線來對抗腫瘤，卻不知這樣反而將人體殺死。

實在期望現代醫療從業人士能夠早日了解「身心靈合醫學」是能夠矯正各種疾病的真道，莫再使用有害身體的化學藥劑，才能真正協助病人恢復健康，邁向有意義的人生。

---

369 http://www.books.com.tw/products/0010435790

用心叮嚀：
星際無邊，生命永存

寫到這裡，內心無限感慨。

看到10多年來，能回復健康的病人都是在我提供身心靈健康作法之後，能全然相信，沒有任何問題的人。也有一些是先看過我的書，已經具足觀念了，也全然相信的照做。

有的人有機會與我見面，看到我根本不像60多歲的人，年輕10歲的樣子，身材標準稍微胖一些而已，聲音洪亮，氣色十足，他們也就有信心地叮嚀自己要像我一樣成功。當然他們就成功了！

但是，還是有一些人一方面來找我協助，二方面仍然接受摧殘式的化療放療甚至標靶，身體一下了又垮下來，然後拖著虛弱的身體又來找我，此時我又能說什麼？

有個乳癌小姐第一次由她朋友扶著來找我，身體虛弱得連說話都很難，因為已經做過6次化療36次放療。由於朋友介紹我的書給她，閱讀之後來找我，我問她「自己內心的想法」，她說：「太痛苦了，不要再做任何治療了」，我就為她做了細胞分子矯正營養食用建議。回去兩個星期後，很高興的來電話說她身體好多了。

再經過兩個星期的星期三，又來電話用虛弱的聲音說要來找我，這次是她的父母陪伴她來，扶著她從電梯走出來，我驚訝地問：「不是舒緩多了，為何又這麼虛弱？」

原來她家族中有7位醫師，看到她不願再去醫院治療，都認為她是要放棄生命，要她再去醫院，由於受不了家人的壓力，在上週五只好又去做標靶，身體一下又垮了。

我無奈地對她父母說：「你們比較一下，去年以來的治療，有沒有更健

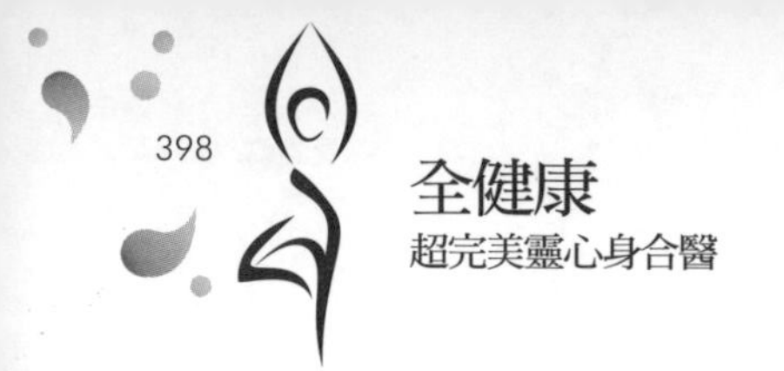

康？沒有，卻是越來越虛弱。來我這裡之後，用優質營養品，身體不是有好轉起來嗎？你們沒有看到嗎？為何還要逼她去做治療？現在搞到這種狀況，我也無法幫忙了。」

她的父母無語。我的心非常疼痛，親眼看到一位有起色的小姐，又變成這樣，實在無法幫忙了，只好請她們回去。我內心知道她的時日不多了。果然，三天後她朋友來電話說已經走了。

頓時，我像失去一位好友般的流下眼淚！內心默默祝福她脫離痛苦的地球，回到宇宙母親懷抱——雖然我們只見過兩次面。

一、同步顯化的深層意義

生命不只是肉體，生命是身心靈的組合，健康也是身心靈的旅程，兩者都需要得到適切的滋養。所以能夠凡事心存感恩、正面積極，傾聽心靈指引，思想正面積極，身體自然邁向和諧健康的地步。若只著重於物質層面的身體健康，無視於心理、靈性的負面影響，必然無法達成健康之基本要求。

很多美事都有宇宙冥冥中的安排，就在2015年2月4日，我收到網路訂閱的美國《What Doctors Don't Tell You（WDDTY，醫師沒告訴你的）電子報》[370]，標題就是「Immune system is best cancer fighter, milestone research confirms（免疫系統是最佳癌症鬥士，里程碑的研究確認了）」，裡面說到：

這件事我們已經說了很多年，現在領先的研究人員正在承認，一個健康的免疫系統是戰勝癌症的最好方法。因為他們在一份新的研究報告上說，「對癌症的戰爭如果僅依靠化療將永遠不會贏」，因此被譽為「癌症研究的

370 可點http://www.wddty.com/immune-system-is-best-cancer-fighter-milestone-research-confirms.html看看原文

里程碑」。

杜賓根大學醫學中心的一個研究小組已經證實，免疫系統有能力駕御腫瘤細胞，使癌細胞進入永久休眠狀態。

帶領研究小組的馬丁．勒肯博士（Dr Martin Rocken）說，這意味著可以加強免疫系統以戰勝癌症，這是一種有效的癌症療法，這樣做沒有破壞任何細胞，反而帶給癌細胞衰老、或終身休眠，並停止癌症擴散。

「這是非常有可能的，我們若用軍事手段是不能贏得抗癌戰爭。相反的，恢復身體的免疫系統以控制惡性腫瘤，這將是一個重要的里程碑。」教授說。他指的「軍事手段」包括化療、放療等破壞免疫系統的方法。

這個資料的來源是世界科學界頂尖的《自然Nature》期刊。當我看到這個被稱為「里程碑」的報導，不禁笑出來，就如同這個WDDTY電子報的第一句「這件事我們已經說了很多年」。

沒錯，我在2002年9月出版第二本抗癌書《我的腫瘤依然不見了》，第三章標題就是「絕對要提升免疫力」，我已經說了10多年了，多次演講也都一直在提倡這個觀念，2015年初的國外頂尖科學期刊終於認為「免疫系統有能力駕御腫瘤細胞」是里程碑的研究。

但也不是表示免疫力越高越好，因為《常春月刊》曾經報導[371]，台北市立萬芳醫院家庭醫學科主治醫師陳柏臣表示免疫力太高，會出動太多白血球來包圍、攻擊病原的話，會引起過多的發炎反應，造成身體出現紅、腫、熱、痛等現象，雖然這些過敏、發炎會隨著時間消失，卻會讓身體部分組織變成不正常，並且失去原有的功能。

我們必須用天然無害的自然醫學方法，15年來，我一直提倡「身心靈合醫」的重要，才是健康大道，如今，世界級科學期刊《自然》又證明了我的

371 http://www.ttv.com.tw/lohas/green13287.htm

前瞻看法是正確的，總算欣慰了。

以下我提一些叮嚀，希望能夠協助大家邁向正確健康大道。

二、日常飲食的最佳建議

最高原則是：想吃就吃，讓細胞有足夠營養，方能增進抵抗力、免疫力。不要心中老是存著「我這個不能吃，那個不能吃」的負面想法。

但最好不要食用這些東西：

1.西藥，只在治療初期依照醫師指示吃些藥，有改善了就開始減量，最後達到不要吃。

2.一般市售營養品，大多是化學原料合成的，或者添加物太多，長期食用等於將塑化劑累積在體內，沒有好處。

3.醃製食品、油炸食物、烘培食品、瓶裝果汁、爆米花（含鉛量高）、口香糖、味精、過度加工及添加物多的食品。

在治療期間的飲食原則：

1.凡是「新鮮食材」統統可以吃。蔬菜、水果、魚類、肉類、海藻類統統要吃。

2.不用刻意吃清淡，不必吃生機飲食、不必素食，都會造成營養不良。尤其是肺癌、胃癌、腸癌，更不可生機飲食。

3.早晨起來不用刻意喝蔬菜湯或精力湯。有些人胃寒，影響消化道功能，容易拉肚子。

4.癌症治療期間白血球過低者，可以增加補充全我中心的「胺基酸」。

5.貧血、造血功能低下、紅血球少者可以多食用紅肉或紅色蔬果，也可以增加補充天然維生素B群。

我將國內外很多最佳食物的研究報導做個總整理，提供如下：

主食：糙米、紅薯（可以混合煮成「紅薯糙米排骨粥」，最佳）

蔬菜：地瓜葉、花椰菜、西芹、洋蔥、捲心菜、菇蕈類、綠豆、蘿蔔、南瓜、山藥、菠菜、蕃茄、木耳、甜椒、蘆筍、高麗菜、茄子、苦瓜。

水果：蘋果、檸檬、葡萄、柑橘、獼猴桃、香蕉、木瓜。

海產：海藻類、海帶、牡蠣、鱈魚、鮪魚、鮭魚。

其他：蓮子、核桃、芝麻、枸杞、豆腐、紅豆、雞蛋、燕麥、優酪乳、綠茶、大蒜、燕麥、雞湯。

大家可以依照這個最佳食物的建議，每週做最好的三餐搭配。若是外食族吃自助餐，也可以多多挑選這類食物。

三、身體有狀況的人不宜吃生機飲食

不知什麼時候開始，台灣流行生機飲食，很多人也在生病之後就改吃生機飲食，這樣是有相當大危險性。因為，生機飲食是很好的「觀念」，但絕不是「療法」。

生機飲食很適用於沒有疾病卻想減肥的人，例如一些有鮪魚肚的企業家，他們沒有重大疾病，就可以用生機飲食來減肥。但是，若是企業家們自己有這樣的成果，就認為生機飲食很好，認為值得推廣，不僅在自己的企業內大開生機飲食班，還推介給其他企業，那就錯了。

因為，每個人的體質不同，「冷底」體質的人很容易因為吃生機飲食而導致下瀉。中華民國癌症希望協會理事長謝政毅醫師[372]和我的觀念學理一樣，他說：「正常人長期偏食生機，會營養不均。老人、孕婦、兒童、青少年更是如此。生食有機蔬果要小心抵抗力不足，易造成感染。腎臟病、心臟病及肝硬化者，也易因過量導致電解質失衡，使疾病惡化。癌症病人作手術、化療或電療時，需要均衡飲食，儲備充足體力才能按時完成治療。」

謝醫師更強調：「生機飲食只是低汙染的蔬果，不該被誇大成具有療效的聖品，對慣行之農產有汙名化及排擠效果，對病人也有誤導。」所以，絕

372 http://www.uho.com.tw/People.asp?id=10

對不宜經年累月實行生機飲食。正常人是可以偶而為之，可以清除腸道宿便，對身體有益。

經常在電視上出現的謝宜芳營養師也指出，很多民眾並未真正瞭解什麼是生機飲食，誤以為生機飲食是萬能，尤其許多癌症患者，對生機飲食更抱持相當高的期望，以為生機飲食可以治療癌症，一味迷信的結果，反而使得自己營養不良，體力變差。

謝宜芳營養師也發現，為配合忙碌的現代人，市面上出現不少濃縮的牧草汁、桑椹汁等號稱保健的食品，很多民眾以為喝這些產品就是生機飲食，甚至也有病人在商家的鼓吹下，買了10幾種這類保健食品，以為這些強調生機飲食的保健食品可以治癒癌症。

生機飲食強調生食蔬果，也容易有寄生蟲感染問題。台北馬偕醫院蔡淑玲營養師表示，現代人尤其強調有機蔬菜沒有農藥殘留，但是有機蔬菜葉上有洞洞，就表示可能有蟲或蟲卵殘留，如果沒有洗乾淨又生食，就可能不小心吃進蟲卵，造成寄生蟲感染，所以如果要生食蔬果一定要洗得非常乾淨。

很多人會以為像豌豆芽、黃豆芽、綠豆芽或苜蓿芽這一類的芽菜是很好的，應該多多生食，可是癌症希望協會理事長謝政毅醫師卻表示，芽菜的種植、採收、包裝、運輸、調理過程中，每個步驟都有被汙染的機會。

曾經發生在美國及日本的大腸桿菌感染事件，便是因為沙拉吧食物架上的肉類血水滴入生菜中，造成食客大量中毒或死亡的例子。因此，不論大量商業化栽種或自己DIY，對於看似安全的芽菜都要注意確保衛生，如果能熱食最好，汆燙或小火炒可降低感染的風險，這對癌症或免疫力差的人更是重要。

謝宜芳營養師也強調，一般民眾也不是人人都適合生機飲食，如果想嘗試生機飲食，事前最好先經營養師評估，尤其免疫力不佳、腎功能異常者更不能嘗試生機飲食，否則有可能因鉀離子過高而使病情惡化。

蔡淑玲營養師也指出，生機飲食雖然自然且較無汙染，但是卻有違營養均衡的原則，容易造成營養不良，生理失調，尤其是原本就特別需要蛋白質來修復細胞的癌症病人，在不吃肉類、蛋和牛奶的生機飲食情況下，蛋白質攝取嚴重不足，反而使身體情況更差。

總之，我曾經上網搜尋全世界的文獻，想要找到任何一篇介紹吃生機飲食而治好癌症的醫學論文，但是讓我失望，因為全球沒有一篇此方面的論文，可見真相了。

一般而言，沒有病的人可以每週吃一天生機飲食，是不錯的保健方法。但是，身體有狀況的病人，就不宜改吃生機飲食了。切記切記。

四、好轉反應的真相

市面上常常聽到「好轉反應」四字，有些營養品直銷商將一些不良反應當作好轉反應，要食用者加量吃，結果經常看到某種營養品一天要吃10多粒甚至20粒，某種一天要喝一瓶的說法。這些都不是正確的。

由於每個人先天體質不同，後天飲食狀況不同，疾病狀況也不同，有些人在食用營養品時，不會有任何反應。但是有些人會開始啟動自我療癒功能，開始進行「體內排毒」，這些人就可能會出現一些反應，如：發燒、嘔吐、拉肚子、冒出青春痘、頭痛、出紅疹……等等。

有些食用一般化學合成營養品的人也會有這些反應，但不是好轉，而是細胞一時得到化學營養素的刺激反應，若是繼續天天大量食用，2～3個月就會使疾病更加嚴重。

只有食用天然食物型態優質營養品，才會協助身體進行「從細胞排出積存多年的各種廢物的好轉反應」，此時潛藏在體內多年的宿疾，在細胞獲得足夠營養之後，都會在疾病逆轉時重新將宿疾發出來，這是脫胎換骨的過程，幾天之後，現象就會自動消失。

一切都是正常的，不是病情惡化。

絕對不要緊張不要害怕，不要馬上跑去找醫師，不要吃西藥止住狀況，因為吃了西藥，又把病源壓回體內，一切努力都白白浪費了。

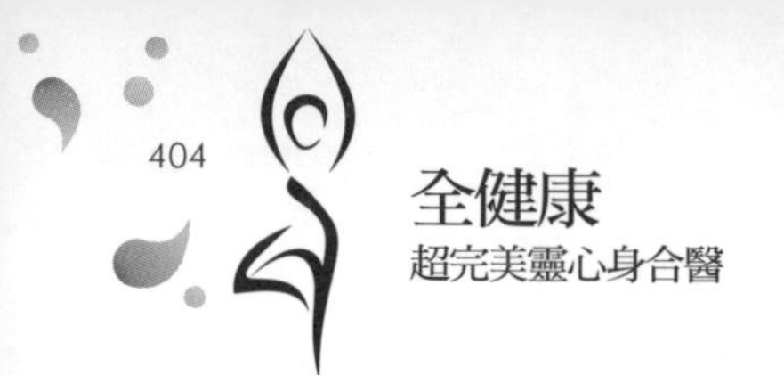

好轉反應	現象原因	處理方法
無反應	最好的，表示身體底子好。	恭喜你！不用處理。
發燒	是身體免疫力在提升，在排除累積在骨骼中的毒素的反應。	絕對不要吃退燒藥。 每2小時吃1～2粒天然C，也要多喝水，或喝檸檬水。
咳嗽	是身體在排除聚集在呼吸道、肺部的毒素。	絕對不要吃止咳藥。 多喝蜂蜜水。
多痰	是在排除呼吸道、肺部和黏膜系統的垃圾毒素。	多喝熱水， 吃食物型天然C一次2粒。
頭暈頭痛	血液循環改善，血管通暢，血流速度加快，便會產生暫時性頭痛或頭暈。	多休息。 補充天然植物性鈣鎂。
流鼻血	毒素排除時，身體燥熱的現象。	補充天然C、L麩醯胺酸。
耳鳴	改善耳部神經傳導不良。	多喝水。補充鈣鎂合劑。
肌肉酸痛	是身體肌肉在放鬆的表現。	可以在浴缸裡撒一把粗海鹽，浸泡20～30分鐘，再用清水沖洗乾淨。 或多補充天然植物鈣。
全身 不規則疼痛	是體內受損組織細胞大量再生的信號，會對週圍神經產生壓迫。	可以補充天然植物鈣。
疲勞嗜睡	是在改進肝臟，也表示以前全身營養不足，睡眠不好或經常熬夜。	多休息，補充睡眠。 補充酵母B族、輔酶Q10。
抽筋	是人體神經細胞恢復知覺過程中的調整動作。	多按摩抽筋處，並補充天然植物鈣鎂。
皮膚症狀	可能出現過敏、水痘、紅疹、青春痘等狀況，這是在幫助肝臟解毒，排除累積在血液及器官中的毒素。	多喝水。 食用胺基酸、麥苗粉，及能保肝的營養品。

好轉反應	現象原因	處理方法
嘔吐腹瀉	這是在排出胃腸道累積的長年毒素的過程。	不要吃止吐藥。 每次嘔吐或腹瀉完後，補充高品質的益生菌營養品。
月經失調	有些女性會暫時停經，或是月經量多，這是賀爾蒙在調節的過程。	多喝水，補充胺基酸，以及能調節賀爾蒙的營養品。
尿酸高	正在排出體內過多尿酸。	多喝水，補充鈣鎂營養品。
血壓升高	是血管在清除阻塞的過程，可能會持續幾天，但當血管內的毒素全部清除之後，血壓就自然降低。	多休息。
胃痛	是胃部神經恢復知覺，以及胃受損部位的細胞再生的表現。	不要吃胃藥。多吃鹼性食物，可以補充 L 麩醯胺酸、植物性鈣。 用手掌輕輕撫摸胃部。
尿酸高	正在排出體內過多尿酸。	多喝水，補充鈣鎂營養品。
脹氣	胃酸過少，壓力太大，腸胃不好。	勿吃生冷食物。 補充酵素、益生菌、L 麩醯胺酸。
嘔吐腹瀉	是在排出胃腸道累積的長年毒素的過程。	不要吃止吐藥。 每次嘔吐或腹瀉完後，補充高品質的益生菌營養品。
盜汗	是在排出淋巴系統毒素的過程。	及時補充水分，或蔬果汁。 同時適當補充亞麻仁籽、木酚素之類的營養品。
頻尿	這是在排出水溶性毒素的過程，有些人此時可能會伴隨肌肉或關節、骨骼的疼痛	多喝水。 補充鈣鎂營養品。 2 ～ 3 天後就正常了。

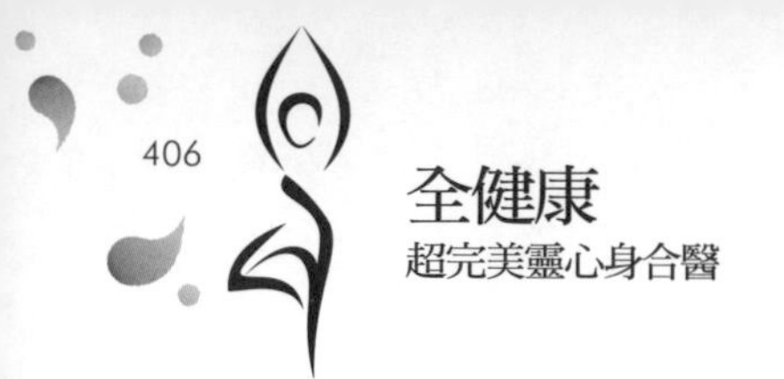

好轉反應	現象原因	處理方法
小便臭	排出細胞內的水溶性毒素。	多喝水。
關節痛	是人體在排出累積在滑膜、軟骨處的毒素引起的疼痛，	多食用植物性鈣（不是動物性的碳酸鈣），加快排毒的過程。
吐血便血	是人體將腫瘤、囊腫、息肉等液化後化為血水排出體外的過程。上半身腫瘤或囊腫會由口腔吐出，下半身腫瘤則會由肛門排出。	多休息，以及補充食物型態酵母硒。
暈厥	有些人身體底子差，或是血壓低，在血液循環改善後，身體沒有調整適應前，會發生腦部供氧不足，就會有暈厥現象。	可補充胺基酸、食物型態酵母B、食物型態天然C、鈣鎂合劑。

五、不要再擔心膽固醇過高了

自從1970年代以來，美國開始宣稱要少吃蛋類、奶油等高膽固醇食物，認為它們會使動脈增厚，引起心臟疾病與中風。

所以我們從小到大都這樣被叮嚀，也變成日常生活知識。

但在2015年2月，美國飲食準則諮詢委員會向美國衛福部及農業部送出最新建議案，做為2015年修訂飲食準則的根據。

此建議案清楚表明，「根據近年研究，沒有證據證明吃雞蛋、奶油、培根、貝類、內臟類等食物會提高血中膽固醇。」因此新的健康指南中將不再禁止民眾吃這些食物[373]，澈底除去高膽固醇多年揹負的罪名，解除了50年來的禁忌。

---

373 http://www.thenewslens.com/post/168702/

過去的營養學研究多半是流行病學關連性或觀察性研究，專家們就是根據小規模動物實驗的結果，提出高膽固醇食物導致心臟病的警告，同時對飽和脂肪，如紅肉、牛油、全脂牛奶也嚴格限制。

但是營養學家表示，膽固醇本來就是身體必需的養分，而且已經有許多研究證實，攝取富含膽固醇的食物，與體內血清膽固醇的濃度，沒有必然關連；而且人體內大部分的必需膽固醇都是由肝臟合成的，所以限制攝取膽固醇，沒有意義。相對地，為什麼在限制膽固醇建議數10年之後，美國人過胖的比例，不減反增呢？[374]

專家認為，原因在於美國人吃了精緻的碳水化合物，例如精製糖類，會快速提升血糖濃度，而身體就會分泌胰島素，以阻止血糖濃度快速上升。但胰島素是一種儲存賀爾蒙，會把碳水化合物變成脂肪儲存起來。因此，糖吃多了，就會讓人變胖，而其中的關鍵，就在於胰島素。

心臟醫學專家史蒂芬尼森醫師（Steven Nissen）[375]認為，「這是一個正確的決定，現代醫學逐漸將膽固醇風險研究，轉向要民眾少攝取糖分。美國農業部這一項議題的轉變，也打破了1970年以來醫學界認為高膽固醇食物對健康有害的觀點。」

和信治癌中心醫院黃達夫院長[376]也表示，除了膽固醇解禁，同時建議可適量食用飽和脂肪、飲酒，但強調減少糖份攝取。

以公共衛生學觀點回顧過去50年美國人飲食習慣，1960年代，美國心臟協會為減少心臟病發生，建議限制膽固醇及脂肪攝取，從此汙名化了膽固醇及脂肪。其後，美國政府為了維護美國人健康，自1980年訂定飲食準則，每隔5年修訂一次，但是在50年後，美國人肥胖、糖尿病、心臟病的問題，未

---

374 http://www.ettoday.net/news/20150527/512219.htm#ixzz3bd4DDzGz

375 https://en.wikipedia.org/wiki/Steven_Nissen

376 http://udn.com/news/story/7266/895924

減反增。

有些專家認為，飲食要有飽足感，限制膽固醇及脂肪時，碳水化合物的攝取就會增加，加上加工食品業興起，方便的零食隨手可得，反而食用了大量非天然食品，添加很多糖及反式脂肪取代飽和脂肪，不但沒有改善美國人民健康，還使問題更為嚴重。

15年來，我一向提倡多吃雞蛋，一天1～2顆蛋不會有膽固醇高的問題，因為人體就是來自「精」與「卵」，卵就是蛋，蛋才是人體基本需要的成分。

但是大家都已經被洗腦很久了，很多人在吃蛋時，只吃蛋白不吃蛋黃，從現在起可以放下心中的擔心，2015年美國新的飲食標準已經回復膽固醇的名譽了，就盡量享受蛋帶給我們的優點吧！不要再擔心膽固醇過高的錯誤觀念了。

六、感冒的真相及正確作法

大家對感冒也是充滿錯誤的觀念，很多父母一看到孩子流鼻涕發點燒，就急著帶去給醫生看，也必須拿藥或是打針才會安心，其實這樣的作法只會害了孩子的體質。

美國威斯康辛大學醫學與公共衛生學院於2010年10月發布《感冒白皮書》，揭露了有關感冒的三個真相。[377]

1.感冒是由病毒引起的上呼吸道感染綜合症，有超過100種以上的病毒會誘發感冒；

2.一般來說，感冒的症狀會持續一星期，不論服藥與否；

3.感冒病毒會在體內潛伏18～48個小時，然後突然爆發。最早出現的症狀主要包括咽喉腫痛、打噴嚏、流鼻涕、身體疲倦。

377 http://photo.chinatimes.com/20151009004384-260804

感冒並非凍出來的，不管你衣服穿得少、光腳走在地上、或是頭髮沒吹乾就出門，都不會導致感冒，但是會導致抵抗力下降，讓病毒有機可乘。所以，乾燥更容易帶來感冒，因身體黏膜的抗病毒能力會因缺水而下降。

《感冒白皮書》指出，很多人不知道感冒其實沒有藥治療。有些人會服用抗生素，其實抗生素根本不能消滅病毒。感冒藥的主要功效是緩解症狀，讓你感覺好受點、休息好點，但並不能縮短病程。

白皮書提出「戰勝感冒九部曲」：

1.找一張床：舒服的躺下來，不要去上班，不要強忍著去聚會、玩樂或運動，睡覺就是最好的感冒藥。最好請假回家休息幾天，可以少將疾病傳染給他人。

2.補充維生素C：不管是服用維生素C營養品，還是吃富含維C的水果，比如柳丁、獼猴桃、橘子、柚子等，都能緩解感冒症狀。喝橙汁可以在補充維生素C之外，還能消除口腔不適感。

3.吃塊黑巧克力：英國倫敦大學研究顯示，不僅能補充抗氧化劑，其中所含的可可粉有止咳功效。

4.打開加濕器：乾燥的空氣會讓呼吸道感到不適，在床邊或沙發邊放置加濕器，可以讓呼吸更順暢。使用前最好澈底清洗一下，以免病毒透過其散播。

5.吃流質食物：熱湯和熱粥都很好。英國學者研究發現，雞湯中的某些成分可以減少咳嗽，而且熱湯和熱粥的蒸氣也有助於緩解鼻塞。

6.換個大水杯：每天必須強迫自己喝2000毫升水，也可補充電解質飲料。

7.遠離乳製品：感冒時最好別吃乳酪等較難消化的乳製品，但可以適當喝些牛奶。

8.服用非處方藥：雖然這些藥不能抗病毒，但能讓你感覺好過些。

9.耐心等它過去：感冒需要7天左右才會自行消失。但如果症狀一直持續或急劇惡化，當然去請醫生診斷。

感冒雖然不是大病，但持續不斷的症狀卻讓很多人坐立難安。對此，《感冒白皮書》針對喉痛、咳嗽、鼻塞三大症狀，給出了緩解的小竅門：

喉痛：淡鹽水。

將7.5克鹽溶解在250毫升溫水中，每隔6～8小時漱口一次，可以緩解咽喉腫痛。但不要使用刺激性的漱口水，會加劇呼吸道乾燥。如果聲音沙啞，就避免在嘈雜的環境中大聲說話。

咳嗽：止咳糖漿。

咳嗽是身體清除外源性物質的一種手段，但劇烈的咳嗽會影響睡眠或導致胸痛。最好的辦法是，在咳嗽劇烈的時候喝點止咳糖漿。

鼻涕：熱蒸汽。

擤鼻涕的時候最好使用軟紙巾，這樣可以防止鼻子被蹭破。擤鼻涕切忌太用力，程度的標準是以耳朵聽不到嗡嗡聲為宜，以免對耳膜造成損害。如果鼻涕難以擤出，可以聞熱蒸汽或薄荷油，或使用滴鼻液。

七、中國大陸設置「臨床營養科」的時代意義

◎本文曾刊登於2015年9月號《自然醫學文摘》

當我收到大陸朋友發給我的email信件，談到中國衛生部醫政司發布《關於開展臨床營養科設置試點工作的通知》，詳閱之下，一則感到相當欣慰，終於證明瞭我從2001年起在台灣推動「細胞分子營養矯正醫學」的路線是正確的；二則以憂，若欠缺系統化的健康教育，及人文素質的提升，從此可能會看到營養品市場更加紛亂，受騙上當的人會更多。

我搜尋之下，發現早在2009年11月12日大陸醫政司便以「衛醫政管便函〔2009〕270號」發給「各省、自治區、直轄市衛生廳局醫政處，新疆生產建設兵團衛生局醫政處」，公文指出：

「臨床營養是醫療工作的重要組成部分，在疾病診療中發揮著重要的作用。1985年衛生部下發《關於加強臨床營養工作的意見》，對營養科和營養

專業隊伍的建設以及臨床營養的科研等做出了規定。隨著臨床醫學的發展和醫藥衛生體制改革的逐步深入，營養科面臨著明確定位、加強建設和完善管理等問題。為落實2009年全國醫政工作會議精神，加強臨床營養科的建設，我司決定選擇部分醫院開展臨床營養科設置試點工作，並委託中國醫師協會負責試點的具體組織和技術指導。」

1.慢性病必須靠營養方能治癒

事實上，早在2001年，世界衛生組織就選擇在北京召開「世界自然醫學大會」，目的就是要在中國推廣自然醫學，因為越來越多醫界人士良心發現，現代醫學用藥物（Drug）根本沒有能力解決慢性病的問題，因為「慢性病可以說都是吃出來的」，所以「治療」和「搶救」需要分開來，「搶救找醫生，治病找食物」，只有食物的營養才能讓慢性病人真正恢復健康。

世衛組織指出：「許多人不是死於疾病，而是死於不健康的生活方式。最好的處方是知識，最好的醫生是自己！」國外近年發現，很多致命的慢性疾病在現行西式醫療下，根本無法治好；反而有些疾病通過補充「恰當的營養食品」就可以達到令人滿意的療效。隨著這種現象的大量出現，大陸醫政司認為在全國範圍著手建立「臨床營養科」的試點，顯得很有必要。

事實上，我於2001年9月出版《我的腫瘤不見了》一書，就描述自己探索並依靠自然醫學、營養治療而回復健康的歷程；又於2005年3月15日在中華民國能量醫學會學術會議發表《<營養醫學>必將取代<藥物醫學>》的論文；2013年3月出版的《零癌症》便有專文提出「營養矯正醫學將成為未來主流醫學」，如今看到大陸布局「臨床營養科」，已然證明我的提倡是正確的。

大陸醫政司又強調「必須給人體細胞提供充足的、配方正確的、比例恰當的高品質營養素，才可以達到顯著的療效」。當我看到這一句，也證明了我10多年來精研美國包林博士於1968年提出的「分子矯正醫學」、1989年美國醫學創新基金會狄菲立斯博士提出的「營養藥學（營養醫學）」，甚至

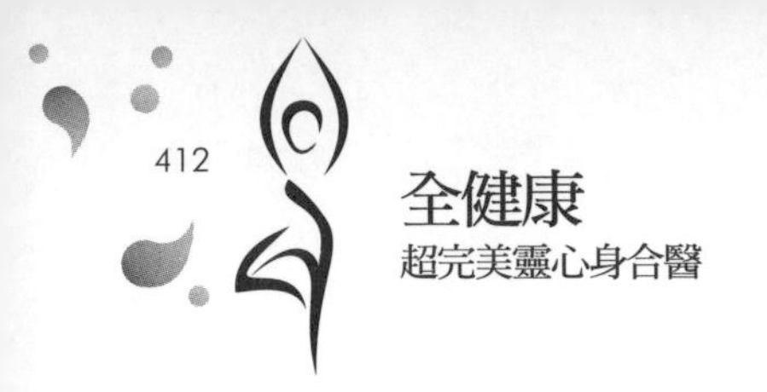

於1952年德國醫師巴德維提出的癌症自然療法，正是嚴格遵守「充足的、配方正確的、比例恰當的高品質營養素」準則，甚至於我自己還加上更嚴格的「天然蔬果原料營養品」的條件，所以能夠協助勵行的病人回復健康。

大陸衛生部醫政司這樣的公文，意味著已經證明營養品對慢性疾病的醫療作用，中國政府將營養保健從過去「輔助治療」轉正為「營養治療」，首次將營養提升到治療的高度，這一政策的實施，將對整個醫療、健康、營養行業造成深遠的正向影響。

2.現代醫學最尷尬的事實

現代醫學號稱非常科學，但是不管它自恃多麼先進，真正能夠治癒的疾病並不多。

我們看到，有多少治療糖尿病的專家死於糖尿病？有多少治療心腦血管的專家死於心梗或腦血栓？有多少精神科、神經科的醫生自己長期失眠？有多少治療癌症的醫師死於癌症？有多少高血壓大夫？肥胖醫生？切除子宮的婦科專家？他們自己都無法處理自身的問題，還在為病人開刀開藥方……？？？

醫學發展到今天，面臨相當多的瓶頸，無論是中醫還是西醫，都各自面臨自己的問題。而我們看到越來越多的慢性病肆虐全球，肝病、糖尿病、腫瘤等不僅耗費病人及家庭巨額錢財，也耗費國家巨額經費來對抗這些病的發展。

如美國於1971年，當時的總統尼克森宣誓對癌症開戰，結果迄今40年過去了，花費數兆美元，並沒有征服癌症，反而癌症人口越來越多，各種疾病人口也越來越多。在健康方面，人人處於彷徨、苦悶、無奈、無助的地步。未來醫學將如何發展？人們生病又該怎麼辦？

所以世衛組織認為「治療」和「搶救」需要分開來，「搶救找醫生，治病找食物」，搶救指的是由意外事故造成的，如汽車撞傷斷腿、失火燙傷等等，這些必須靠醫師急救。但是慢性病就是自己吃出來的，必須靠匡正不良生活習慣，正常的飲食與營養來矯正。

3.營養品市場良莠不齊

如今大陸解放軍301部隊總醫院正式啟動「亞健康門診」，功能性保健品正式登陸三甲醫院。醫院實施亞健康病人，重病患者輔助治療以及病後康復治療等醫療項目。醫院已經把增強肌體免疫力、防病治病、提高人體健康素質納入保健治療規劃中。

醫生開方手冊也全部採用營養保健產品，這在中國大陸醫學界是史無前例的，也預示著中國醫療理念的大變革，將逐步融入世界醫療大格局之中。

但這又產生非常令人不安的危機中，因為長久以來營養品市場良莠不齊，一方面幾乎所有人根本不會選購營養品，看不懂成分標示，用買零食的方式在買營養品；另一方面，營養品公司生產的是否能夠符合「充足的、配方正確的、比例恰當的高品質營養素」的條件？

我認識一些邁進自然醫學領域的醫師，也聽過他們抱怨病人為何回診率很低，為何沒什麼起色。原因是這些醫師用錯了營養品，他們會用的營養品大多是聽來的，或是直銷的，都是化學原料合成的，但我不好當面向他們明說真相。

2015年7月27日報紙報導《美國保健品市場亂象：成分誇大標籤誤導》，指出：

當你興高采烈地買上一大堆美國生產的保健品準備回家饋贈親友時，一份針對相關保健品的調查報告會讓你大跌眼鏡。

近日，紐約州總檢察長辦公室的調查報告指控GNC、Target、Walgreens和沃爾瑪四大零售商明目張膽地出售假冒保健品，還對具有潛在危害的植物維生素補充劑置若罔聞，要求四大零售商停止銷售這些保健品。報告稱，其中部分草本成分寫於標籤上，但許多潛在、易導致過敏的草本成分並未標明於標籤。

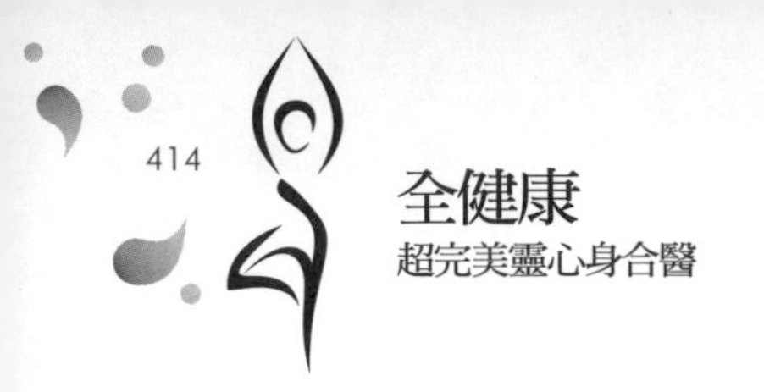

《華盛頓郵報》稱，如今越來越多的美國人在瘋狂地使用膳食補充劑，他們通過保健品來尋求健康。2013年，全美保健品銷售額達到130億美元。如果深究保健品成分，結果更令人擔憂。哈佛大學研究人員發現，2004～2012年間，有237起膳食補充劑被召回事件，比例占FDA第一類藥物召回率的一半以上，這也意味著保健品所含物質可能導致死亡，或產生其他嚴重的健康問題。

2015年10月《美國醫學會雜誌》的一項研究發現，大多數被召回的、含有危險違禁藥物的保健品此後在市面上仍有銷售。

面對此種營養品市場的亂象，想要健康養生而購買一般營養品的人就成了待宰羔羊。一直以來，大眾都誤認為美國保健品與藥品一樣受到FDA的嚴格監督，事實並非如此，根據1994年的聯邦法律，保健品在投入市場前不需要經過嚴格的審批流程以證明使用的安全性及有效性。FDA要求各保健品公司確認自家產品安全且標籤成分準確即可。說白了，美國營養品根本沒有管理。

中國大陸的營養品市場更是嚴重，中國科技協會的一項居民用藥行為調查報告顯示，「城鄉居民對保健品認識存在誤區，部分人群盲目使用保健品，以老年人、婦女和兒童居多。」「保健品濫用危害極大。調查發現，一些老年人因過度服用保健品，身體機能嚴重受損，不僅沒有達到延年益壽的目的，還加速了衰老。」「婦女盲目服用減肥、美容、排毒等保健品，由於激素類成分很多，大大提高了患腫瘤的風險。兒童過度服用保健品，容易導致兒童性發育提前、智力低下並引發肥胖問題。」

也難怪我認識的所有大陸朋友全都表示不敢吃他們國產的營養品，甚至於身體有狀況都找我隔海協助。

4.營養醫師將成為未來醫療主流

總之，中國醫政司發布《關於開展臨床營養科設置試點工作的通知》，也在國家十二五規劃中首次將營養與保健產業列為重點發展產業。證明了我從事15年的「細胞分子矯正營養醫學」之路是正確的。

一般人總是認為有病就要用西藥治療，這一個政策的發布正好打破了一般人長久的迷思，在此懇切叮嚀大家要有翻新的正確健康認知，方能讓自己回復健康！

難怪歐洲醫學專家深刻認識之後，提到「如果現在的醫生不能成為營養學家，那麼營養學家將成為未來的醫生」，我更深切認為，營養學家還不夠，應該要培養「營養醫師」，方為未來醫療主流！

八、要長壽就要有足夠的生命能量場

南懷瑾老師在《要長壽就要有足夠的生命能量場》中，講得很透澈[378]：

我們的生命過程就是能量的獲取與釋放的過程。除了從飲食中獲取能量外，大家不知道我們還需要從虛空中獲取能量，這個能量的獲取說起來也很簡單，就是「虛、靜」二字而已。

「虛極、靜篤」是道家修煉的最高層次。在這個狀態下，天地能量可以隨時為我們所得。

首先要靜下來，代表我們開始減少能量的消耗。我們的能量消耗主要是通過「起心動念」消耗的。每發出的一個念頭都是通過能量的消耗來完成的。所以佛、道強調心要清淨（清靜），就是要減少起心動念，減少能量的消耗。禪定就是身體幾乎處在能量不消耗的狀態下，就和電腦待機的狀態一樣。

而「虛」才能開始從宇宙中吸收能量。能吸收到什麼樣的能量，則取決於我們的心，有什麼樣的心，就會感召到什麼樣的能量。智慧也是一種能量，而且是高級的、看不見的能量。這就是偉人為什麼會有那麼大的號召

---

378 只要搜尋「要長壽就要有足夠的生命能量場」，就可以看到非常多的網頁在流傳。

力、為什麼他們做事就能成功的根本原因。

當我們充滿歡喜心、慈悲心、包容心的時候，時空的能量會源源不斷流入我們的身體。當我們打開智慧之門，法喜充滿的時候，獲得的能量會超乎我們的想像。當我們真正發一個大善願後，會在瞬間得到無限的能量。

反之，當我們內心充滿怨恨、恐懼、無奈、嫉妒、煩惱的時候，能量會迅速流失，加速衰老與死亡，尤其是恐懼，它會讓我們的能量頃刻間喪失殆盡，失去生命。虛榮心也是極為消耗能量的。人在說謊的時候也是很消耗能量的。

修煉修什麼？就是修得讓自己健康長壽、快樂幸福，增長智慧，讓內心充滿安詳。

他又舉例：「很多人都有這個經驗，就是你到一個陌生的地方時，如果你有足夠的感應力，就會感受到這個地方是否和諧……還有在與陌生人見面的時候，有的人會給你很舒服的感覺，而有的人就會讓你很緊張也很不舒服，其實這些都是和人的心念有關。」

更有談到現代醫療：「如果醫師有著菩薩一樣的心腸，病人到他那裡，不用吃藥病都能好三分，這是因為充滿祥和之氣的能量場讓病人感到心情舒暢，疾病自然退去。如果醫師是盤算著如何才能從病人的口袋裡多掏些錢出來，這就是現在人之所以看不好病的原因之一。」

這是南懷瑾老師非常精闢的談話，道盡智慧與生命、宇宙能量場的往來關係，「和人的心念有關」也正與本書「一切來自你的心」相吻合，在此提供給大家深思，也是我再度的叮嚀。

九、星際無邊，生命永存

「生命」到底是什麼？

現代科學認為人是理性動物，認為人不過是一副血肉之軀。而現代醫學是建基於「屍體解剖學」發展出來的學問，只認為「出生到死亡」這一段數十年就是生命，非常狹隘，也誤導了大家。

2002年1月份的《復甦（Resuscitation）》學術期刊曾經發表一篇有關心跳停止的瀕死體驗報導，綜合分析現有數據，作者提出人的「意識」可能是一個獨立的微觀物質的說法[379]，人的生命不只是肉體的存在而已。

美國北卡羅萊納州維克森林大學醫學院教授蘭薩博士（Dr. Robert Lanza）依據量子力學證明「靈魂不滅」的全新論述，已經被全球媒體廣泛報導。我們以量子力學角度來看，人體本來就是一連串「智慧電磁信號」的組合，也就是「靈性的存有」。

他說：「人在心跳停止、血液停止流動時，即物質元素處於停頓狀態時，人的意識訊息仍可運動，亦即除肉體活動外，還有其他超越肉體的『量子訊息』，或者是說俗稱的『靈魂』在活動。」[380]

英國牛津大學數學系名譽教授，也是著名數學物理學家彭羅斯爵士（Prof. Sir Roger Penrose）[381]更是量子意識理論家。他的「意識的量子性質」理論[382]可以說明當人死亡時，構成靈魂的量子物質離開神經系統而後進入宇宙，這時便會出現瀕死經歷。

美國亞利桑那州大學意識研究中心主任、麻醉心理學教授哈默洛夫博士（Dr. Stuart Hameroff）[383]提出「量子意識（quantum consciousness）」理論[384]，他認為「靈魂「是由宇宙最基本的物質構成，人的大腦只是「宇宙原意識」的接收器和放大器而已，大腦本身不會產生思想意識，它的主要功能

379 http://www.epochtimes.com/b5/2/8/12/c8451.htm

380 http://www.robertlanza.com/does-death-exist-new-theory-says-no-2/

381 https://www.maths.ox.ac.uk/people/roger.penrose

382 https://www.youtube.com/watch?v=3WXTX0IUaOg

383 https://en.wikipedia.org/wiki/Stuart_Hameroff

384 http://www.quantumconsciousness.org/content/research

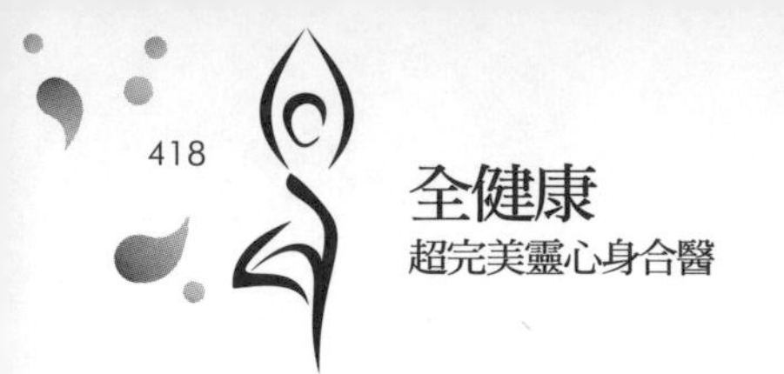

就是接收「來自宇宙的信息」並加工成語言，再表達出來。[385]

這些先進教授們的超科學理論，值得我們深思，也值得我們深信，宇宙是無邊無際的，靈魂是永存的。

所以我敢說，20世紀運用「生物化學、生物機械」的醫療方式，必定會被淘汰，必須邁向「生物能場、量子物理」的新醫療，發揮人體生物能量場的自癒能力，並與宇宙信息場相互作用，進入「光時代」，才是人類健康福音。

我們在建構可行的「健康科學系統（health science system）」，來協助有識有緣者健康。這就必須深思「身心靈合醫」的重要性，才能夠回歸「上醫治未病」的最高醫療境界，否則只以物質科技角度看待人體疾病的現代醫學，絕對無法治癒疾病、無法協助人類健康。

在此就讓我提出一些前瞻的觀念，請大家深思：

1.歷經一個多世紀主宰人類健康的西式對抗醫藥已經面臨困境，未來全球必然繼金融風暴後會發生「醫療風暴」，人類才會澈底重新反思此種對抗醫療的失策，全面回歸尊重自然的數千年傳統的整合自然醫學道路。
2.未來是「對症下營養」取代「對症下西藥」，人類從此不再使用化學原料合成的西藥來治病，才能永續存活。此「對症下營養」包含「對身下營養」與「對心下營養」兩種。
3.「對身下營養」即是改用天然草本及蔬果為原料、具有天然活性及量子營養效應的營養素，視個人體質與疾病差異而調配，使生病的細胞回復健康。

385 http://anesth.medicine.arizona.edu/faculty/stuart-r-hameroff-md

4.「對心下營養」即運用心理療癒與靈性療癒方法，透過信念與思維來調整細胞的內環境，增強生物能場的能量，做到能夠連結宇宙高等智慧，身心雙管齊下，達到全然的健康。

相信未來，人類就會真正體悟「人法地、地法天、天法道、道法自然」的身心靈全方位健康法才是宇宙真理。這是一個劃時代的人類健康新路線。

大家都很熟悉佛經裡經常講「相由心生，境隨心轉」，你們的身體會不會健康是由自己的心所生，現在的病流況可以隨著自己的心而轉變。

《聖經・馬太福音九27～31》說「相信才能看見」，《哥林多後書・五7》說「我們行事是憑著信心，不是憑著眼見」，《希伯來書・十一1》說「信就是對所盼望的事的把握，是看不見之事的明證」，都在告訴大家，「相信」自己會健康才會健康。

《古蘭經・六十四9》寫著：「信仰真主，而且行善的人，祂將解除他的一切罪惡，而且使他入下臨諸河的樂園，而永居其中，那確是偉大的成功。」也清楚告訴大家，必須先相信，然後又能做到，才能成功。

星際無邊呀，一切來自你的心！

結語
真心奉獻——培育現代藥師佛

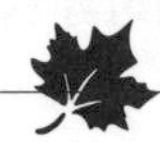

累積15年來深入研究各種自然醫學與靈性醫學的心得，以及協助上萬人次回復健康的互動經驗，可以說已走在時代尖端，加上5年來在台灣、馬來西亞、上海、北京多次開課的學員反饋，讓我多次思考，多次調整課程內容，期望能具體培育出「師資班」層次的身心靈合醫專業人才，讓更多人來推展這個新時代的「全健康」產業，以造福人類！

我們特別稱呼這個擁有學術深度與推廣能力的身心靈合醫專業人才為「現代藥師佛」！

所以特別設計了擁有國際認證的《師徒制》特訓，讓學員能夠成為：

一、真正了解健康真諦、體會身心靈「淨化・滋養・平衡」，以及能「感知身・了悟心・淨化靈」的健康智能先進人才。

二、了解未來是以「量子場域＋靈性醫學」為趨勢，必須兼顧「生物面、物理面、心理面、靈性面」療癒方法的健康產業搶手人才。

三、了解「開發心能源、經營心世界、擁有新未來」真諦，成為擁有國際證照的「心創產業」靈性療癒專家，以迎接財富第六波。

特訓規定

為了落實「師徒制——現代藥師佛」培育目標，有下列規定：

1.招收人數：小班制，台灣北、中、南部各只收10名。

2.選才方式：填寫word檔報名表，用email報名，通過初審後，通知interview。通過者方能上課。

3.特訓期間：一年。

4.教學方式：採「古代私塾氛圍」及「現代研究所碩士」研修。

5.宣示儀式：第一堂課行宣示儀式，尊重自己、尊重老師、對自己負責。

6.上課時間：每隔一個月上課一次，每次2天（週六日09:30～17:30），分一階、二階、三階、四階、五階，每階14學時，共70學時。

7.上課地點：分台北、台中、高雄三地輪流上課。

8.研究作業：兩階中間非上課期間，共有8個作業，每個作業以12學時計，共96學時。

9.進階研討：課程結束後，每個月舉辦一次研討會，分別在台北、台中、高雄舉辦三次，每次研討會以5學時計，共15學時。

10.學時總計：181學時（15學分）。

11.全期費用：（含教材費、講義費、場地費、雜費），NT$88,000。

12.自負費用：各人自行負擔往來交通費及個人費用。

13.唯一條件：「上課與研討」絕對不能請假缺課，作業一定要交。

14.注意事項：做不到唯一條件者，請勿報名。

可得證書

1.「全健康管理師」中文證書：五階課程結束，台灣全我中心頒給「全健康管理師」證書。

2.「自然療癒顧問師」英文證書：全年課程及研討結束後，美國Wholeself自然醫學研究院頒給“Natural Therapy Consultant”證書。

3.「身心靈健康管理師」中文證書：一年結束後。可視個人需求申請國際華人超心理學會「國際健康管理師」(費用NT$1,500元)。

4. 國際進階：另可視個人需求，分別申請：

（1）歐盟Bircham國際大學“Expert of Natural Healing”英文證書（原價US$1,500，學員優惠價US$1,200）

（2）或，中國國家級「健康管理師」執業證（費用以中國官方規定）。

5.另可視個人需求，透過台灣全我中心，申請歐盟Bircham國際大學碩士或博士學位。本學位證書也可以申請海牙國際法庭公證。

特訓師傅

大師傅：呂應鐘教授	二師傅：Eva劉宸汎教授
「身心靈合醫學」提倡人 美國全我自然醫學研究院院長 國際華人超心理學總會理事長 歐盟 Bircham 大學遠東校區校長 世界華人文化院養生文化學術委員	「生物意識工程」提倡人 台灣全我（身心靈健康）中心 CEO 美國全我自然醫學研究院教授 歐盟 Bircham 大學遠東校區學務長 馬來西亞整合自然醫學研究中心院士

這是華人世界前所未見的身心靈全健康紮實課程，絕對可讓學員在結訓後能夠從事全健康產業，在二位師傅協助下，開創個人新職涯，成為身心靈產業資本家。

我們歡迎勵志走進身心靈全健康產業的有心人來學習，更歡迎已經具有醫藥、自然療法背景者，前來成為「現代藥師佛」，協助國人健康！

還是一句老話：「只要相信，就能成功」！

星際無邊，一切來自你的心！

小貼士：

有興趣成為「現代藥師佛——身心靈合醫國際認證師資」的有心人，

歡迎寫信給呂教授：prof.Lv@hotmail.com

即提供詳細課程DM、報名表。

國家圖書館出版品預行編目資料

全健康：超完美靈心身合醫／呂應鐘著. --初版.--
臺中市：白象文化，2016.8
面： 公分.——（Healthy；18）
ISBN 978-986-358-390-5（平裝）
1.心身醫學 2.健康法
415.9511 105010919

Healthy（18）

全健康：超完美靈心身合醫

作　　者　呂應鐘
校　　對　呂應鐘、雯子
專案主編　吳適意
出版經紀　徐錦淳、林榮威、吳適意、林孟侃、陳逸儒、蔡晴如
設計創意　張禮南、何佳諠
經銷推廣　李莉吟、莊博亞、劉育姍、李如玉
行銷企劃　黃姿虹、黃麗穎、劉承薇
營運管理　張輝潭、林金郎、曾千熏
發 行 人　張輝潭
出版發行　白象文化事業有限公司
　　　　　402台中市南區美村路二段392號
　　　　　出版、購書專線：（04）2265-2939
　　　　　傳真：（04）2265-1171
印　　刷　基盛印刷工場
初版一刷　2016年8月
定　　價　420元